よく
わかる！

図解 病院の学習書

梶 葉子
Kaji Yoko

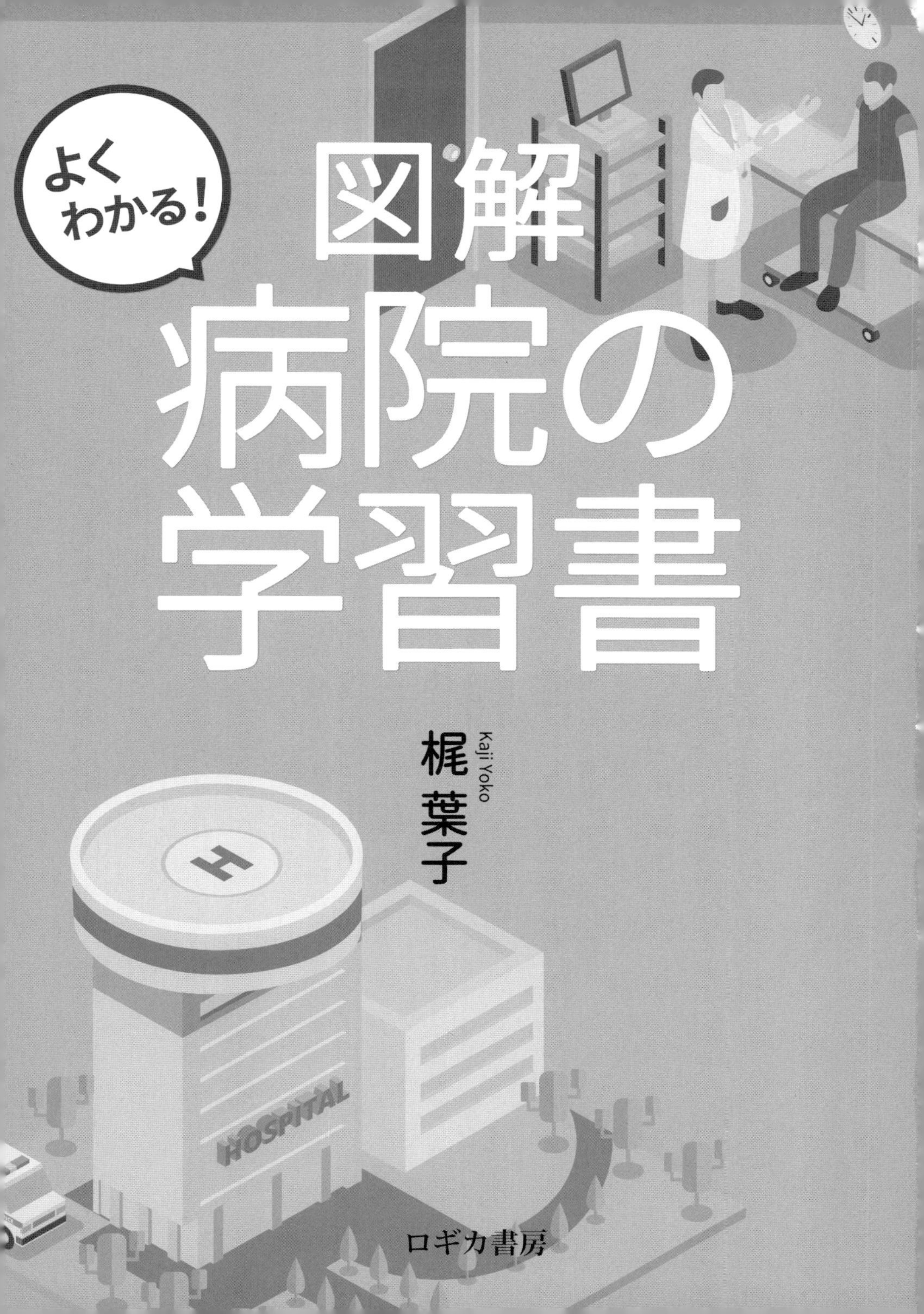

ロギカ書房

はじめに

本書は、株式会社中経出版（現・KADOKAWA）から2011年に発刊された『図解 病院のしくみが面白いほどわかる本』を大幅に修正・加筆し、改題したものです。

前書は、東日本大震災の約1カ月半後に発刊されました。今回、当時のデータを確認していて、古いファイルのタイムスタンプが2011年3月11日午前8時56分になっているのを発見したとき、この保存をしたときにはまだ、数時間後に起きることを何も知らなかったのだと、なんとも言えない思いにとらわれました。

あれから歳月が経ち、日本社会は高齢化がさらに進み、全人口に対する65歳以上の割合を表す高齢化率は、全国平均で30％に迫る超高齢社会となりました。人口比率の多い団塊の世代が全員、後期高齢者となる2025年そしてその先に向け、地域包括ケアシステムの構築など、医療・介護需要の増大に対応する取り組みが国を挙げて行われています。その大きな流れの中で、病院という施設の立ち位置や役割も少しずつ変わってきているように思います。

今後病院は、そこに単独で存在し単に病気やケガを治療するだけの場所ではなく、地域に密着し、地域の中で医療や介護に関わるさまざまな施設や多職種の人々と連携しながら一つのハブとしての役割を果たす、大切な存在になっていくのではないでしょうか。

本書では、そんな「病院」のごく基本的な事柄を紹介しています。冒頭では、病院内のさまざまなシーンや検査について、イラストで図解しています。普段なかなか見ることのできない病院の内側や、CT、MRIや内視鏡の仕組みなどを垣間見ていただければと思います。

また本文では、日本の医療や病院に関する基本的な情報を第1章~第2章で記述し、第3章~第5章では病院で行われる診療の種類や、病院で働くさまざまな職種の人々を紹介しています。第6章以降では、病院という組織の実態やその収支、地域社会の中での役割を記述し、最終章では、今後避けて通ることができないICT化についても触れました。

本書が、病院という施設や医療への理解を深める一助となれば幸いです。

著者

よくわかる！ 図解 病院の学習書 目次

図解1 病院案内

図解2 さまざまな検査

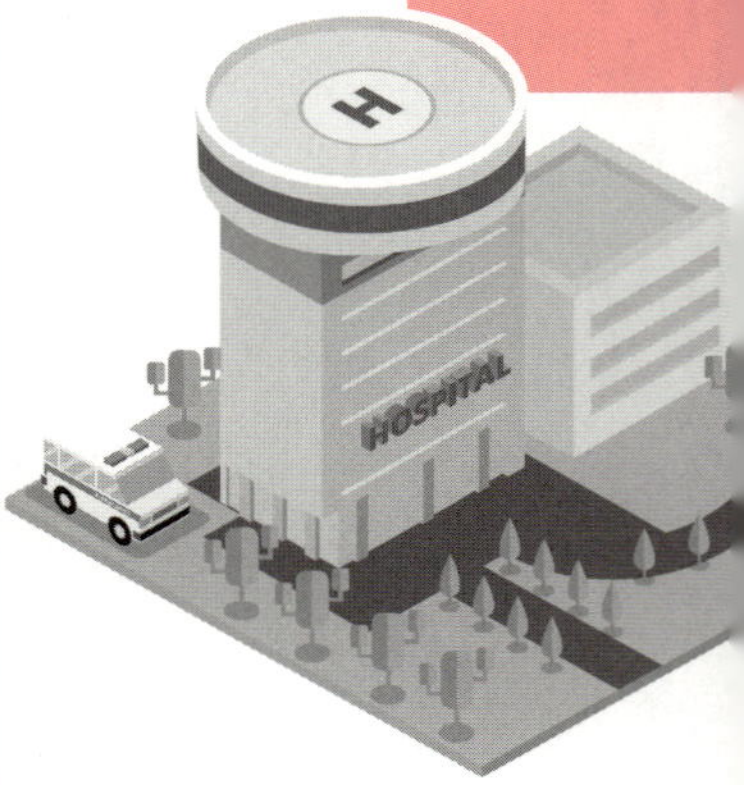

第1章 きほんの知識

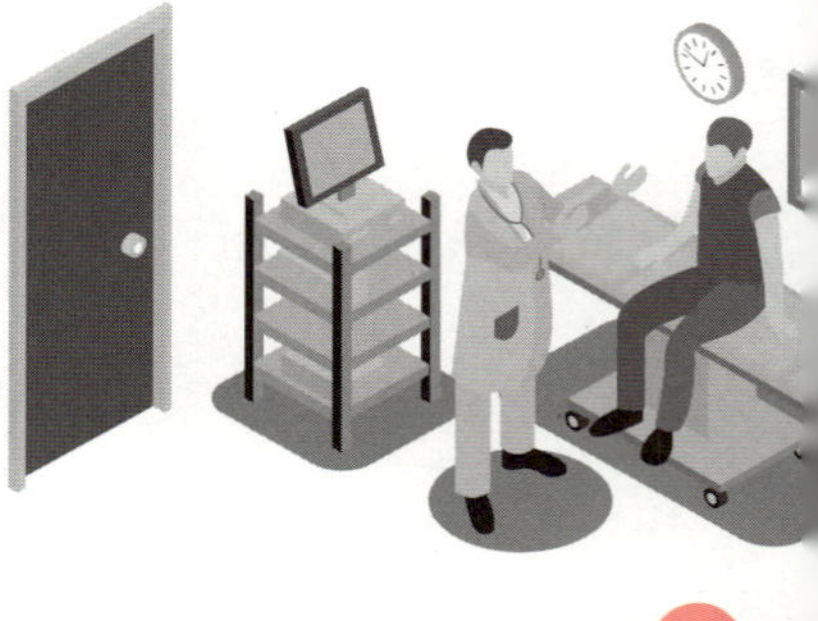

第4章 病院で働く人びと①（診療系）

第5章 病院で働く人びと②（事務系）

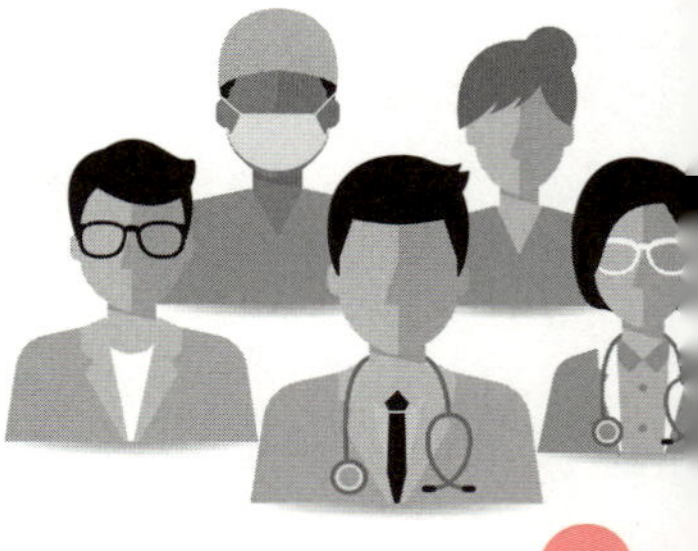

第6章 病院の組織

第7章 病院の収支

第8章 地域における病院

第9章 病院とICT

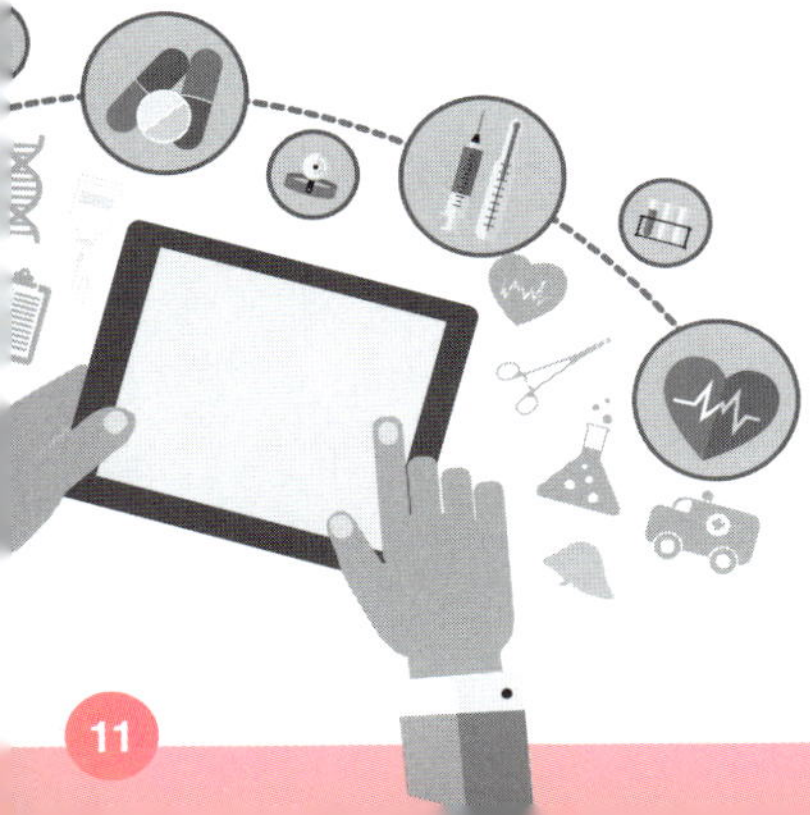

図解1

病院案内

ロビー・受付・コンシェルジュ

病院の顔ともいえる受付 コンシェルジュは病院案内役

【自動再来受付機】

再診の場合は、診察券や診察カードを自動再来受付機に入れると、予約に従って自動的に受付されます。再診でも保険証の提示が必要な場合などは、受付カウンターの再診受付で手続をします。

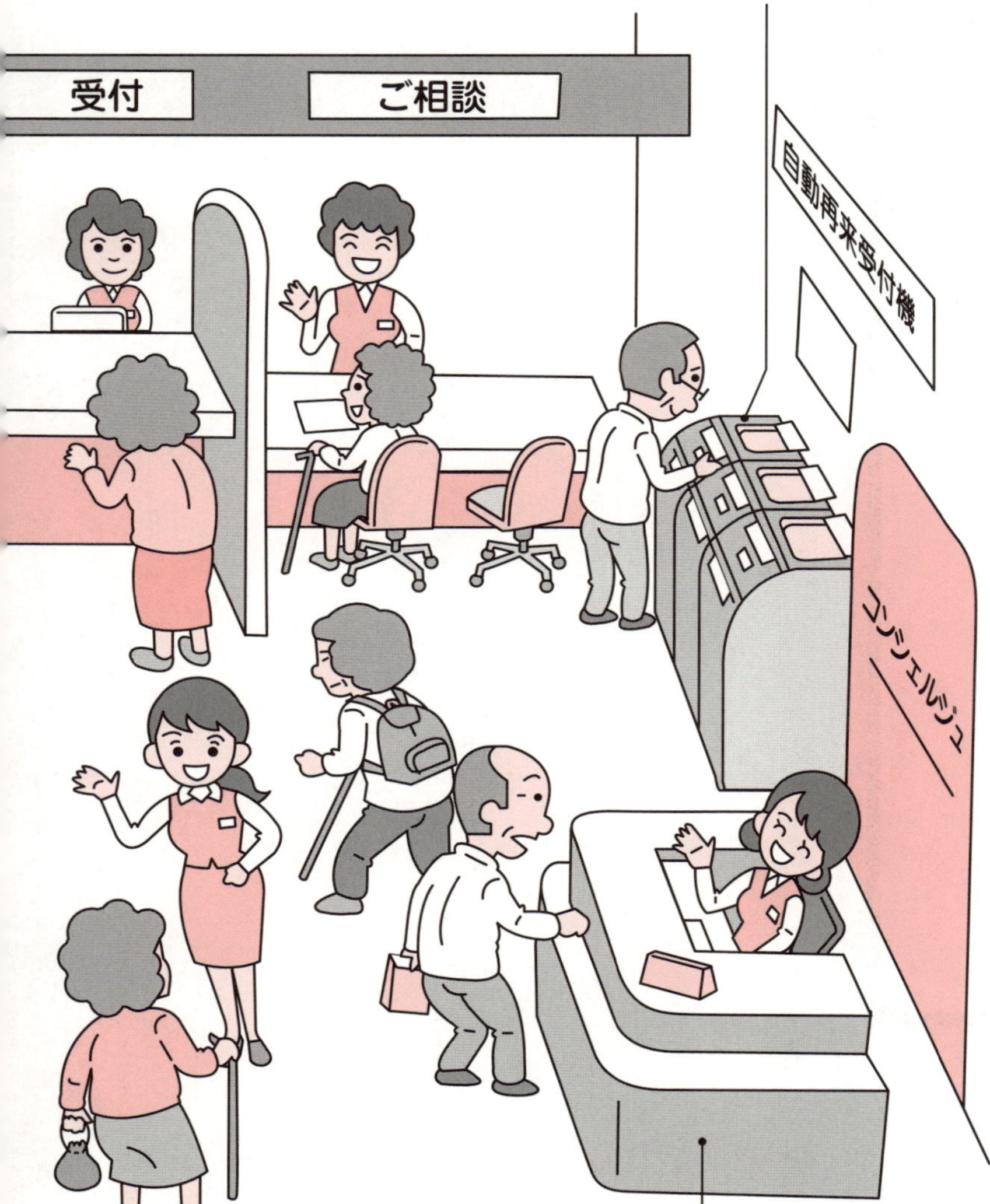

【コンシェルジュ】

コンシェルジュは、病院の案内役です。面会の方法や受付の仕方などがわからないとき、あるいは自分がどの科に行ったらいいか悩んだときなどにも、相談に乗ってくれます。

【受付】

受付のカウンターには総合受付や初診（新患）受付、会計窓口、相談窓口などがあります。初診の場合は初診受付で受付をし、紹介状の提示や診察申込票などを記入します。

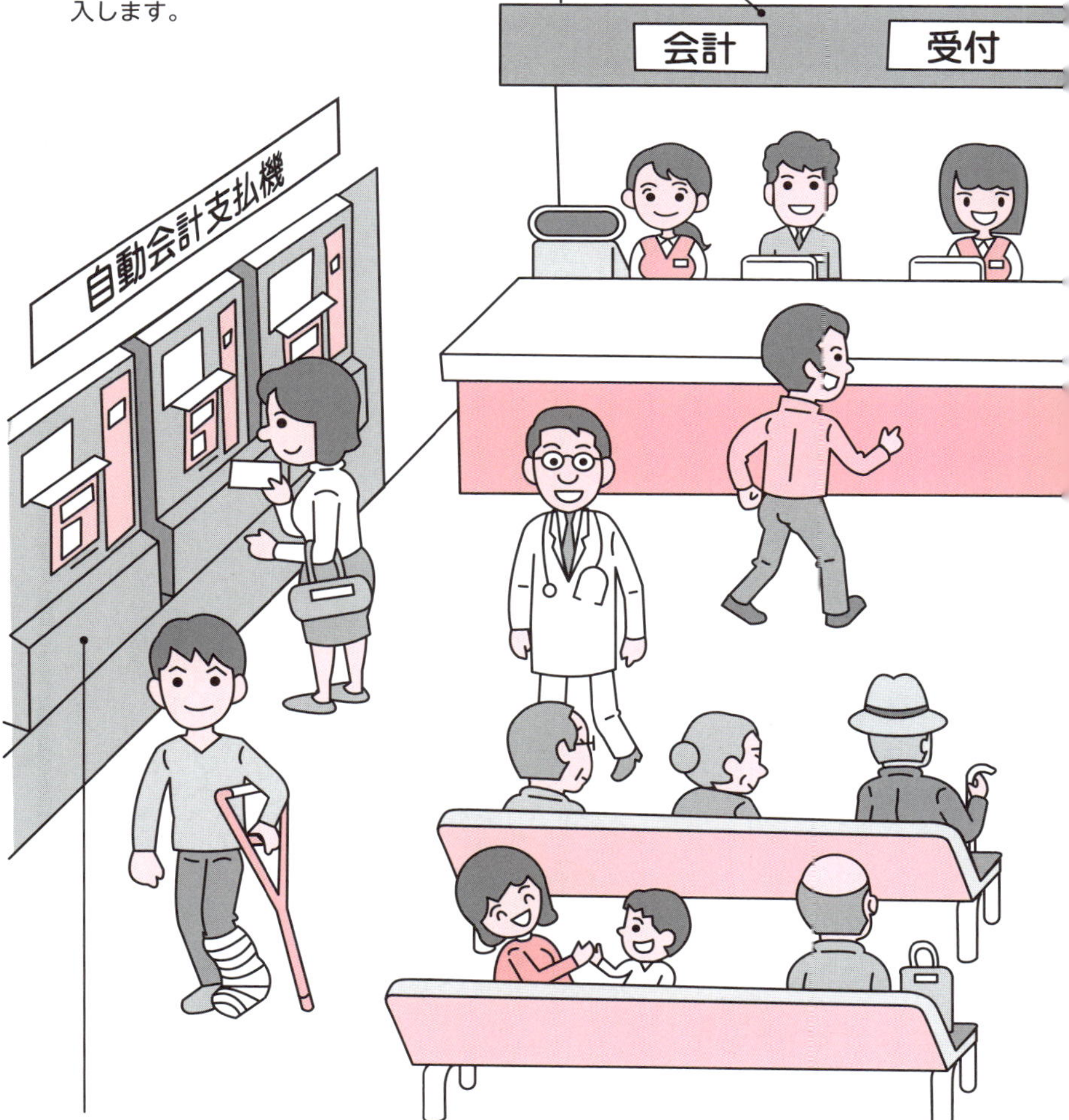

【自動会計支払機】

診察が終わったあとの会計は、自動会計支払機で支払うこともできます。診察代を支払い、薬が処方されている場合は、処方箋が印字されて出てきます。

一般外来・外来診察室・リハビリテーションルーム
各科の外来受付や外来診察室、リハビリテーションルーム

【リハビリテーションルーム】

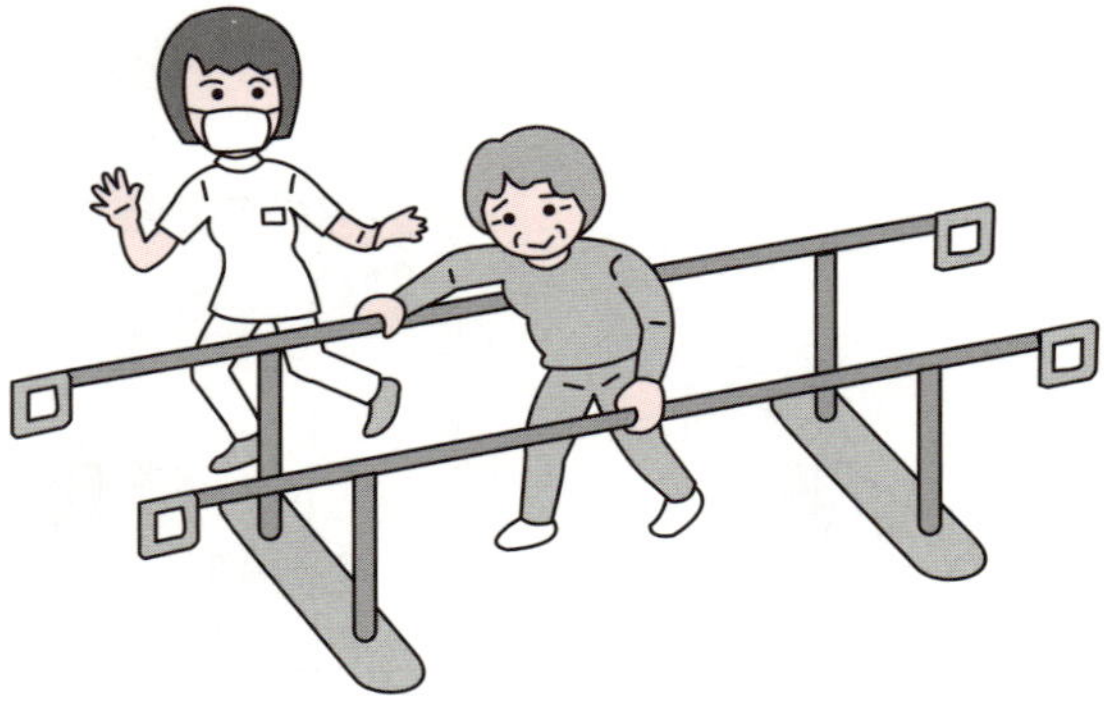

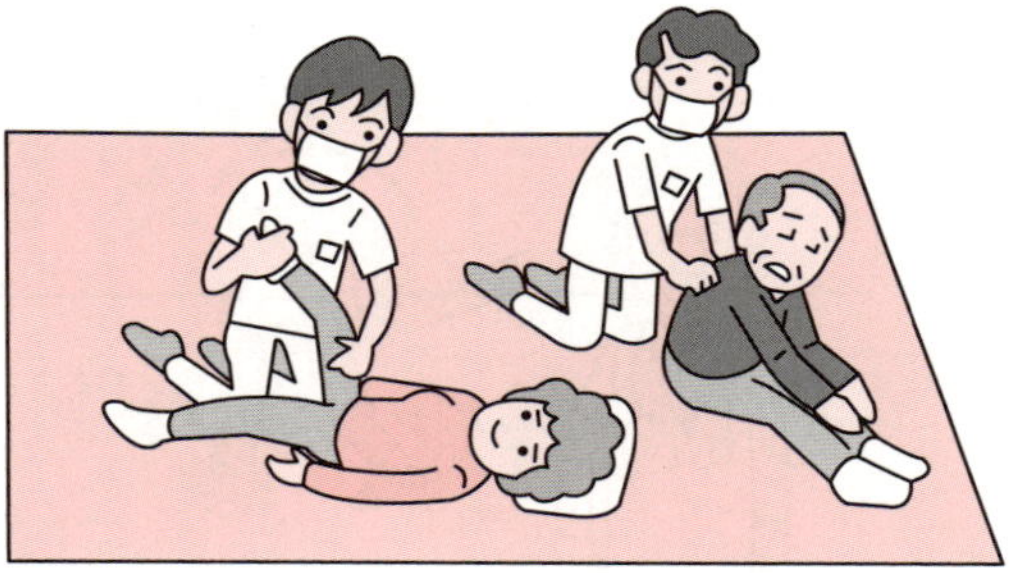

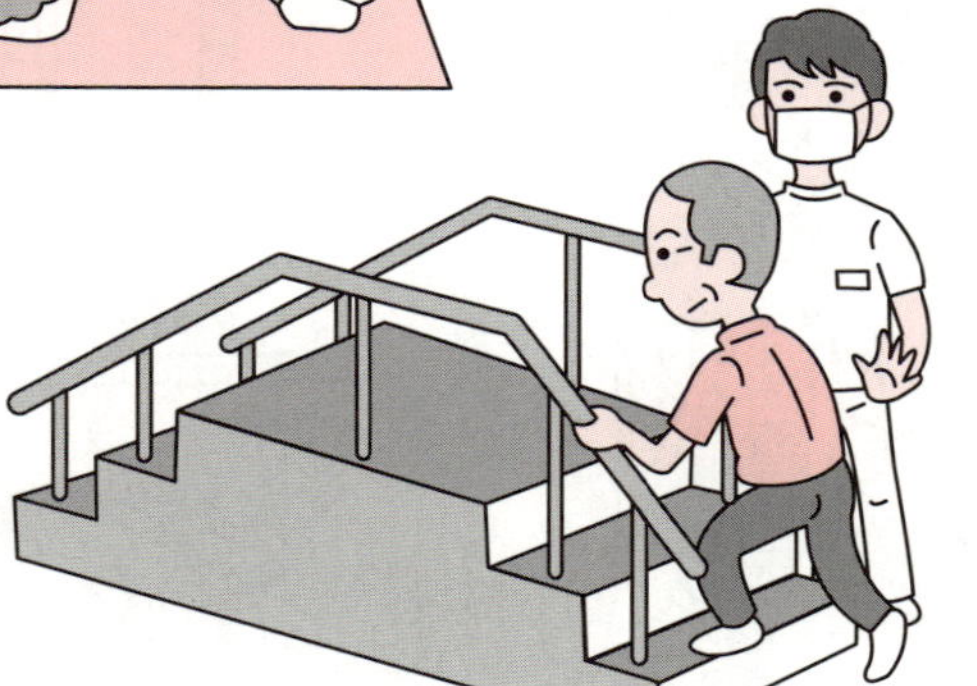

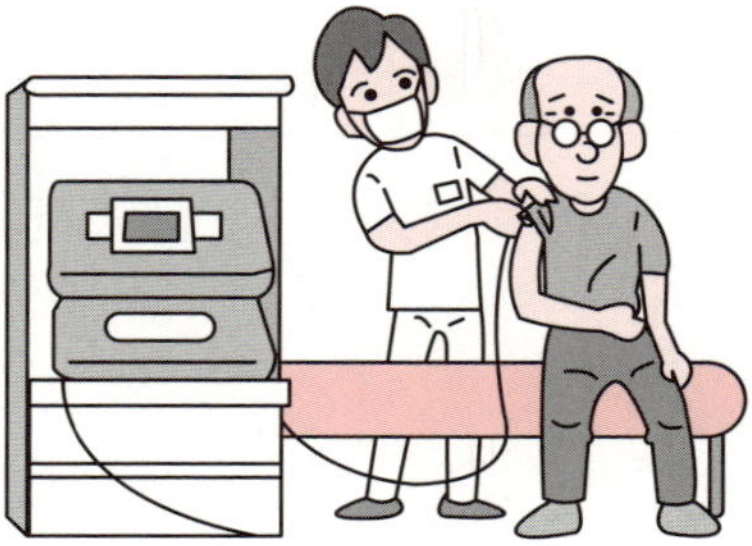

こちらのリハビリテーションルームでは、理学療法士（P.116）によるリハビリテーションが行われています。交通事故などのケガのリハビリ、脳卒中の後遺症のリハビリなど、生活をしていくうえで必要な運動機能に関するリハビリです。

【各科の外来】

外来診察室の前には、各科の受付窓口があります。受付の前が待合いになっていて、名前を呼ばれるまで順番を待ちます。名前を呼ばず、表示板に予約番号を表示する病院も増えています。

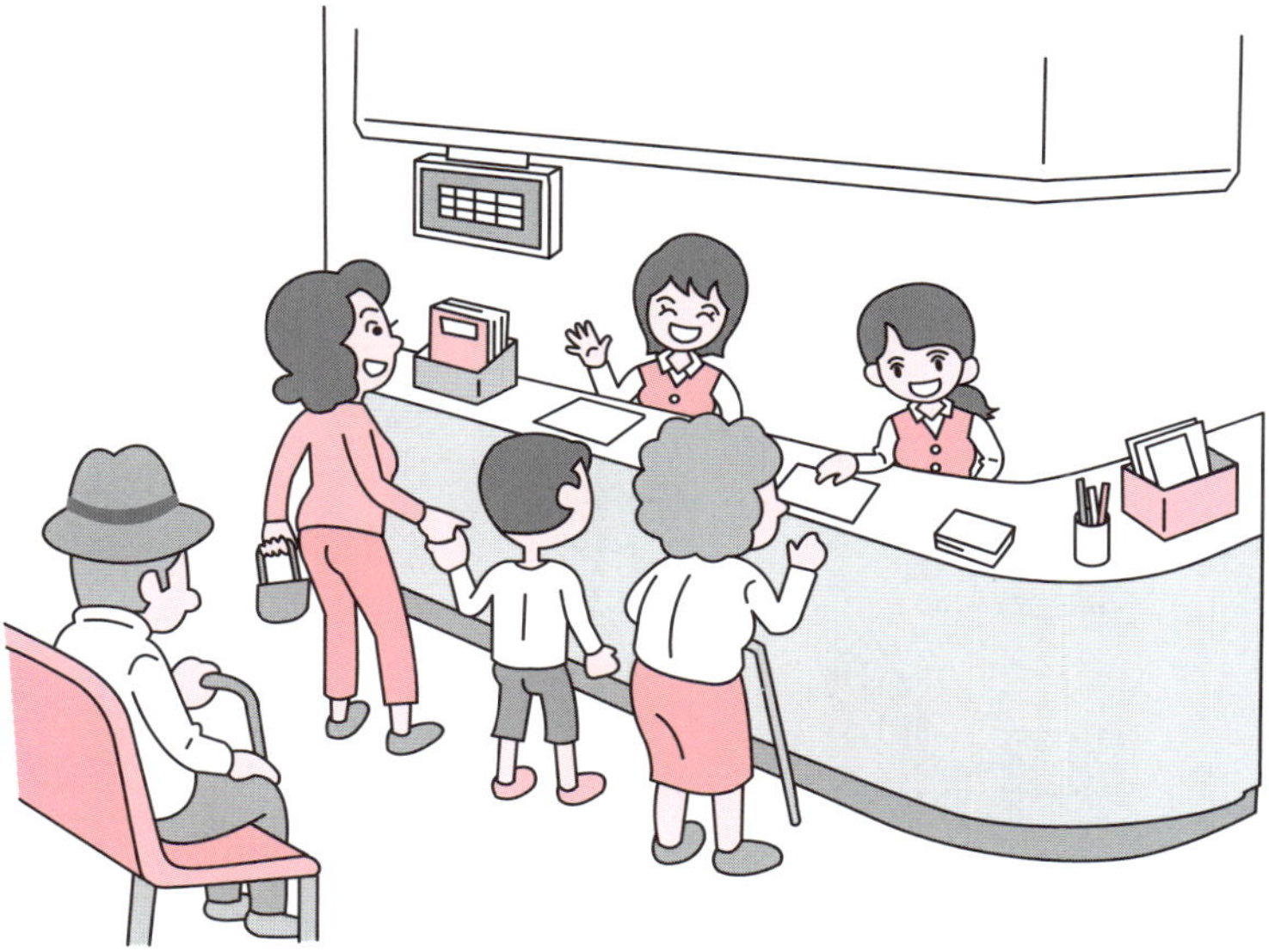

【外来診察室】

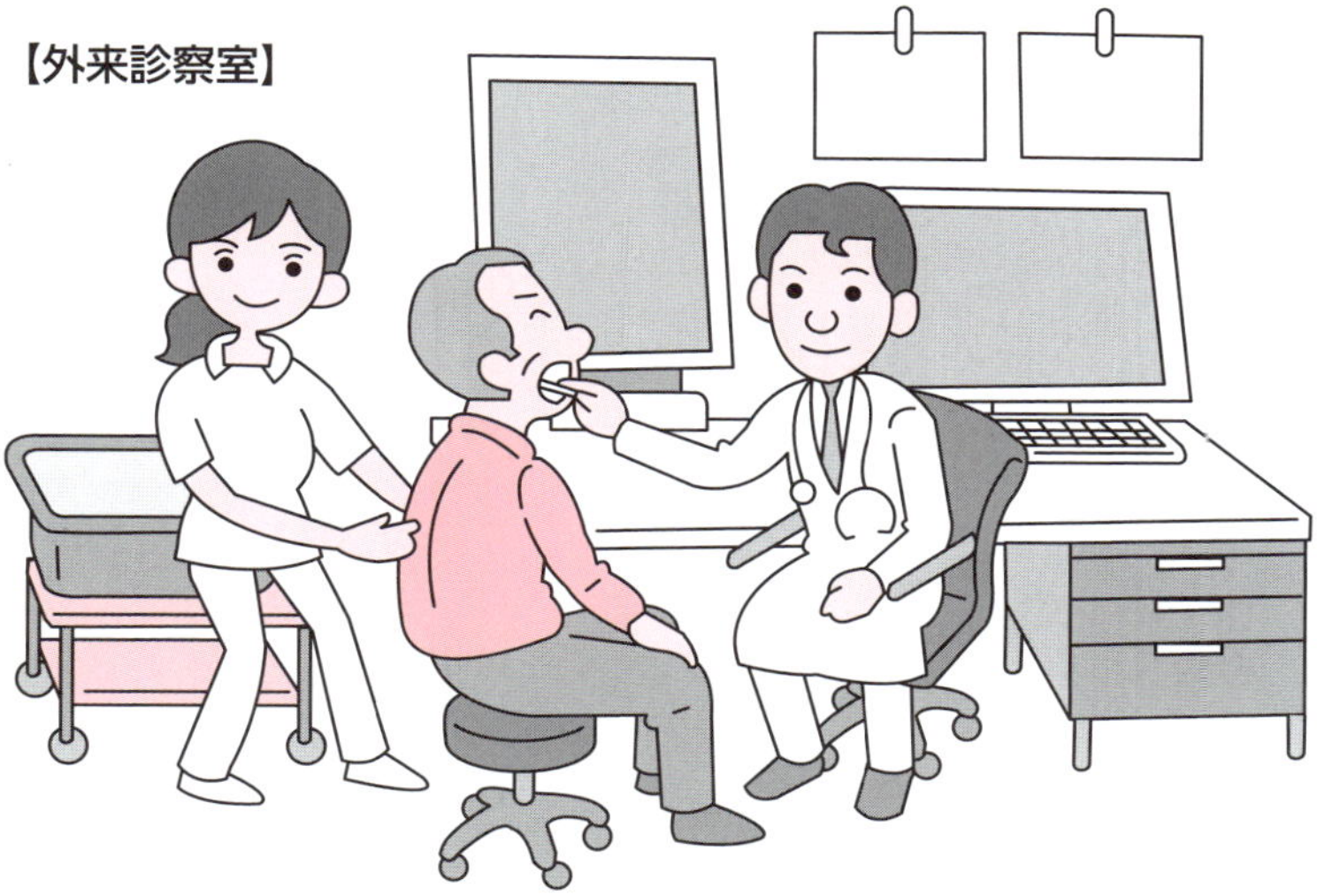

外来診察室では、各科の医師が診察をしています。看護師は患者の診察がスムーズにいくよう、診察の手順を整えたり、診察の前に患者に問診をして医師に伝えたりします。

病棟

ナースステーションを中心に、個室や大部屋が並ぶ病棟

【病室：大部屋】

病室には、複数の患者がいる大部屋と個室があります。大部屋には、一般的に 6 人部屋、4 人部屋などがあり、各ベッドには小さい冷蔵庫やロッカー、キャビネットなどが付属しています。

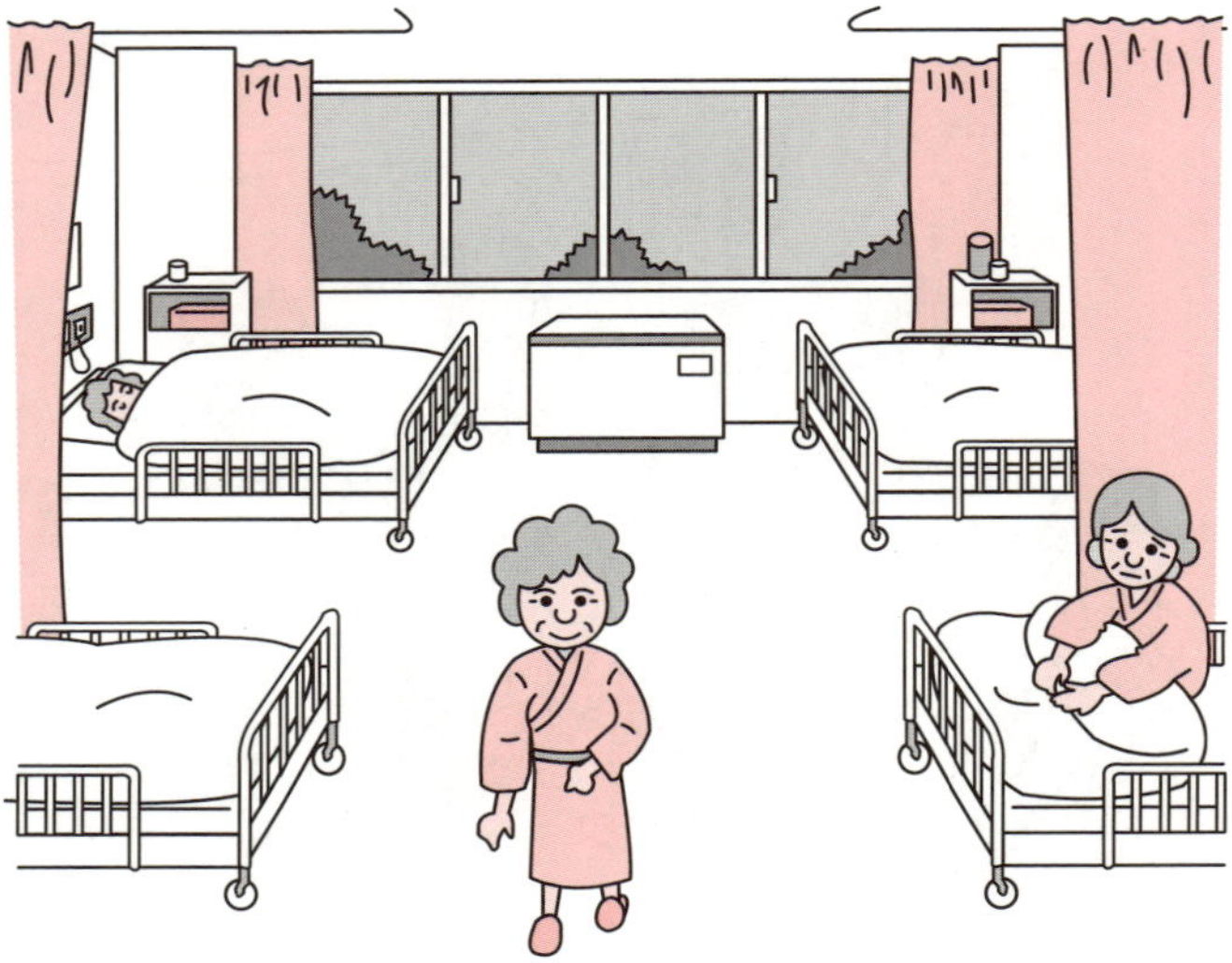

【病 棟】

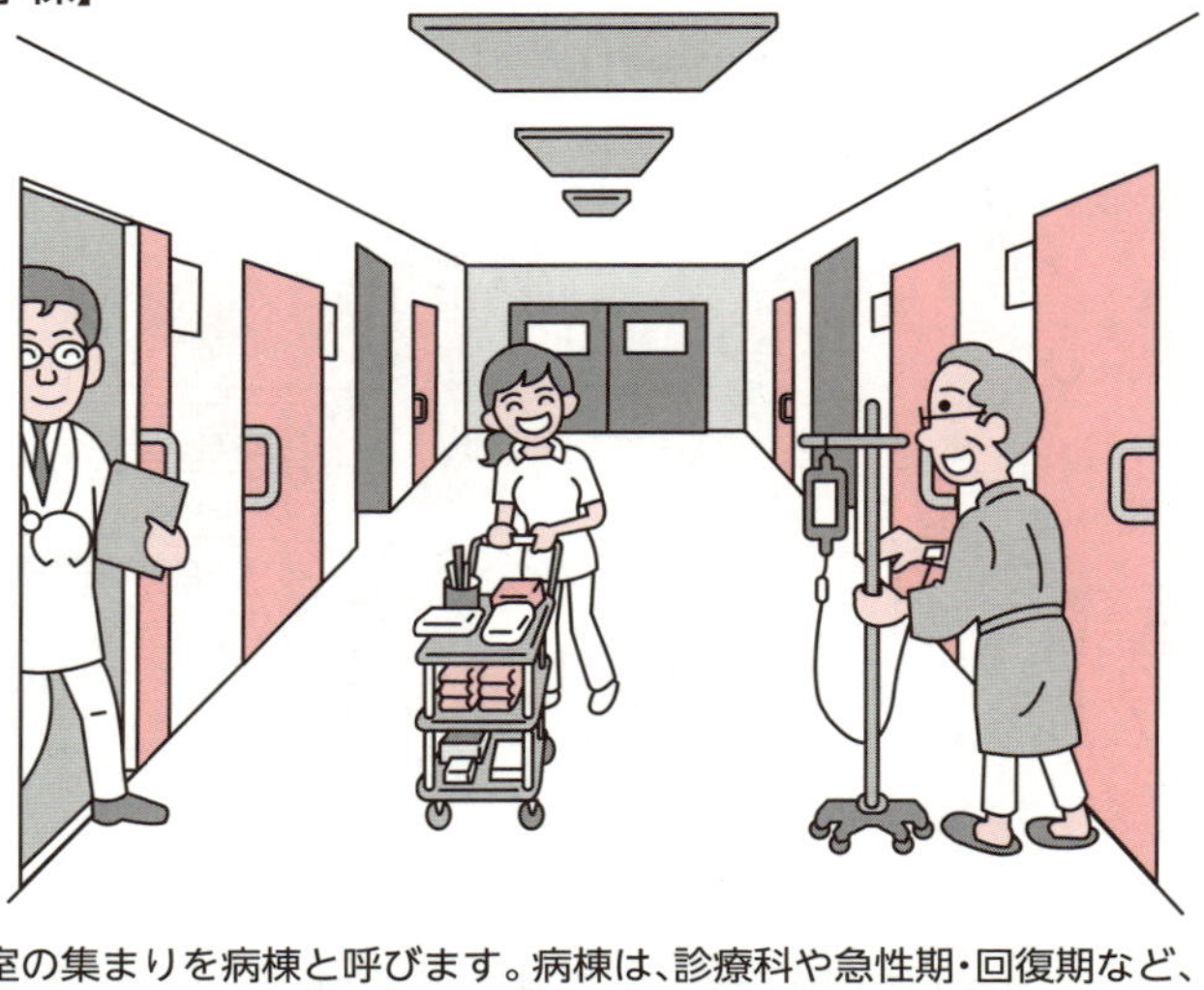

病室の集まりを病棟と呼びます。病棟は、診療科や急性期・回復期など、医療の段階によって分けられ、一般的には 3 階が内科病棟、4 階が外科病棟などのようにフロアごとに分けられています。

【ナースステーション】

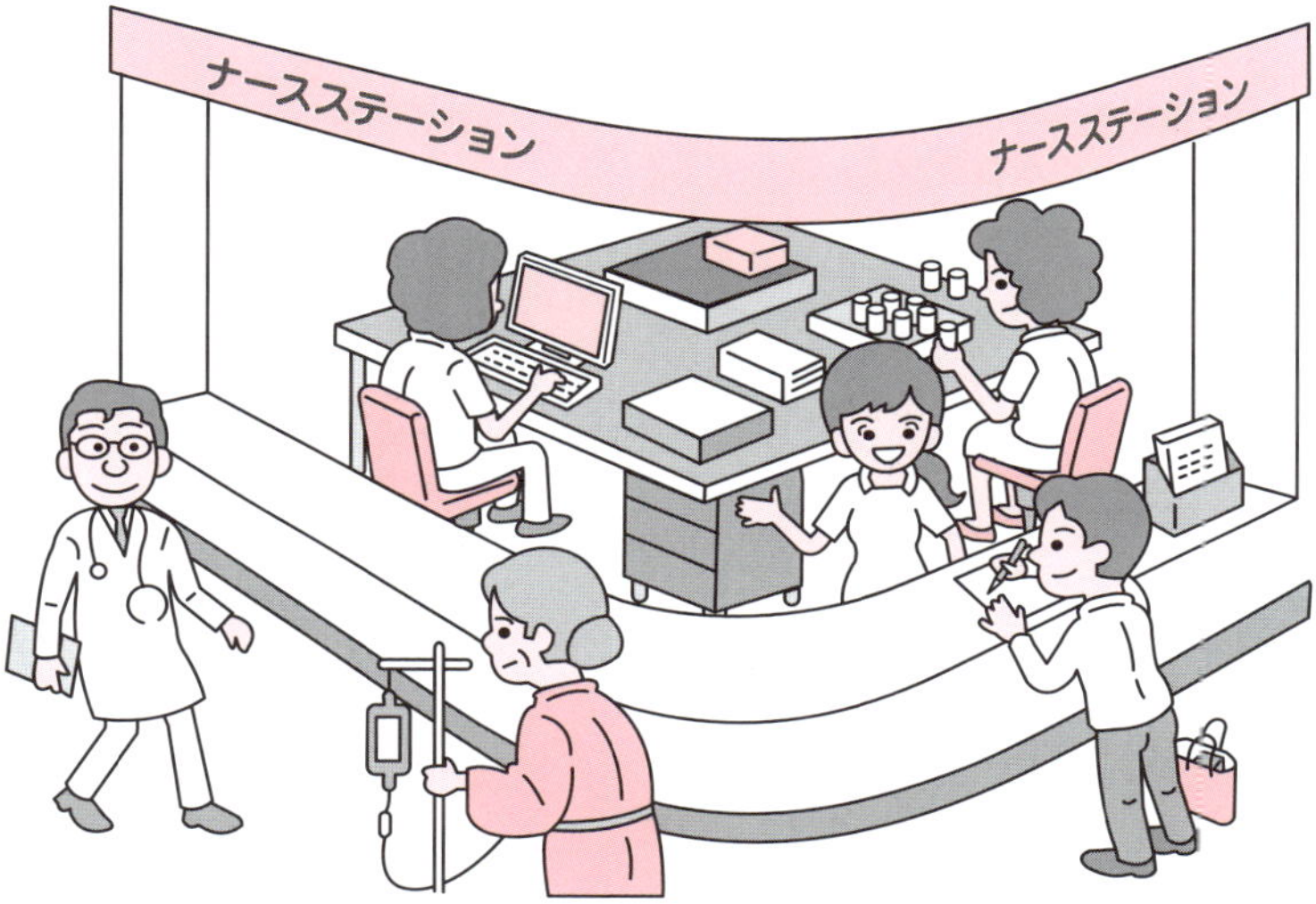

病棟にはナースステーションがあり、病棟専門の看護師が 24 時間常駐しています。患者の検温、食事、点滴、手術室への送り出し、次のシフトの看護師への申し送りなど多忙な日々です。

【病室：個室】

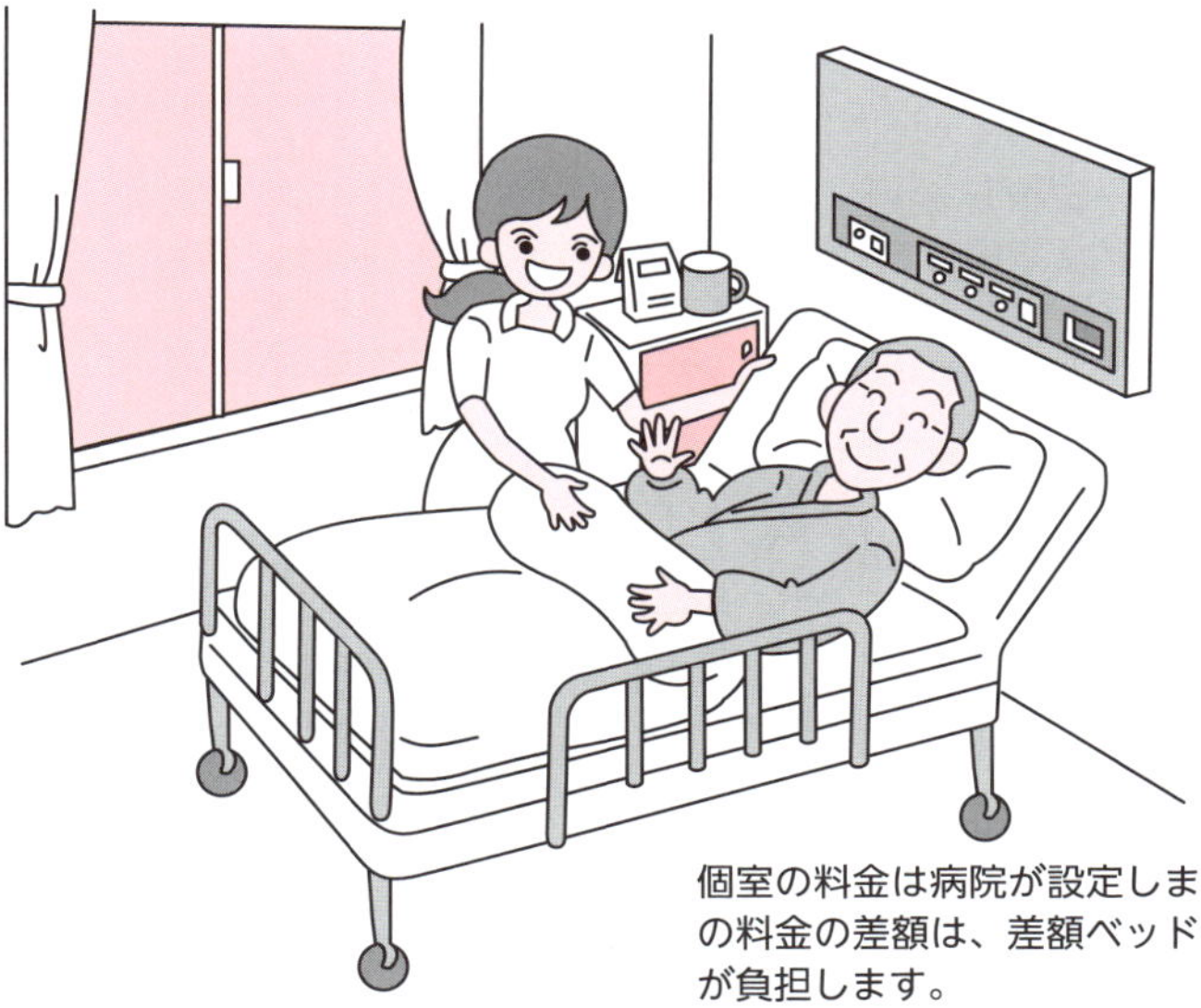

個室の料金は病院が設定します。大部屋との料金の差額は、差額ベッド代として患者が負担します。

【手術スタッフ】

手術は基本的に、中心的に執刀する執刀医、手術がスムーズにいくようにさまざまな補佐をする助手、麻酔を担当する麻酔科医、患者の準備や医師を補佐する看護師で担当します。執刀医は手術全体を管理する司令塔です。

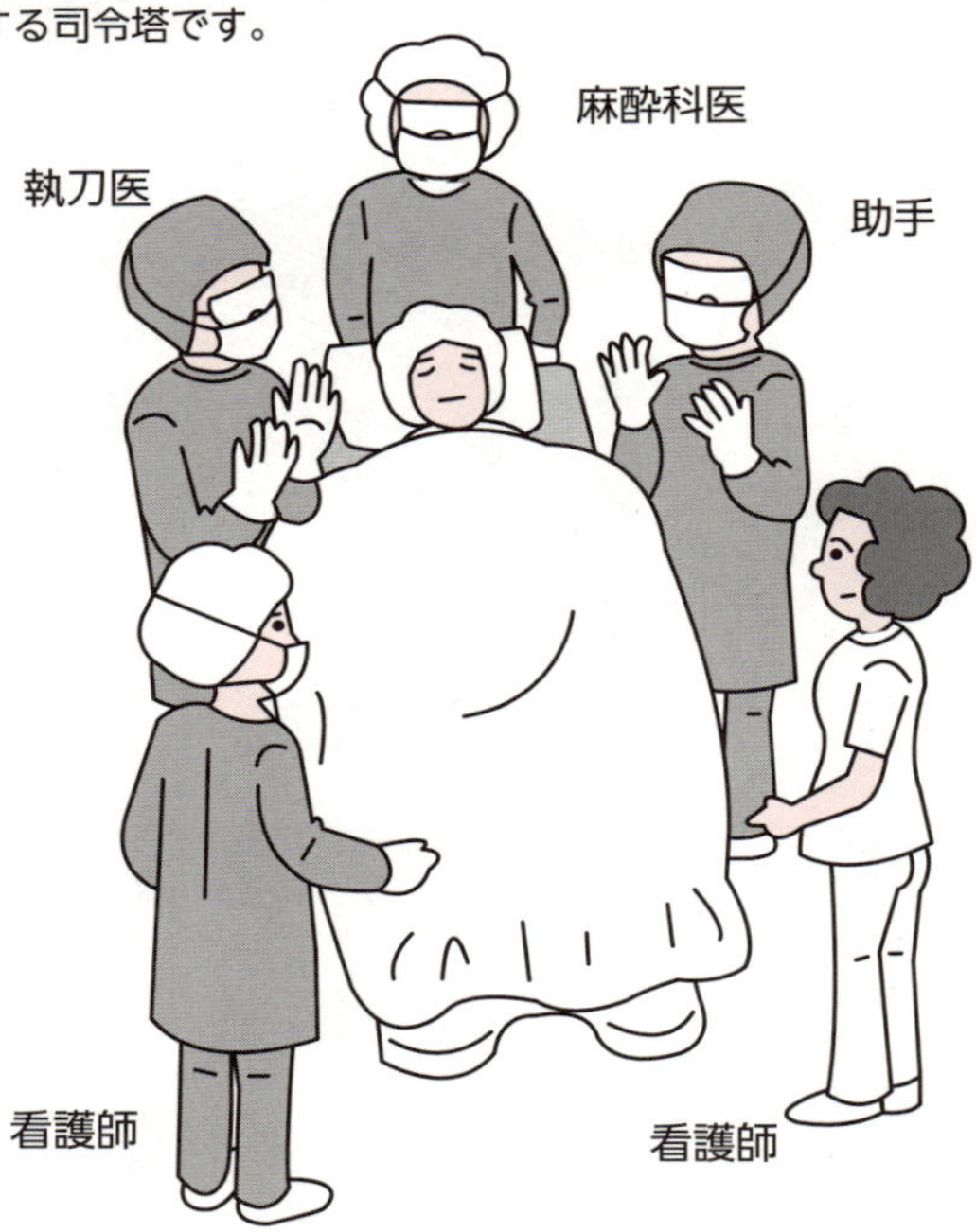

【マイクロサージャリー】
脳や血管、神経など、肉眼では難しい細かい作業が必要な手術は、顕微鏡を使用して行います。これを、マイクロサージャリーといいます。

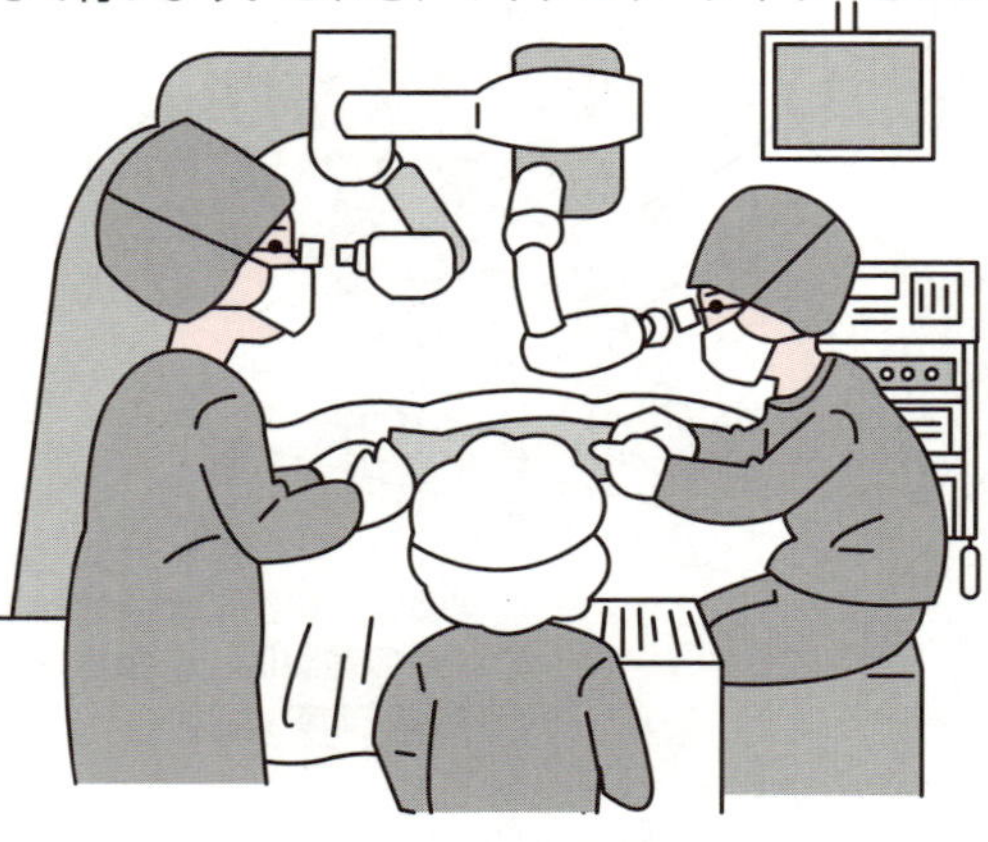

【手術室】

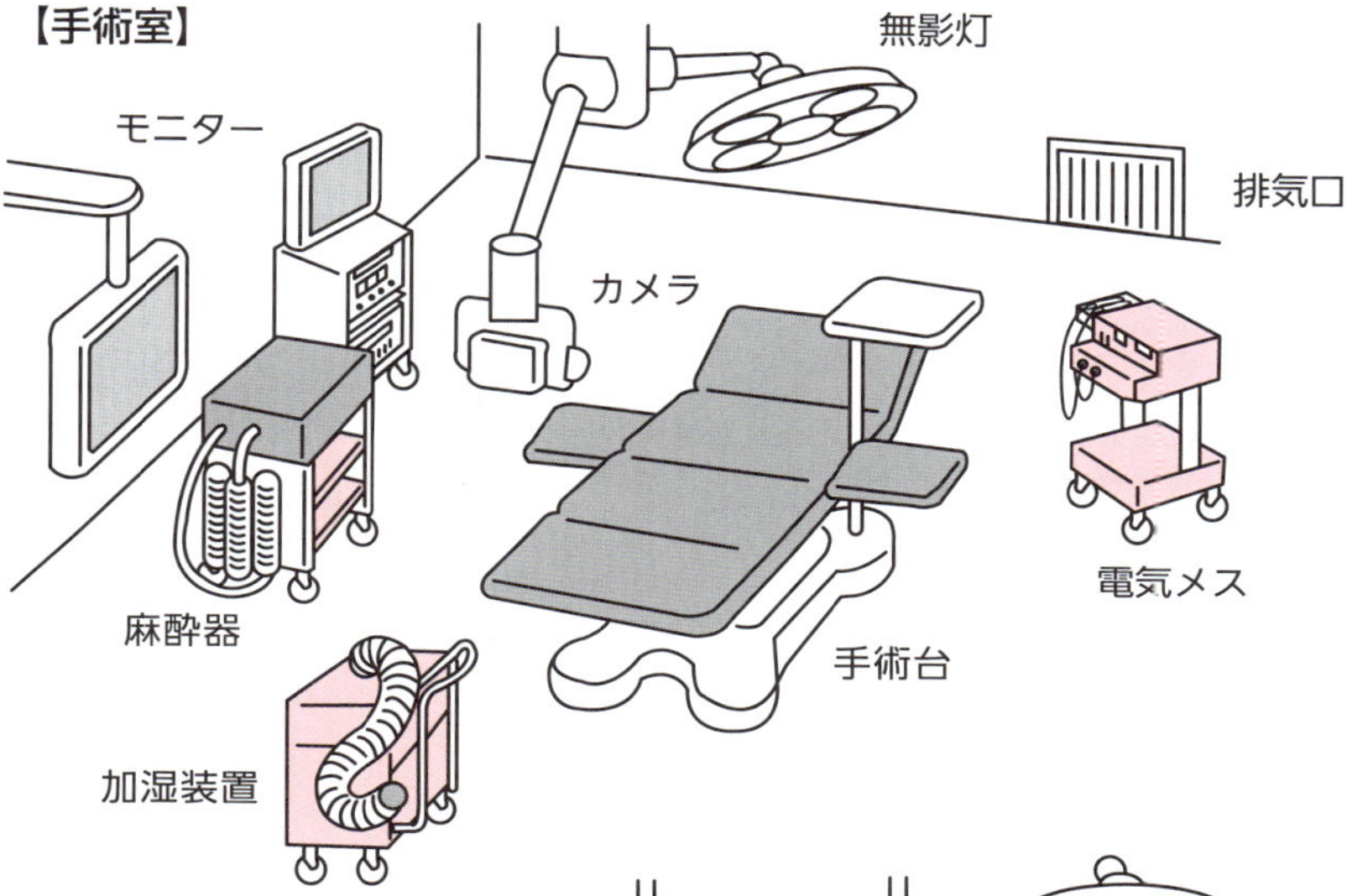

【一般手術】

全身麻酔による手術では、患者は手術前に麻酔をかけられ、手術を行う部分のみが露出されます。

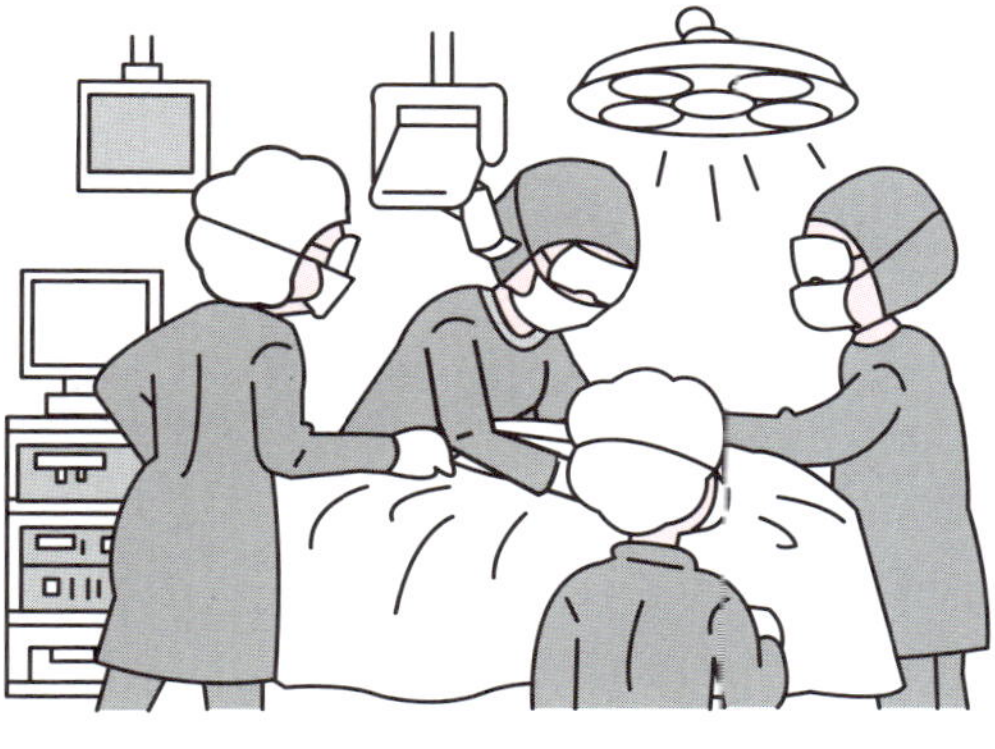

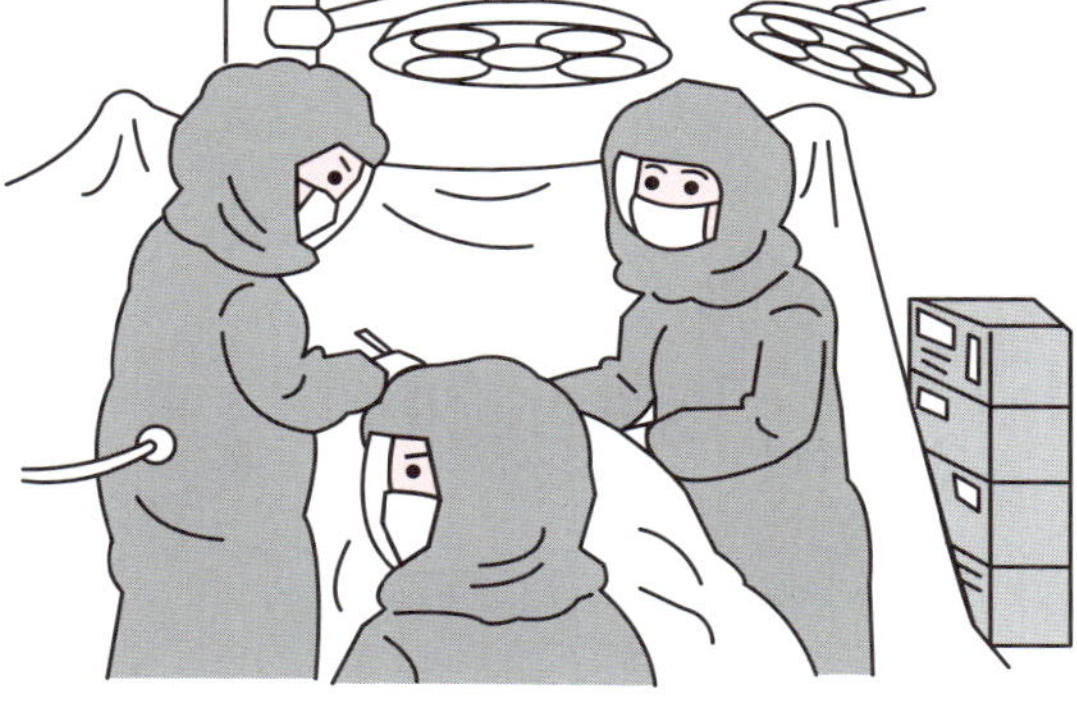

【クリーンルーム】

臓器移植や人工関節置換術のように、特に感染に注意が必要な手術の場合、高性能フィルターで空気中の塵や細菌などを極力排除したクリーンルームが使用されます。術者も全身をすっぽり包み込む、宇宙服のようなガウンを装着して手術にのぞみます。

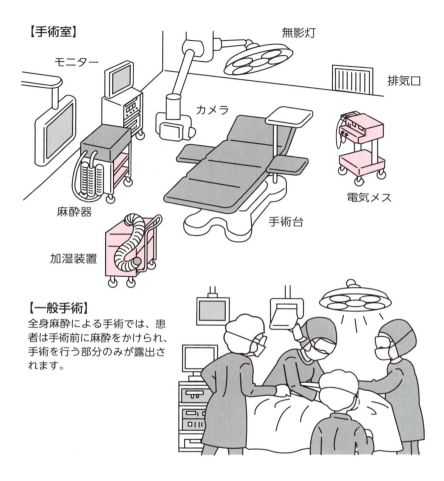

ER・ICU・救命救急センター

救急医療の最前線を担うERや救命救急センター

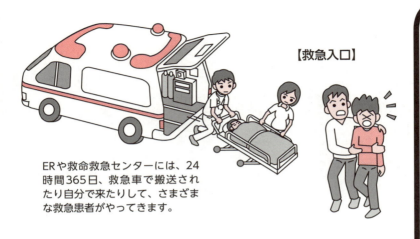

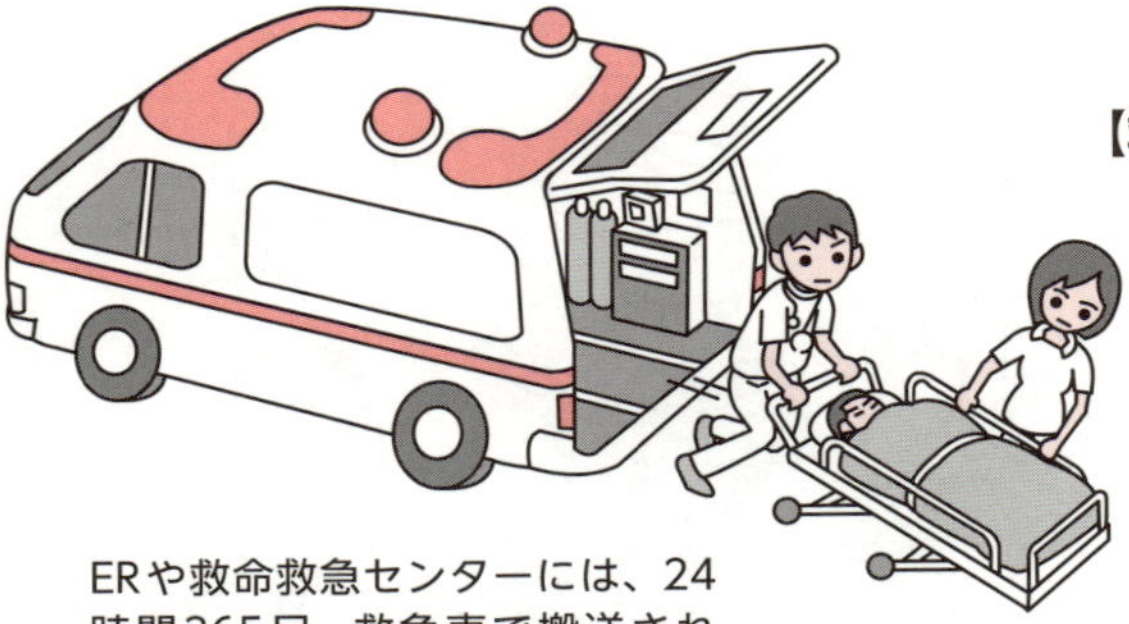

【救急入口】

ERや救命救急センターには、24時間365日、救急車で搬送されたり自分で来たりして、さまざまな救急患者がやってきます。

【初療室】

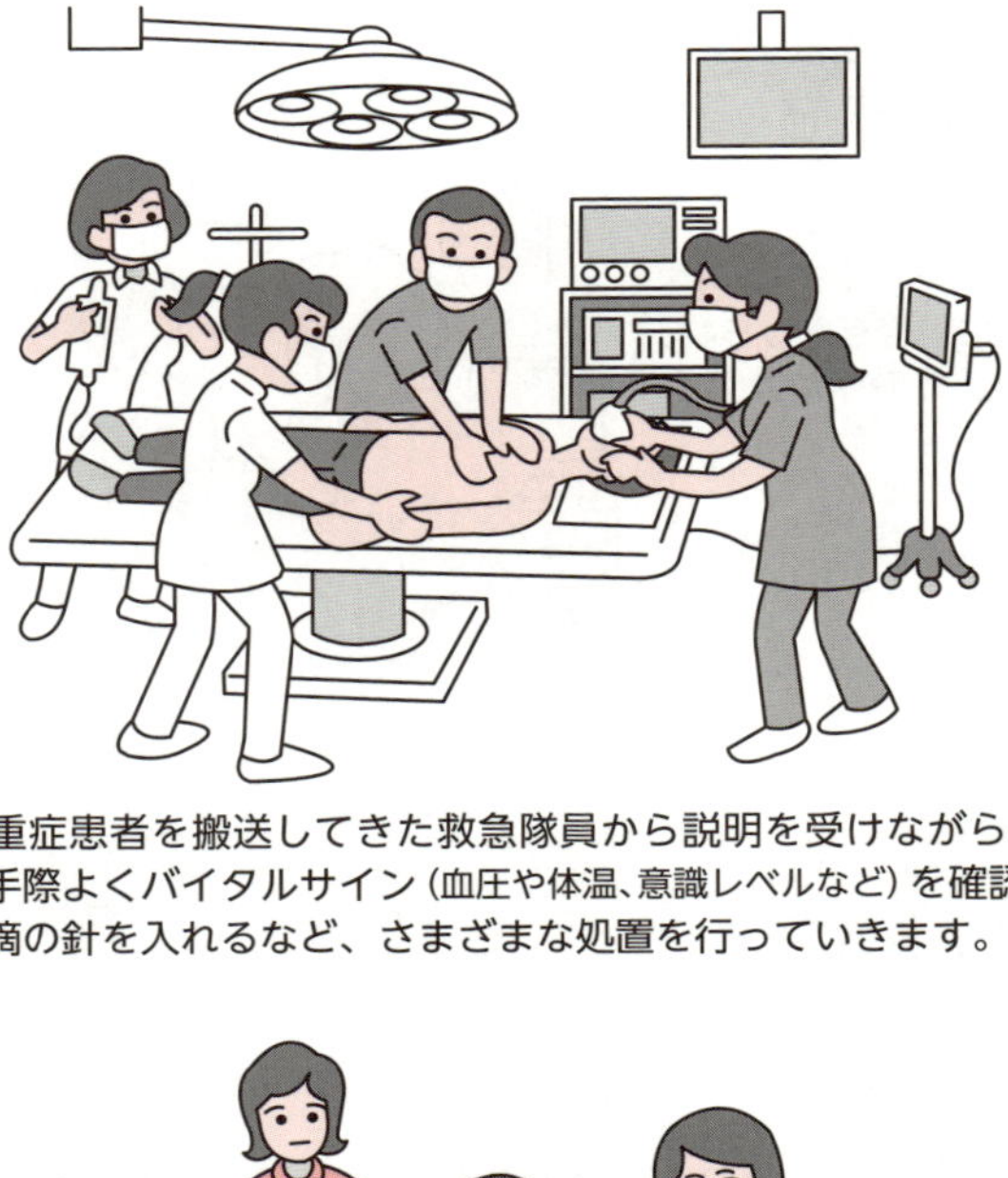

初療室では、重症患者を搬送してきた救急隊員から説明を受けながら、医師や看護師が手際よくバイタルサイン（血圧や体温、意識レベルなど）を確認し、気管挿管や点滴の針を入れるなど、さまざまな処置を行っていきます。

【ER 診察室】

ちょっとしたケガや発熱などの患者は、救急診察室で ER や救急診療科の医師が治療を行います。

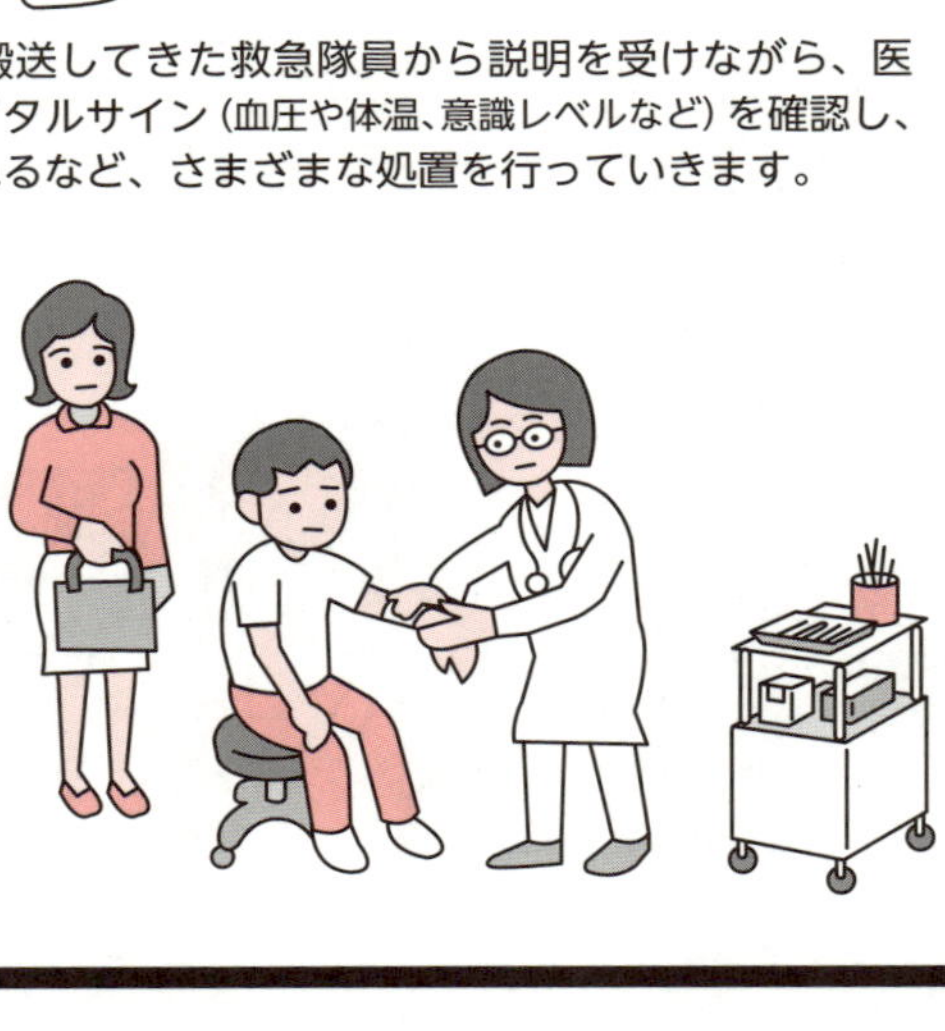

【救命救急センター】

重症患者の治療を行う救命救急センターでは、一刻を争う治療が日々、続いています。

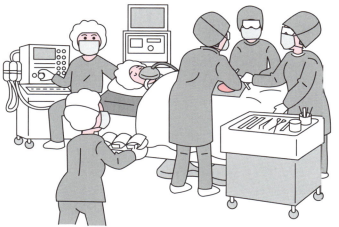

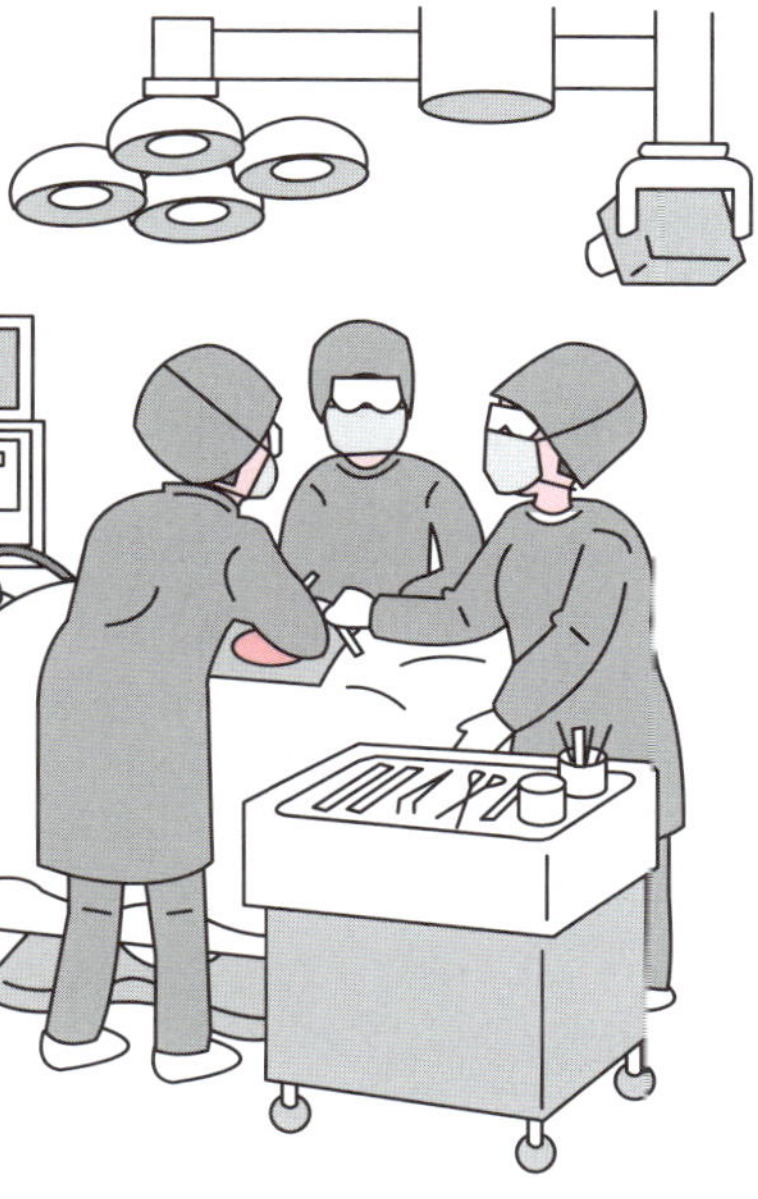

【ICU（集中治療室）】

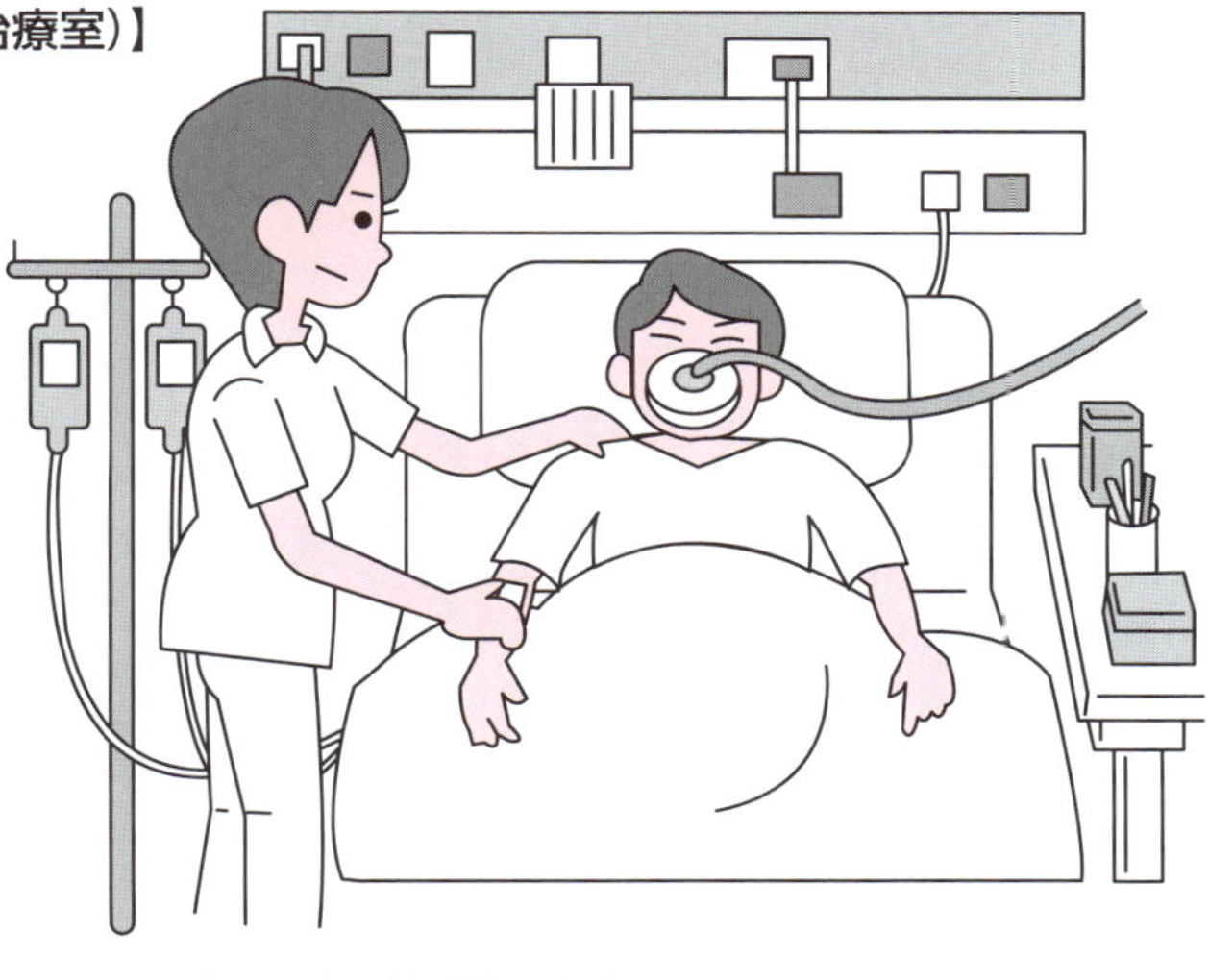

ICU は重症患者を収容し、密度の高い集中的な治療・看護を行うための部屋です。患者には生態情報モニターが装着され、24 時間体制で管理されています。

事務系のオフィス・地域医療連携室

病院には、事務系のオフィスや地域医療連携室もある

【受付担当】

受付で患者とさまざまなやりとりをする事務系の職員には、気持ちのよい挨拶や適切な説明など、良質な応待が求められます。

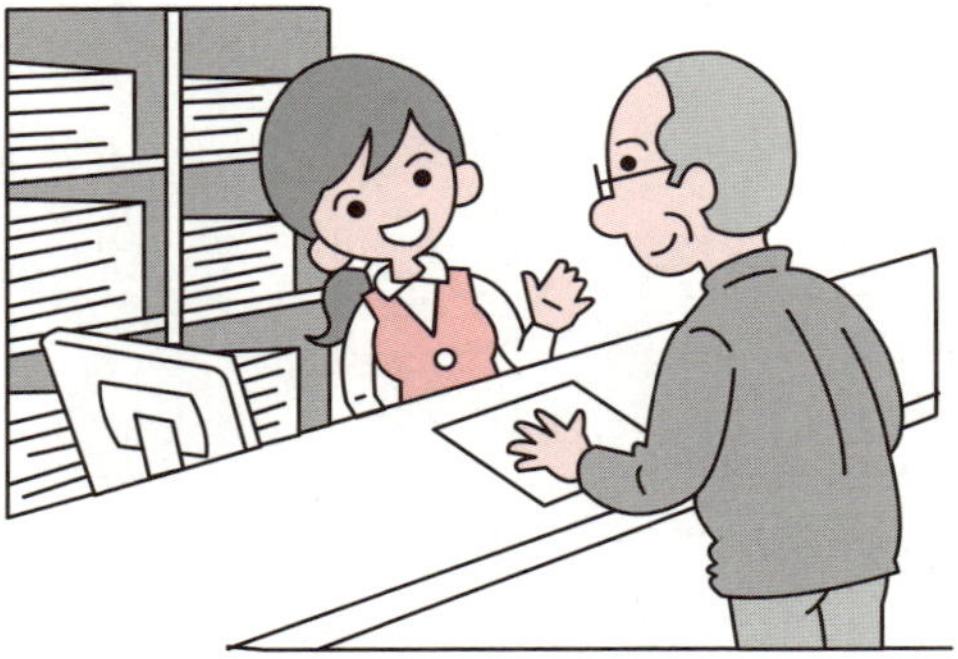

【医事担当】

医事課の職員は、診療報酬を請求するため、レセプト作成などの業務を行います。落ちのないよう請求するためには、行った医療行為の詳細な確認が必要です。

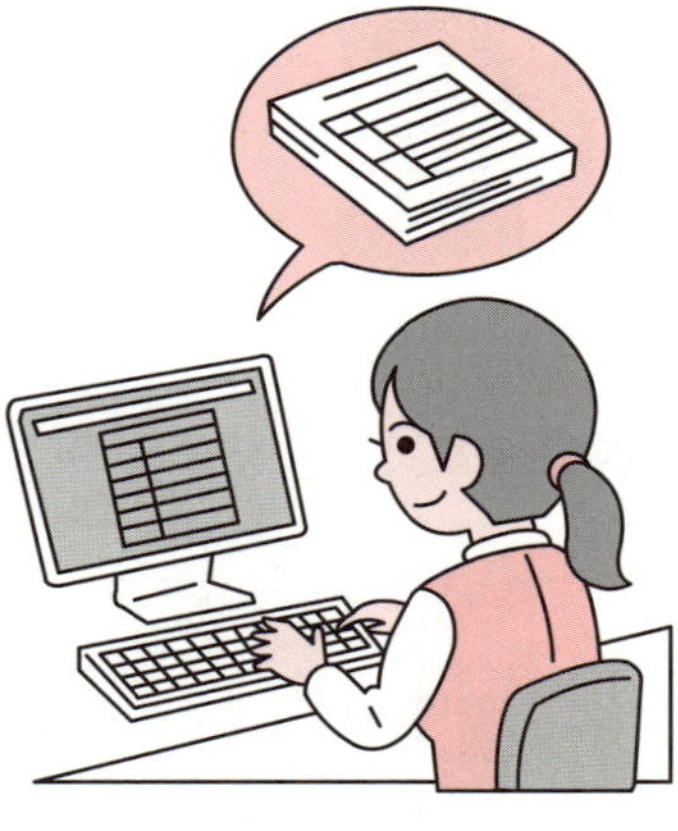

【設備・管理担当】

病院の敷地内の整備やさまざまな設備の管理、薬剤、医療機材、備品などの在庫管理も事務系職員が担当しています。建物のかんたんな修理や花壇の手入れなどは設備課や施設課が行う病院もあります。

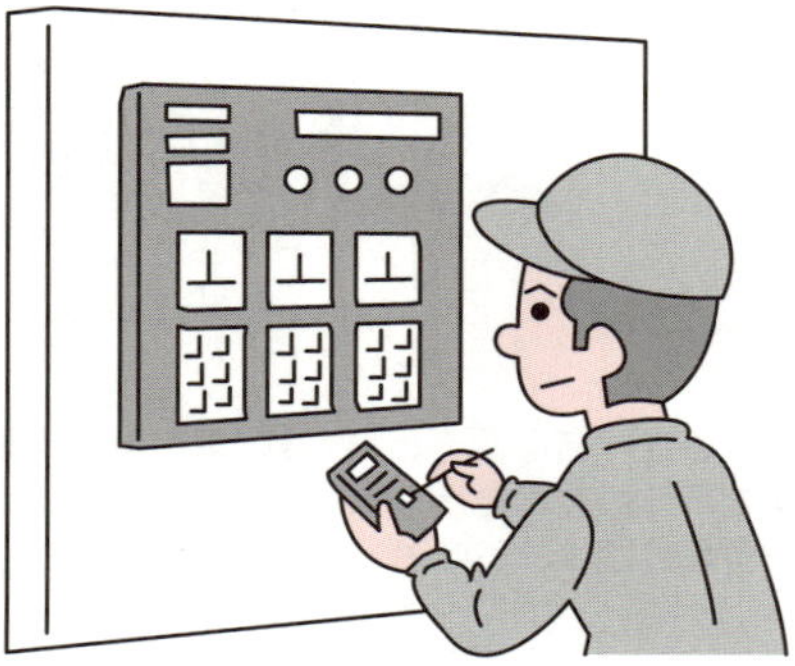

【事務系のオフィス】

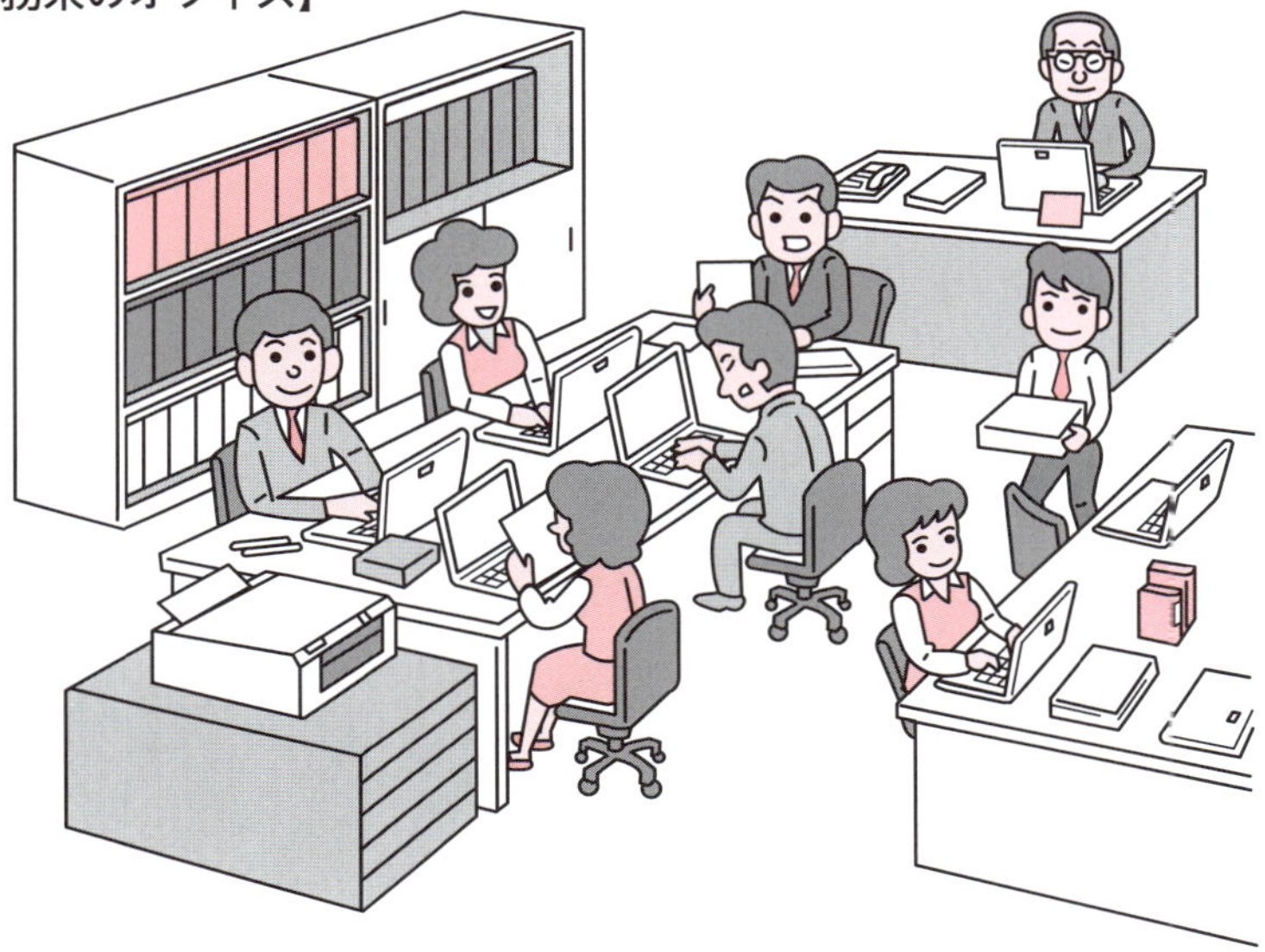

【地域医療連携室】

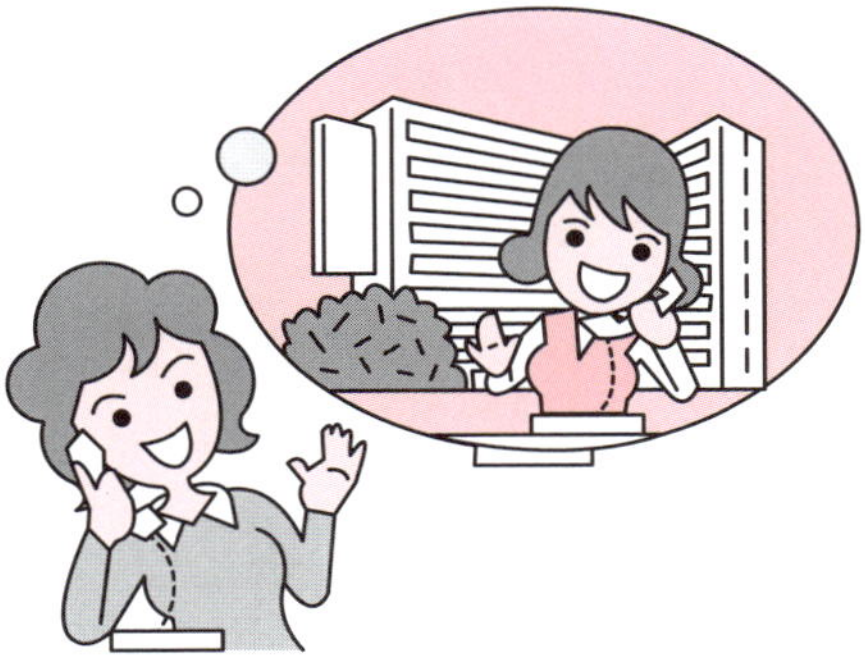

病院は、地域のほかの病院や診療所、また在宅医療を担う人々とさまざまな連携を行っています。その連携の窓口となるのが、地域医療連携室です。

医療ソーシャルワーカー（MSW）を中心に、入院、転院、診療や支払いに関する不安、生活保護の申請など、患者のさまざまな相談に対応しています。

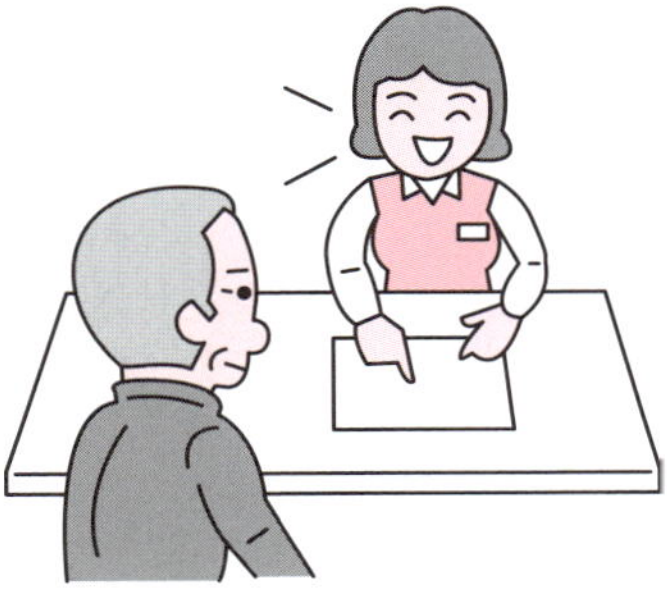

院長室・医局

病院長によって雰囲気が異なる院長室、医師が集う医局

【院長室】

病院には、必ず院長室があります。院長室は、病院長の執務室であると同時に、医師や事務長など職員との面談の場でもあり、また製薬会社のMR や医療機器メーカーの営業担当、そのほかさまざまな相手との折衝の場でもあります。理事長がいる場合には、理事長室も同様です。

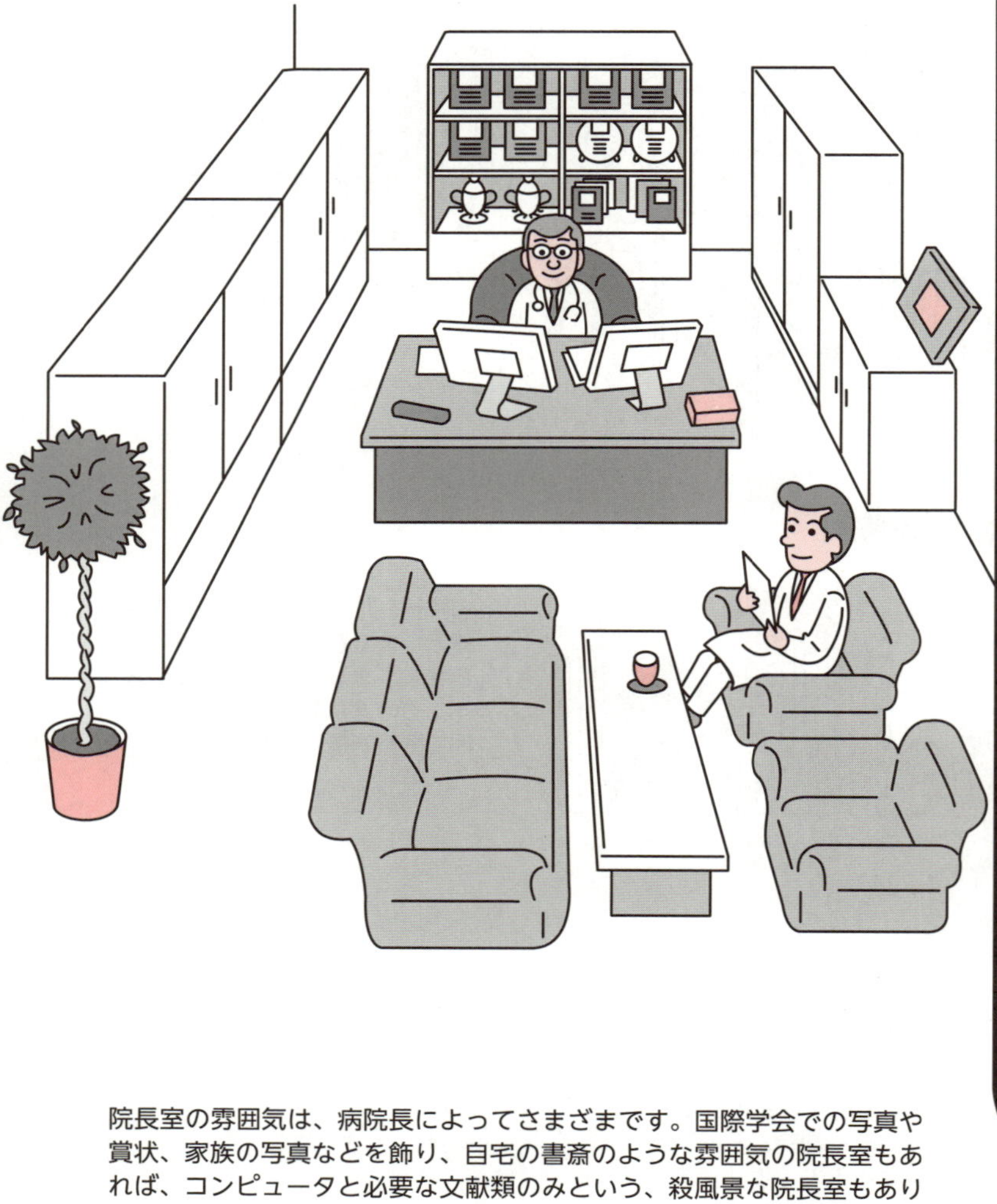

院長室の雰囲気は、病院長によってさまざまです。国際学会での写真や賞状、家族の写真などを飾り、自宅の書斎のような雰囲気の院長室もあれば、コンピュータと必要な文献類のみという、殺風景な院長室もあります。

【医局】

医局は医師たちの専用の部屋で、診察の合間や食事のときなどにいる場所です。小さなソファと机、冷蔵庫、スチール本棚、医師たちの机などが置かれています。ちょっとした調理ができるキッチンや給湯室がついていることもあります。

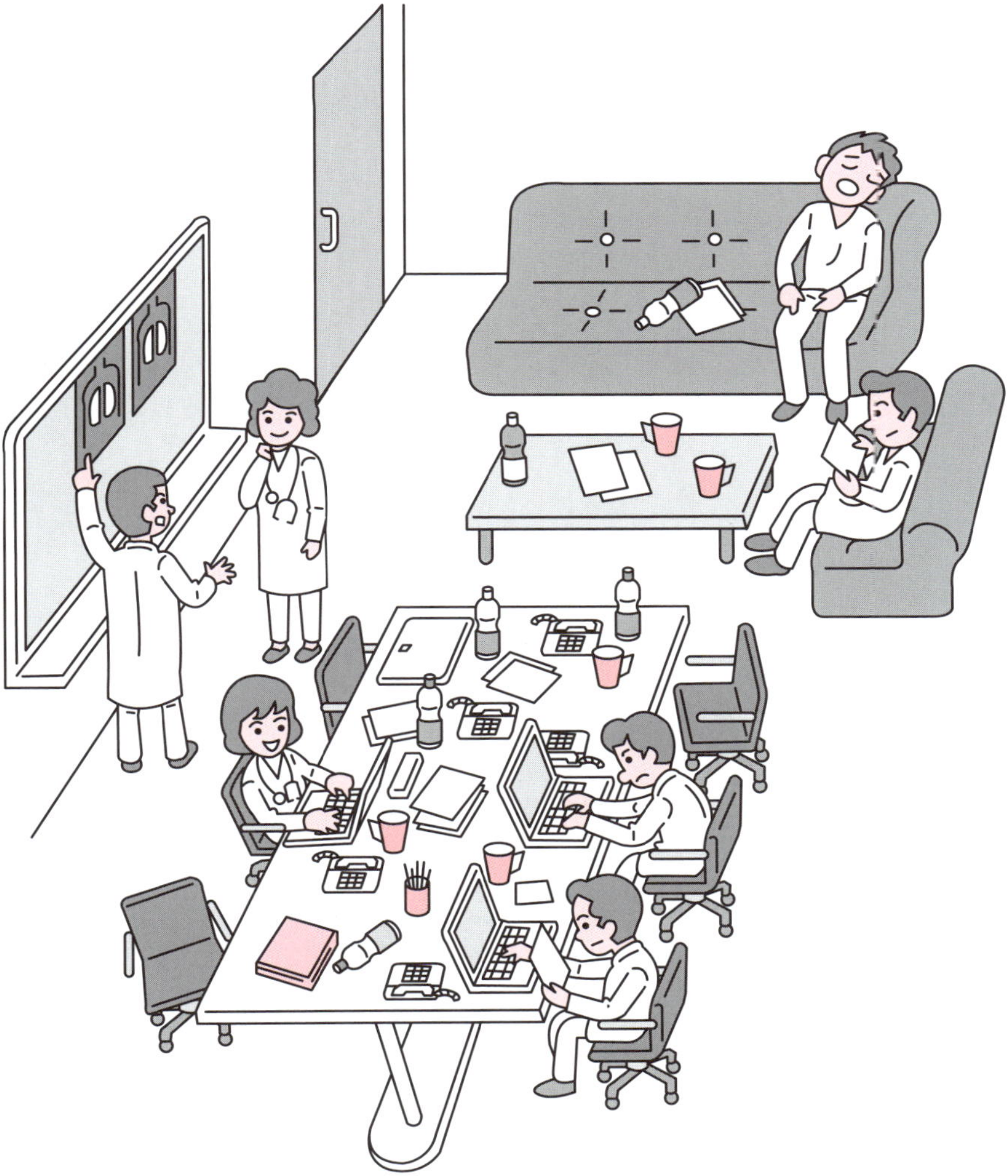

疲れ果てた医師がソファで眠りこけていたり、患者の検査画像を前に治療の方針について真剣に議論をしていたり、医局で過ごす医師たちの姿はさまざまです。

図解2

さまざまな検査

【単純X線検査】

体にX線を照射すると、骨や筋肉など人間の体の組織の透過率の違いによって、白と黒の写真が撮影できます。これを単純X線検査といいます。健康診断で撮る胸部X線写真では、肺や心臓、気管支などの異常を発見することができます。また骨はX線の透過率が低いので、骨折や脱臼などの診断にも利用されます。

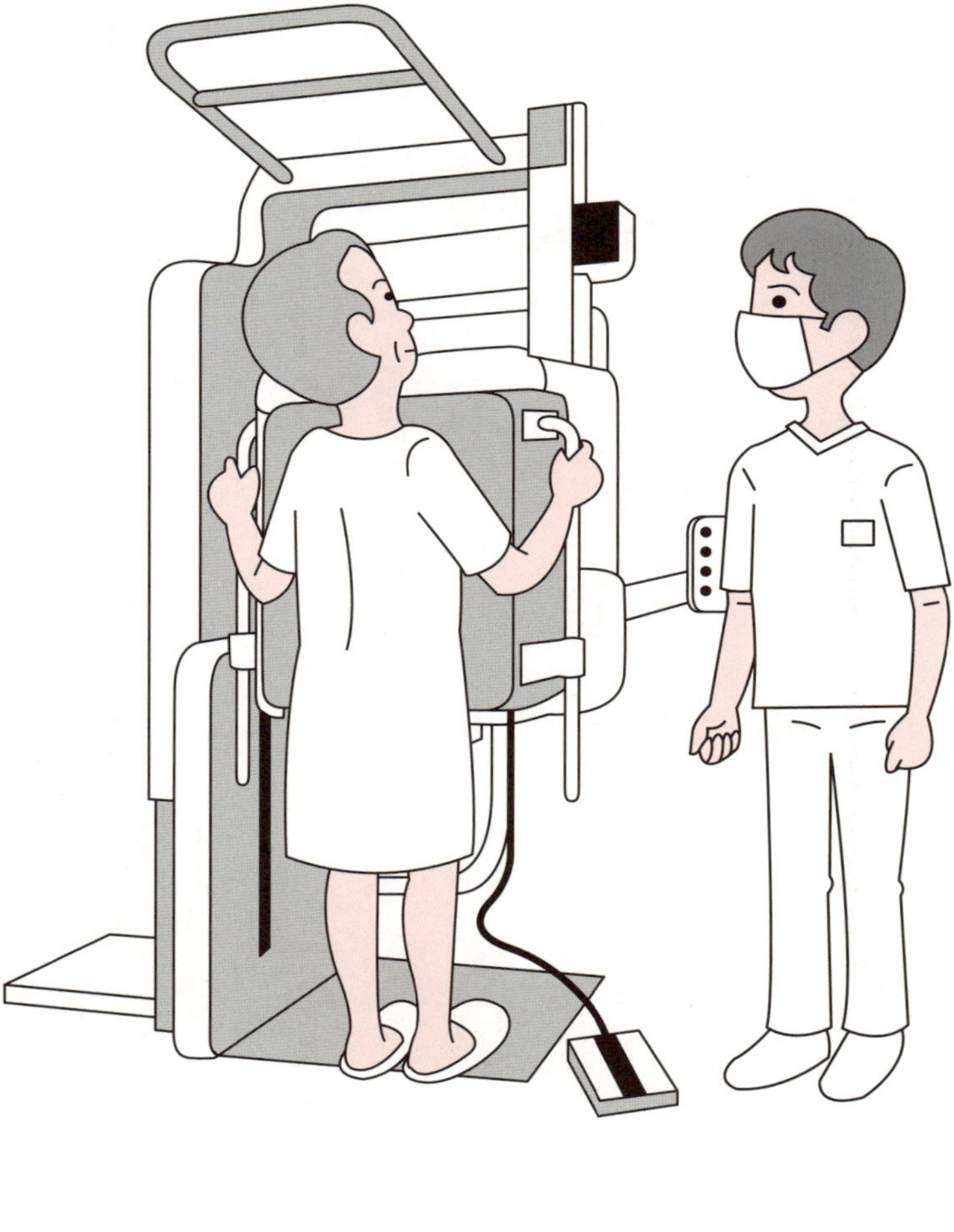

【X線透視検査】

X線を使用した検査には、コントラストを強調したりX線の透過率を低くするなどの役割を持つ、造影剤という薬剤を使用して行う検査もあります。このような検査を、X線透視検査といいます。バリウムを飲んで行う胃の検査なども、その1つです。

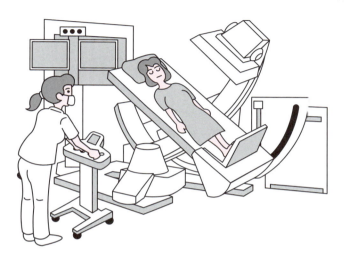

【血管造影検査】

カテーテルという細い管を、血管の中に入れて目的の位置へ送り込み、造影剤を注入してその部分の血管の写真を撮影する検査です。心臓や脳の検査などで使用されます。

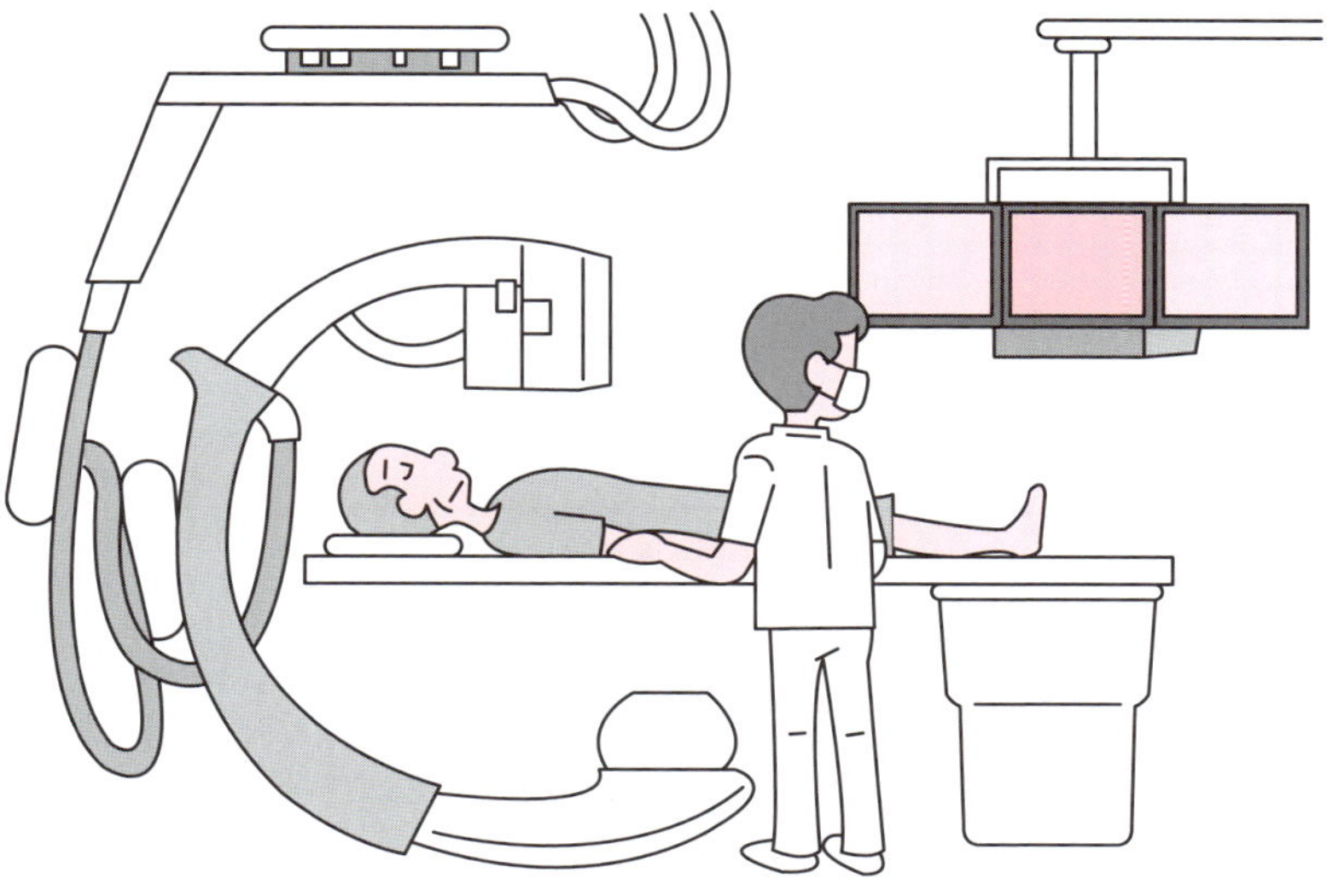

【細菌検査】

細菌検査は、感染症などの病気の原因となっているウイルスなどの細菌を調べる検査です。患者から採取された血液や尿、便、痰、胃液、胆汁など、さまざまな検体を培養して細菌がいるかどうかを調べ（培養検査）、細菌がいた場合にはそれがどのような細菌かを特定し（同定検査）、その細菌にはどんな抗生物質が有効なのかを調べます（感受性検査）。

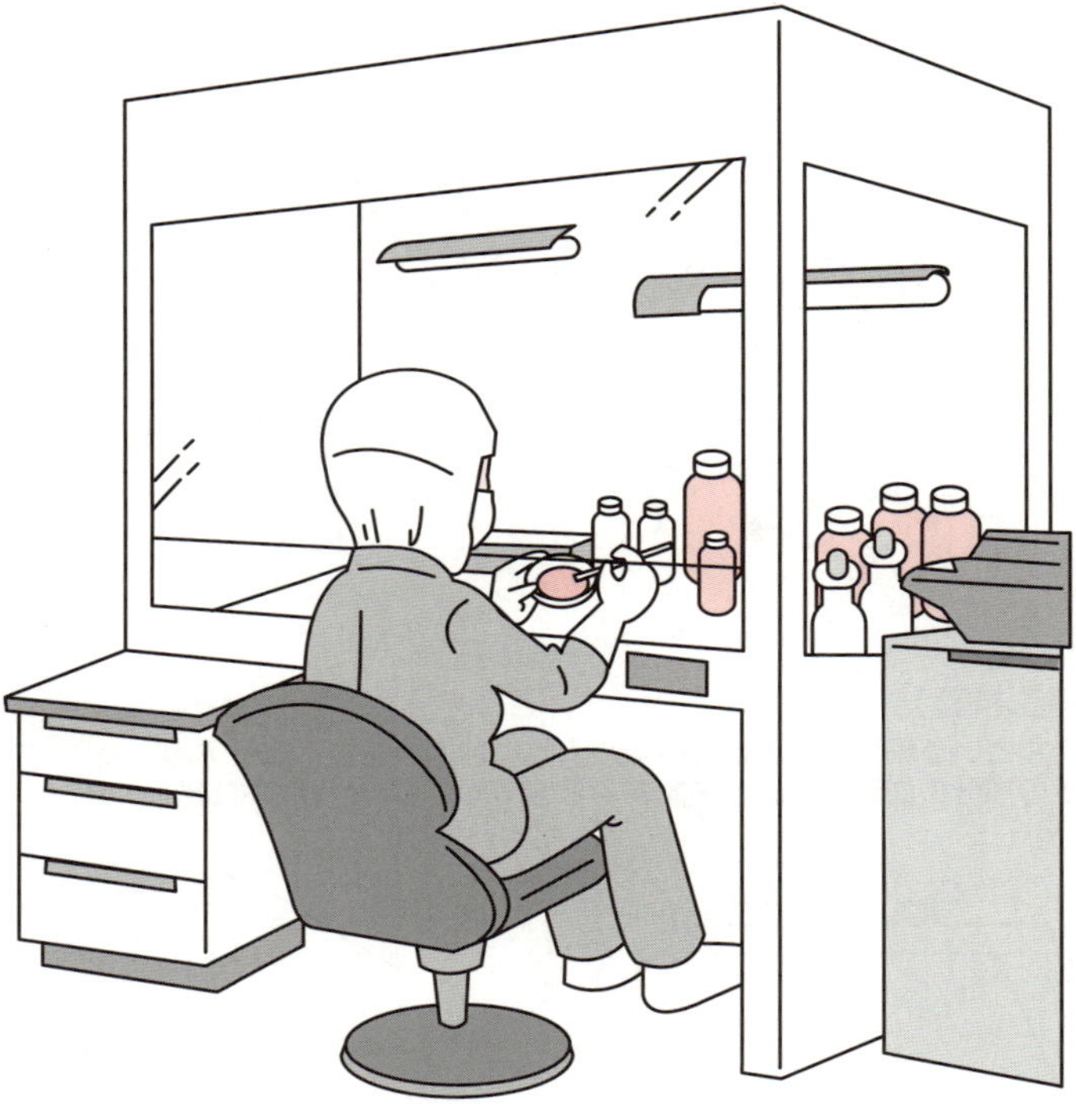

【検査でわかる病気】

検体	病気
血液	敗血症、グラム陰性菌感染症、チフスなど
尿	膀胱炎、腎盂腎炎など
便	サルモネラ、コレラ、赤痢など
痰	肺結核、肺炎、気管支炎など
髄液	髄膜炎など
胆汁	膵炎、胆嚢炎など
膣の分泌液	性感染症、子宮内膜症など

【血液 / 尿 / 便などの検査】

血液や尿、便などの成分や性質などを調べ、さまざまな値を正常値と比較することにより、病気の有無や身体の異常について調べる検査です。血液検査には血液一般検査と血液生化学検査があり、血液一般検査では白血球や赤血球の数、貧血の種類など、血液生化学検査では肝臓や腎臓の機能を調べる総蛋白量やコレステロール、中性脂肪、尿酸値などを調べます。

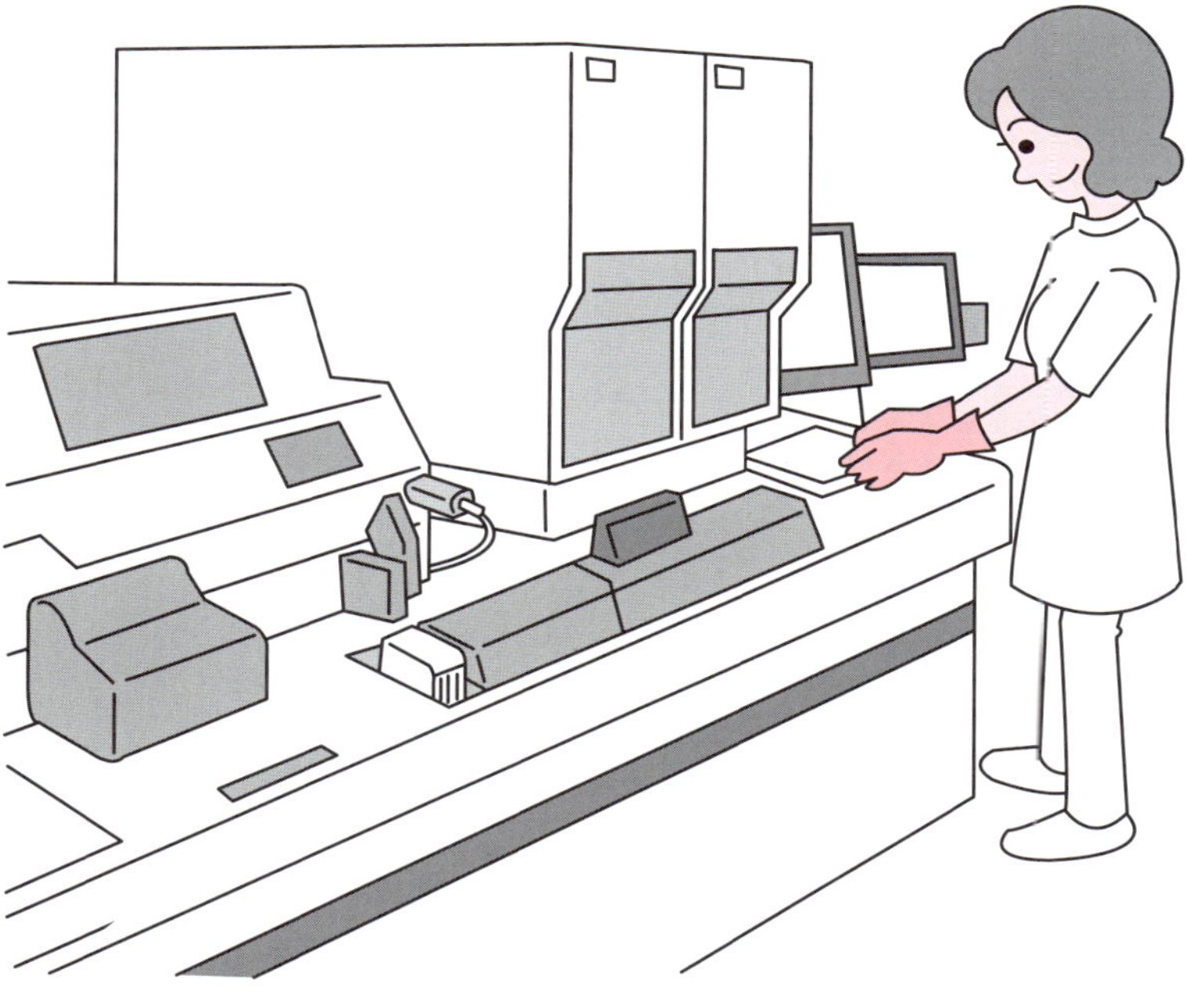

【検査の項目】

血液一般検査	赤血球数（貧血）、白血球数（感染症）、ヘマトクリット（貧血の種類）、CRP（組織の損傷具合や炎症）など
血液生化学検査	アルブミン（肝機能・腎機能）、総蛋白（同）、総コレステロール・中性脂肪（脂質値）、LDLコレステロール（悪玉コレステロール値）、HDLコレステロール（善玉コレステロール値）、クレアチニン（腎機能）など
尿検査	尿蛋白、尿潜血反応（腎臓、尿路の障害や異常）など
便検査	便潜血反応（胃腸からの出血）など

生理機能検査

医師や看護師、検査技師が患者の体に触れて行う検査

【脳波検査】

脳波検査は、外傷などによって脳が受けたダメージや、脳の機能障害などを調べる検査です。脳に20ほどの電極をつけ、それによって脳細胞が出しているわずかな電流を記録して異常を調べます。

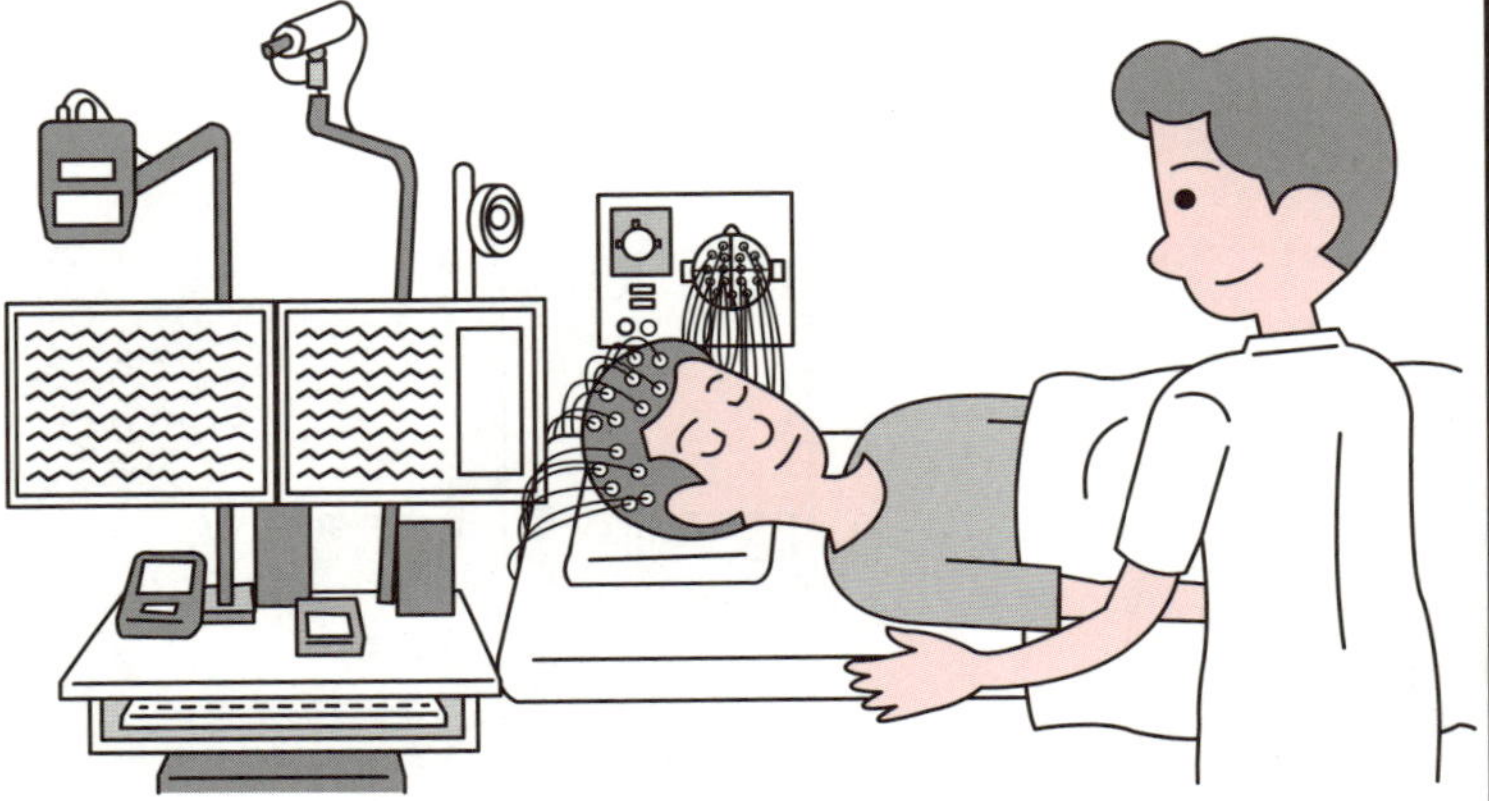

【肺機能検査】

肺機能検査は主として、空気を出し入れする換気機能と、酸素を取り入れて二酸化炭素を排出する呼吸機能の2つを調べる検査です。肺気腫や気管支喘息などが疑われる場合に行います。

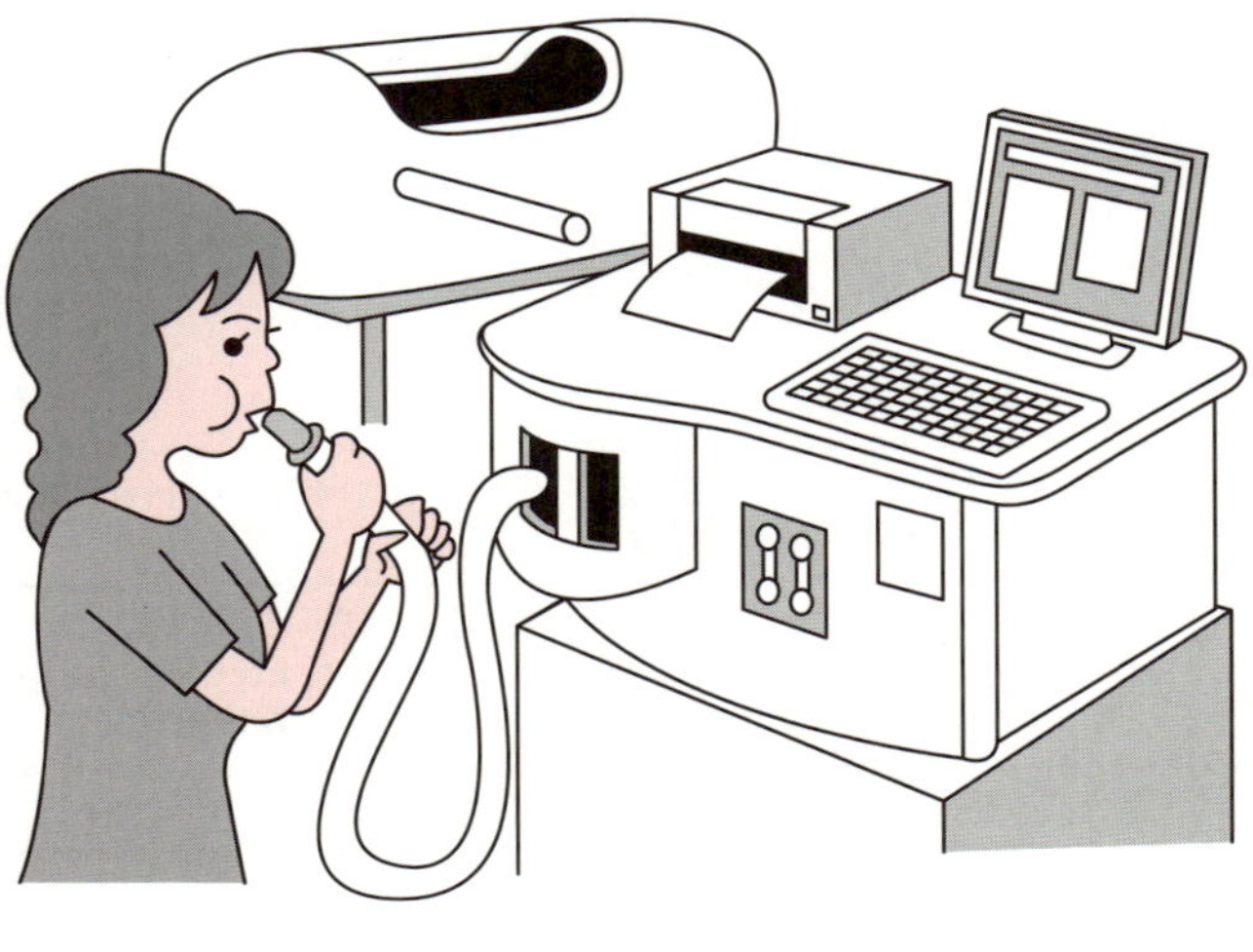

【心電図検査】

心電図検査は、心臓の電気的な動きを皮膚の上から調べる検査です。両手足と胸に電極をつけ、心臓の動きを波形でとらえる心電図検査、運動の負荷を与えたときの変化を調べる運動負荷心電図検査、体に装着して寝ているときなどの心臓の動きを調べるホルター心電図があります。心電図検査は不整脈、狭心症、心筋梗塞、心筋虚血の診断などの際によく行われます。

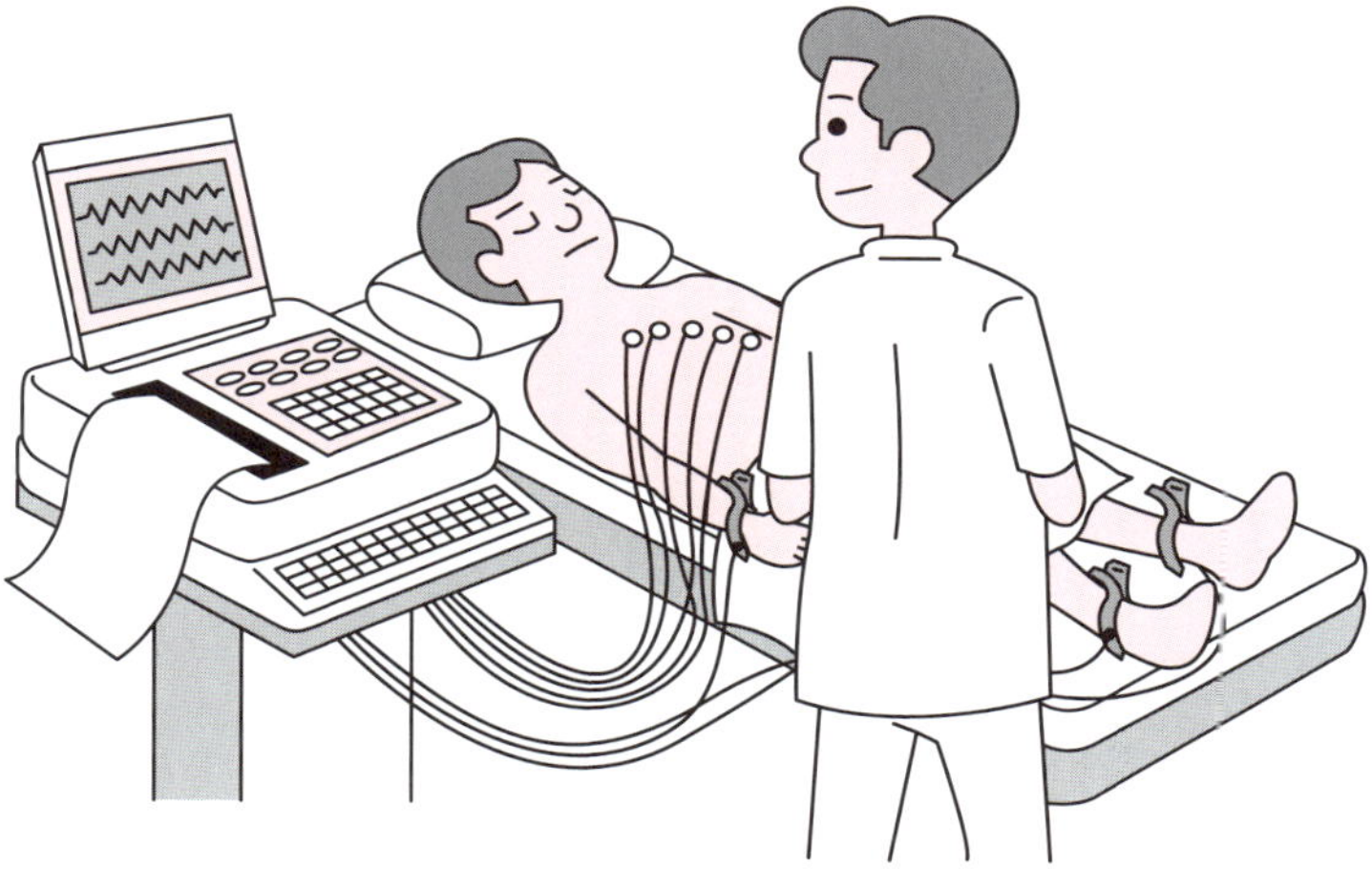

【超音波（エコー）検査】

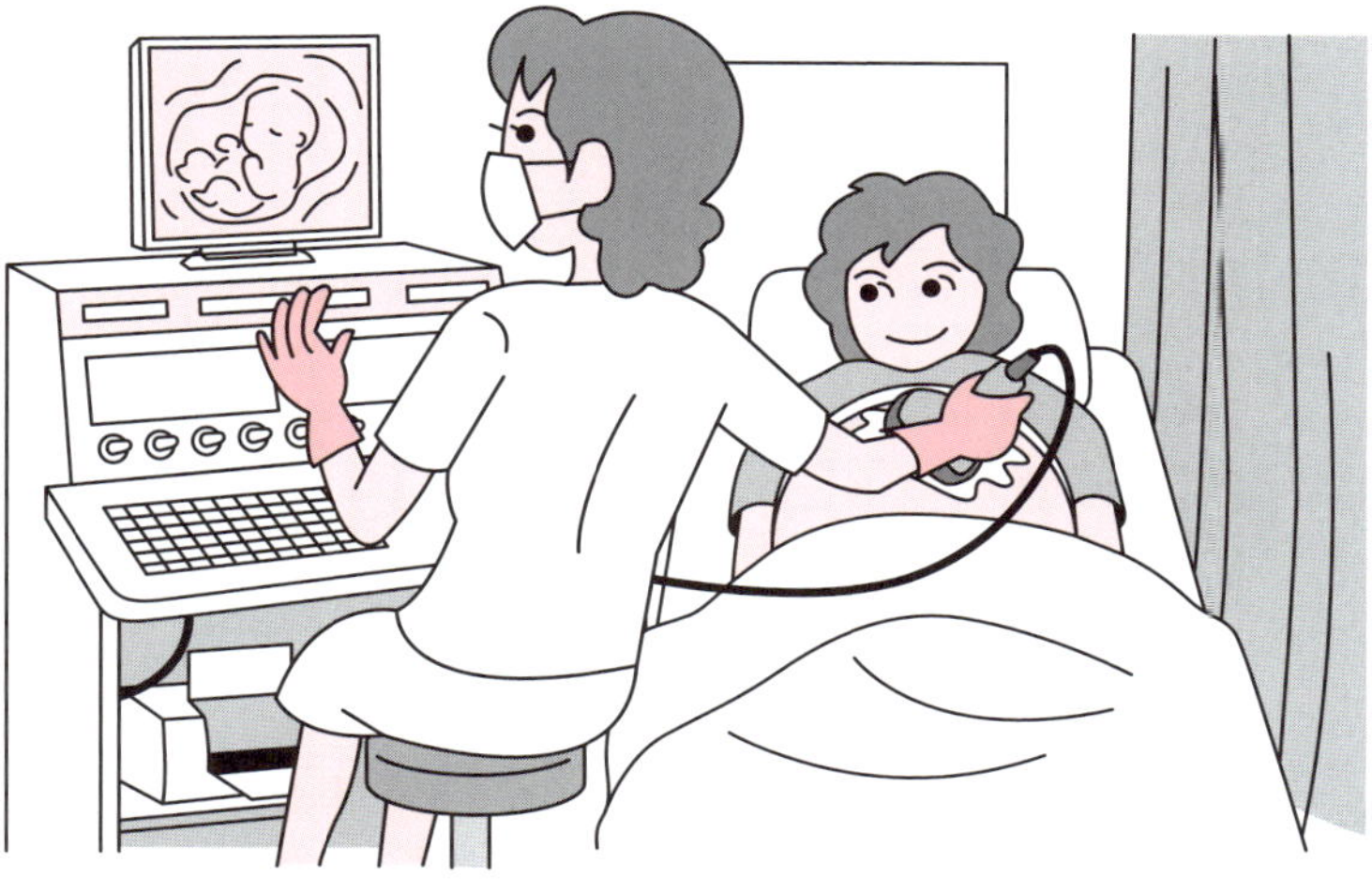

超音波検査はエコー検査ともいい、体内に発射した超音波が体の組織に当たって返ってきた反射音をもとに画像を作成します。心臓や肝臓、胆のう、腎臓、脾臓、乳腺、甲状腺などさまざまな臓器に対して検査が行われますが、妊婦健診で赤ちゃんの状態を見る超音波検査が一般的によく知られています。

内視鏡検査

口や鼻、肛門からレンズやカメラのついた管を入れる検査

【経鼻内視鏡】

内視鏡検査では、先端にレンズやカメラがついた細い管を口や鼻、肛門から体内に入れ、ビデオスコープの映像を見ながら胃や十二指腸、大腸などの消化管内部を調べます。検査だけでなく、内視鏡の先端からさまざまな処置具を出して、がんやポリープの治療もできます。管が極細径で鼻から挿入できる経鼻内視鏡の検査も増えています。

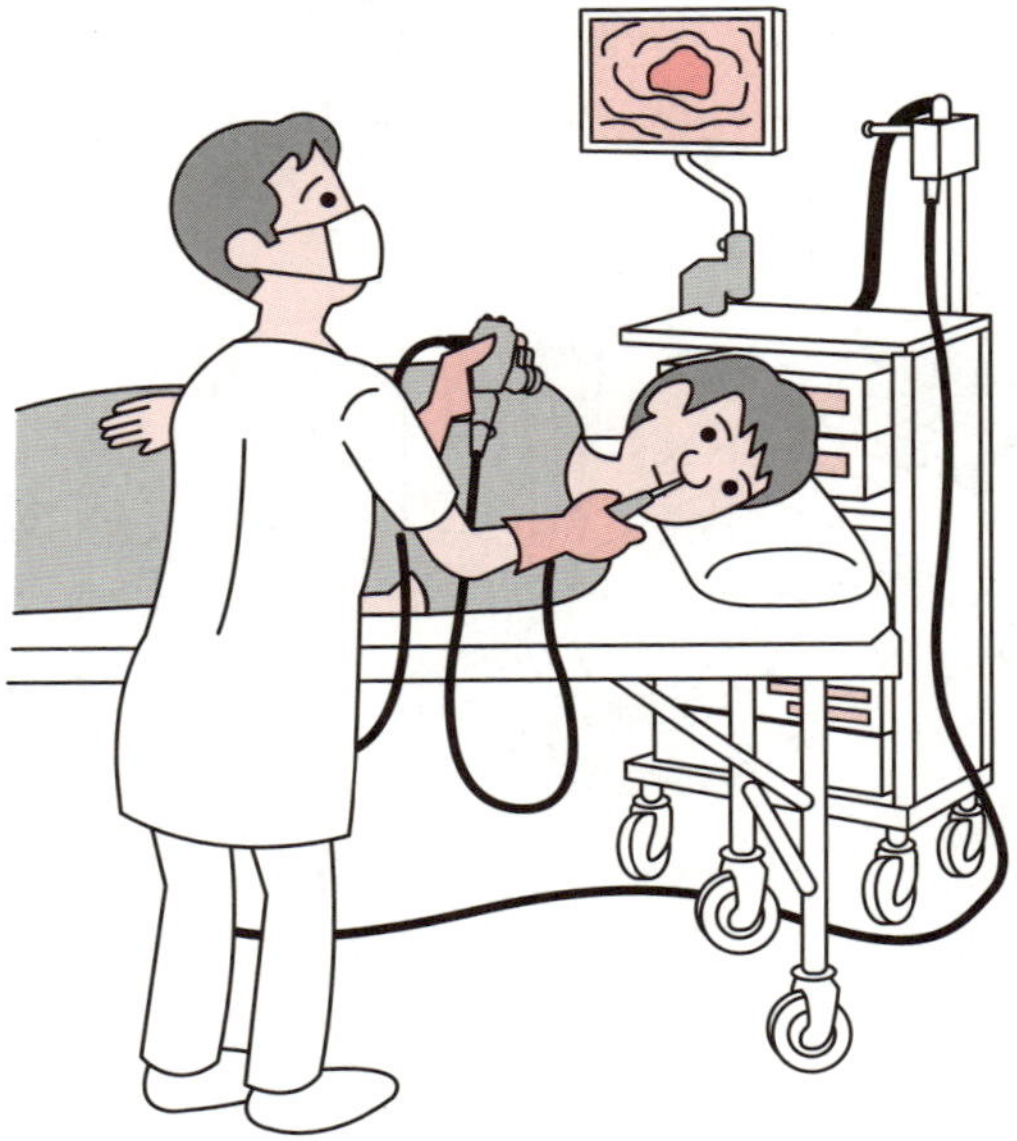

【カプセル内視鏡】

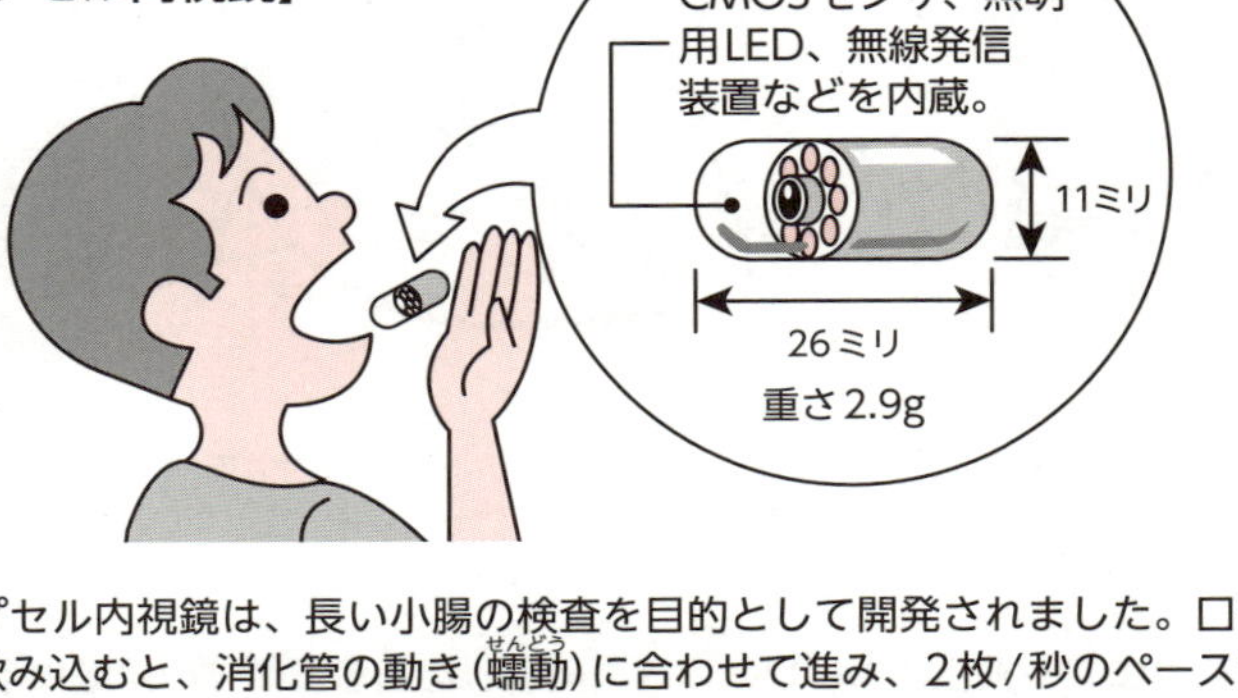
CMOSセンサ、照明用LED、無線発信装置などを内蔵。

カプセル内視鏡は、長い小腸の検査を目的として開発されました。口から飲み込むと、消化管の動き（蠕動《せんどう》）に合わせて進み、2枚/秒のペースで画像を送信します。画像は、体に装着したデータ記録装置が受診します。バッテリーの持続時間は8時間で、約6万枚の画像を送信し、その後、排便時に排出されます（ディスポーザブル）。

【内視鏡システム】

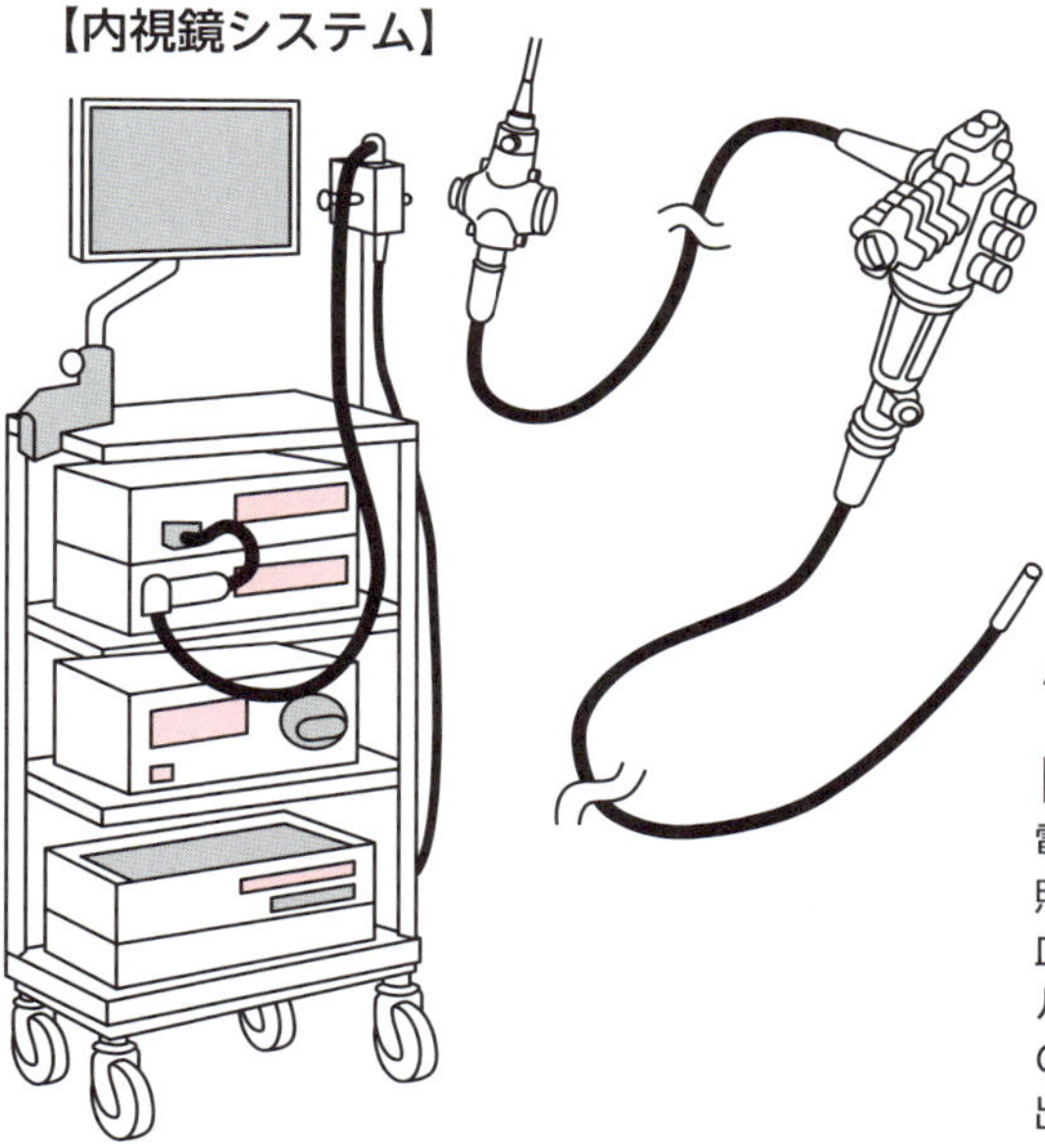

現在の内視鏡はスコープという管の先端に、ハイビジョン映像が得られる超小型CCDが組み込まれた電子スコープが主流です。医師は電子スコープを操作して検査や治療を行います。

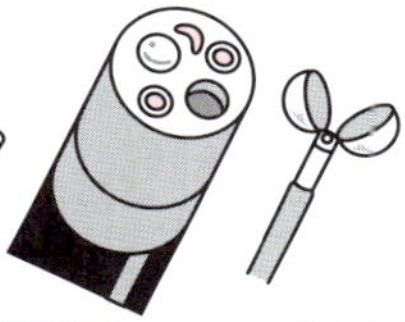

【電子スコープ先端部】
電子スコープの先端部には、照明のライトガイドやレンズ、血液や分泌物を吸引するノズルなどがあります。また先端の出口から鉗子などの機器を出し、切除などの処置をすることもできます。

【内視鏡検査】

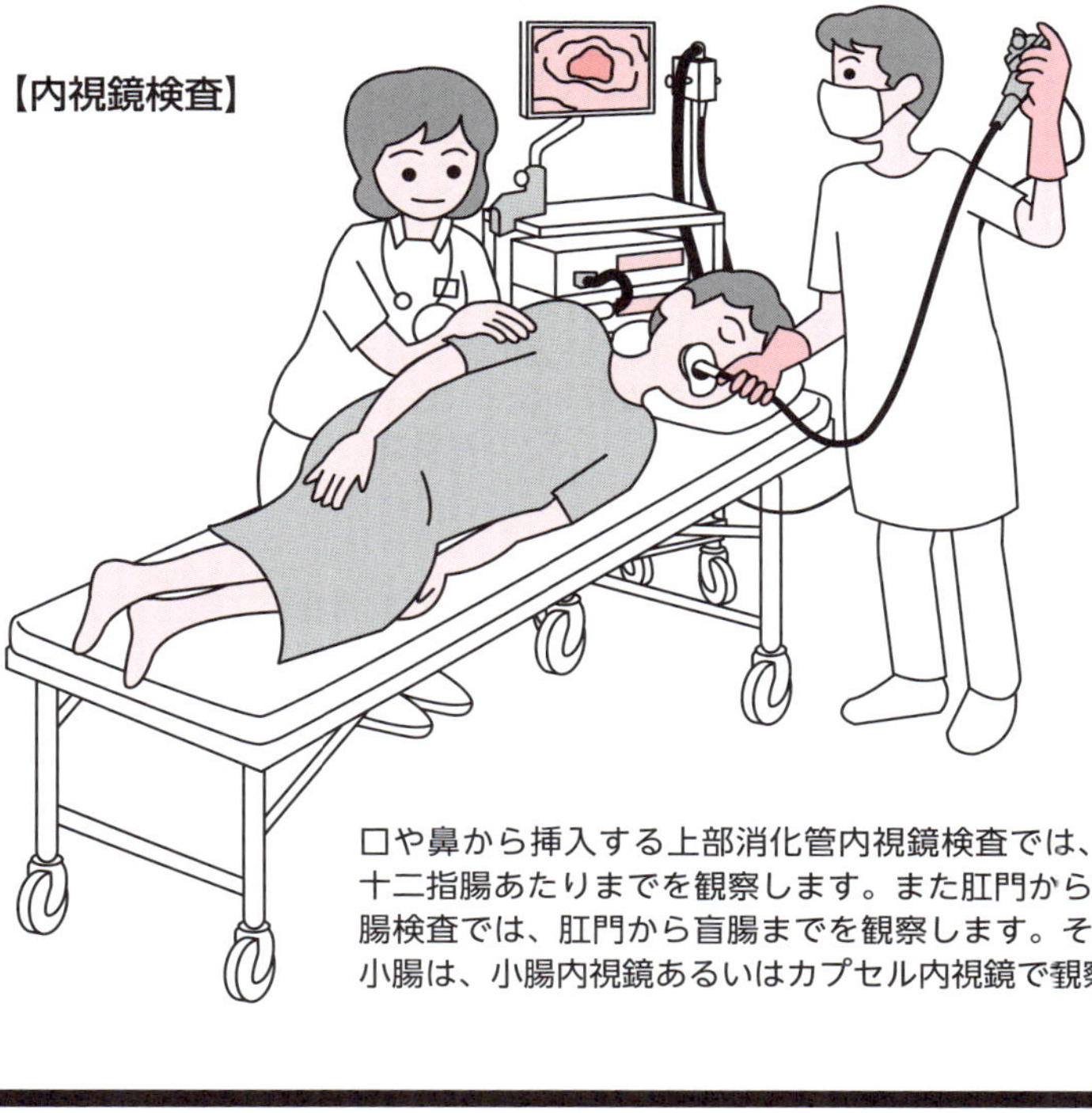

口や鼻から挿入する上部消化管内視鏡検査では、食道や胃、十二指腸あたりまでを観察します。また肛門から挿入する大腸検査では、肛門から盲腸までを観察します。その間にある小腸は、小腸内視鏡あるいはカプセル内視鏡で観察します。

CT検査もX線を使用
輪切りや三次元の映像も

【マルチスライスCT】

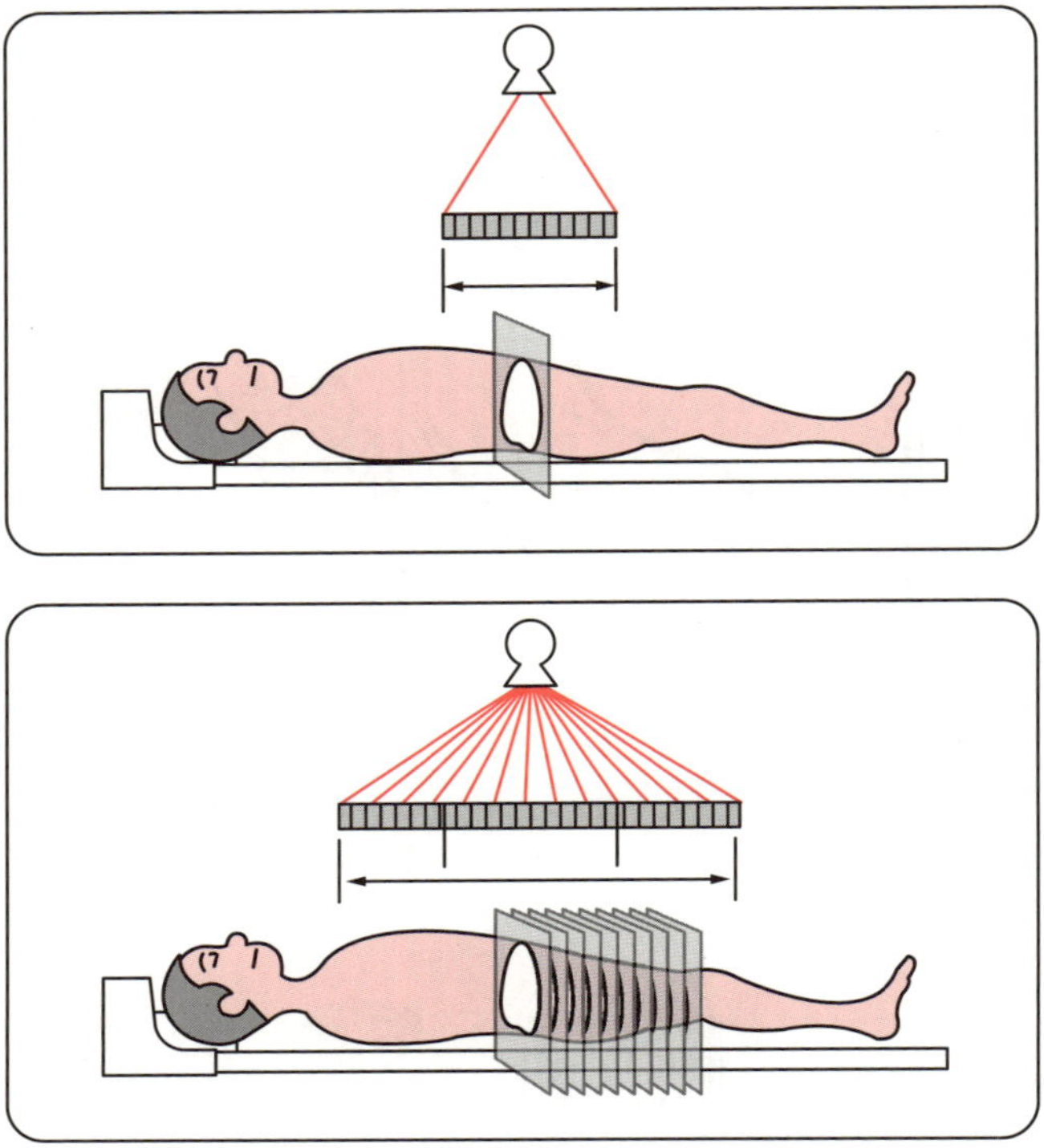

CT機器の進化は非常に早く、平面的な断層画像を得られるシングルCTから、管球をらせん状に連続して回転させるヘリカルCT、さらに、1枚だった検出器を複数枚配列したマルチスライスCTへと開発が進んでいます。マルチスライスCTには、配列する検出器の数によって8列、16列、32列、64列などの種類があり、数が多いほど高性能になります。2017年現在、320列マルチスライスCTまで導入が始まっています。

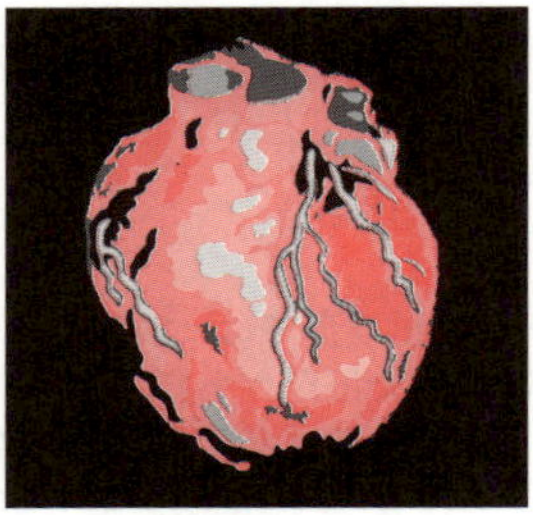

【マルチスライスCT画像】
マルチスライスCTでは、非常に鮮明な立体（3D）画像を得ることができます。また高性能なものでは、心臓や肺、血管など動いている臓器でも10秒ほど息を止めるだけで、全体の画像撮影が可能です。

【CT】

CTはComputed Tomographyの略で、コンピュータによる断層診断装置です。CT機器は、実際に画像を撮影する部分（ガントリー）と、撮影した画像を診断しやすいようさまざまな形に画像処理する部分の2つから成り立っています。

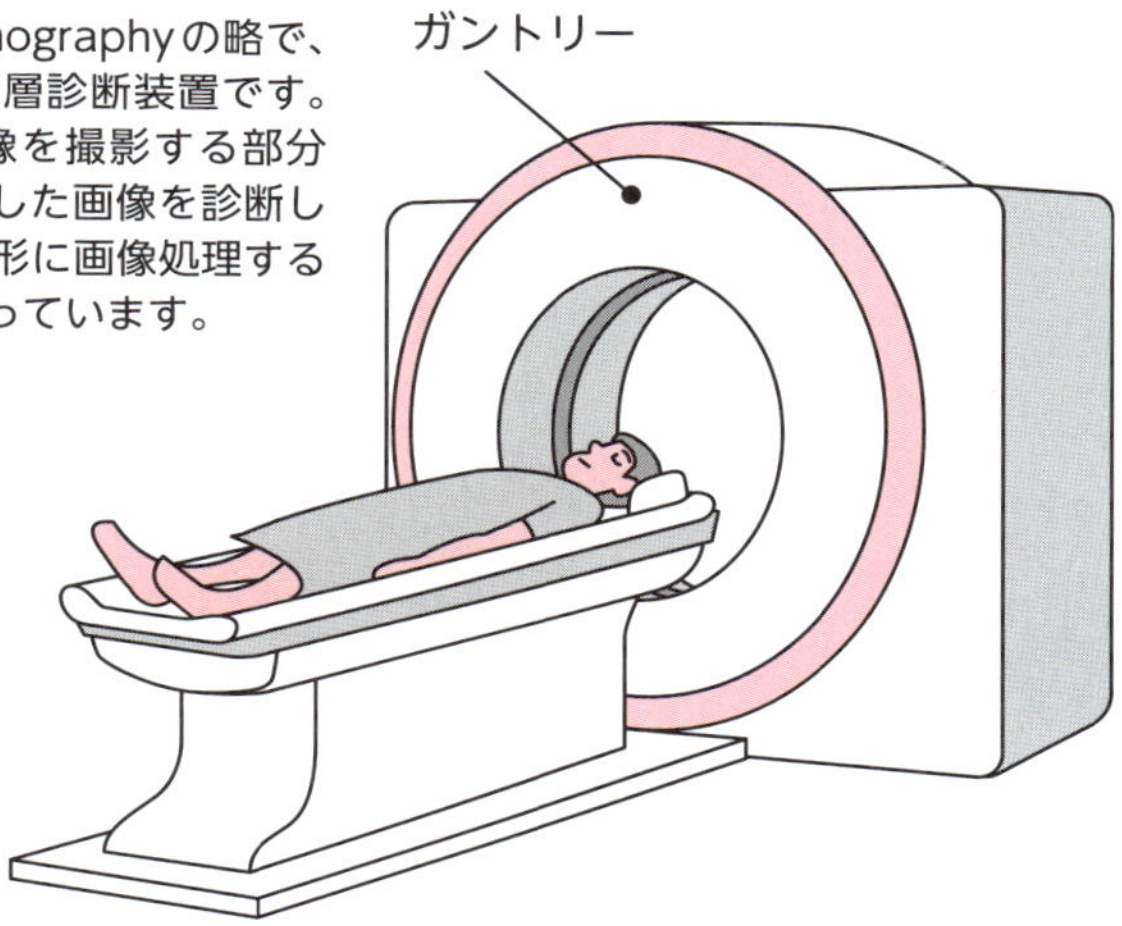

【コンピュータ断層撮影法】

CTもX線を使用した検査の1つです。単純X線検査や造影剤を使用したX線検査では、体に対して平面的な画像を得られますが、CTでは体を輪切りにした状態の画像を得ることができます。

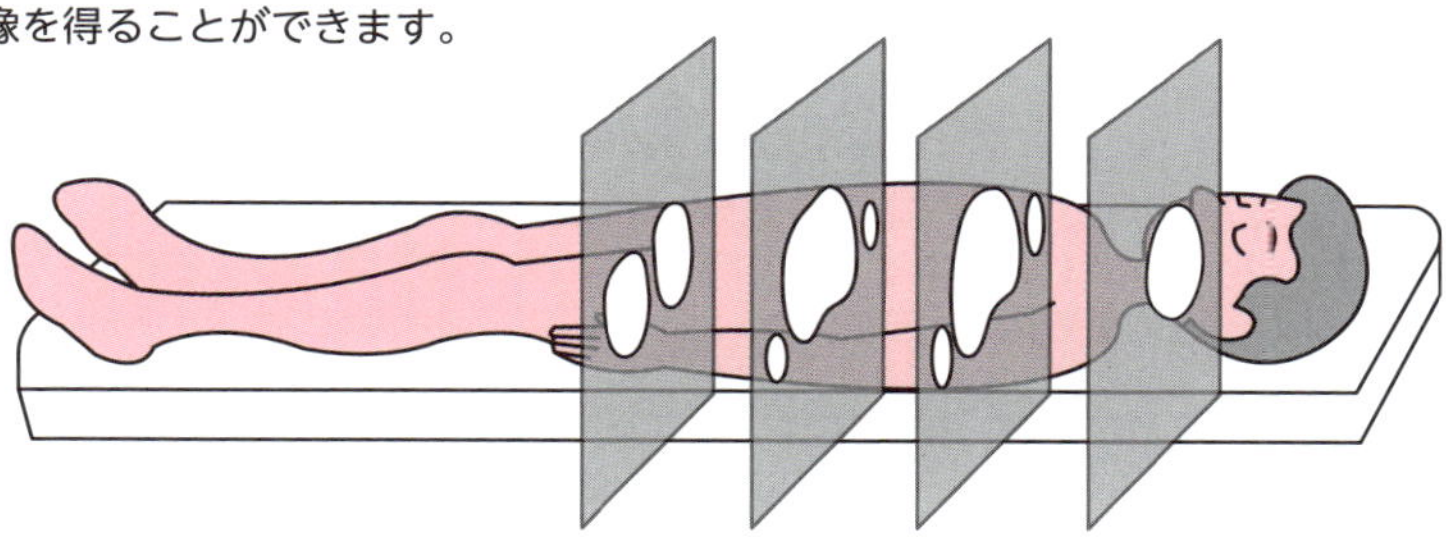

【CTの仕組み】

CTでは、ガントリーの内部にあるX線管球からX線が放射されます。放射されたX線は人の体を透過し、反対側にある検出器に届きます。検出器に届いたX線の透過量のデータをもとに、コンピュータが画像を作成します。X線管球と検出器は、頭部や腹部など撮影する部分を中心に360度回転し、1回転で1つの断層画像を撮像します。

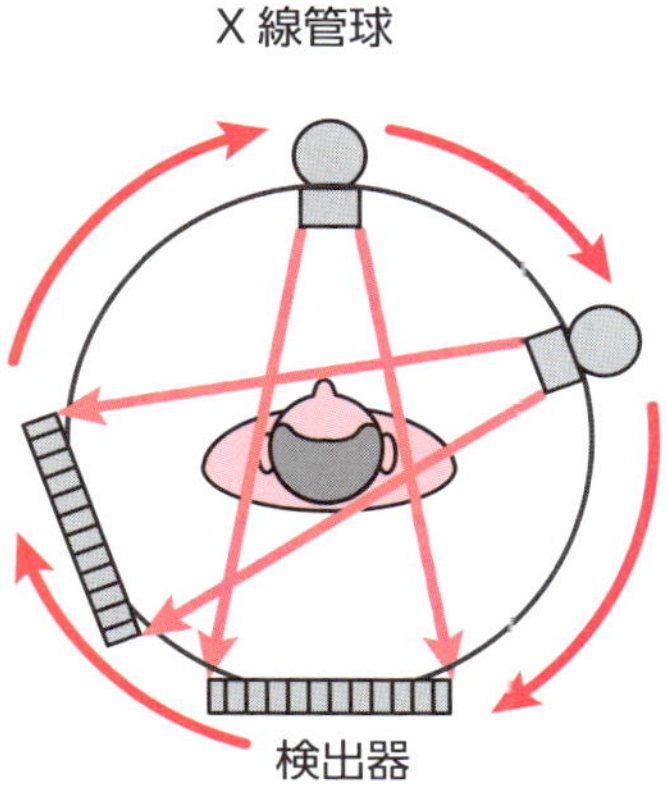

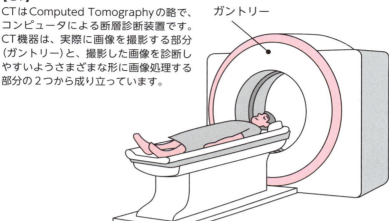

MRI検査

人間の体に磁気を当てて画像を撮像するMRI検査

【MRIの仕組み】
MRIはMagnetic Resonance Imagingの略で、磁気共鳴画像診断装置のことをいいます。機械の中を通る人体に強力な磁石で磁気を当て、臓器や血管などを撮影します。

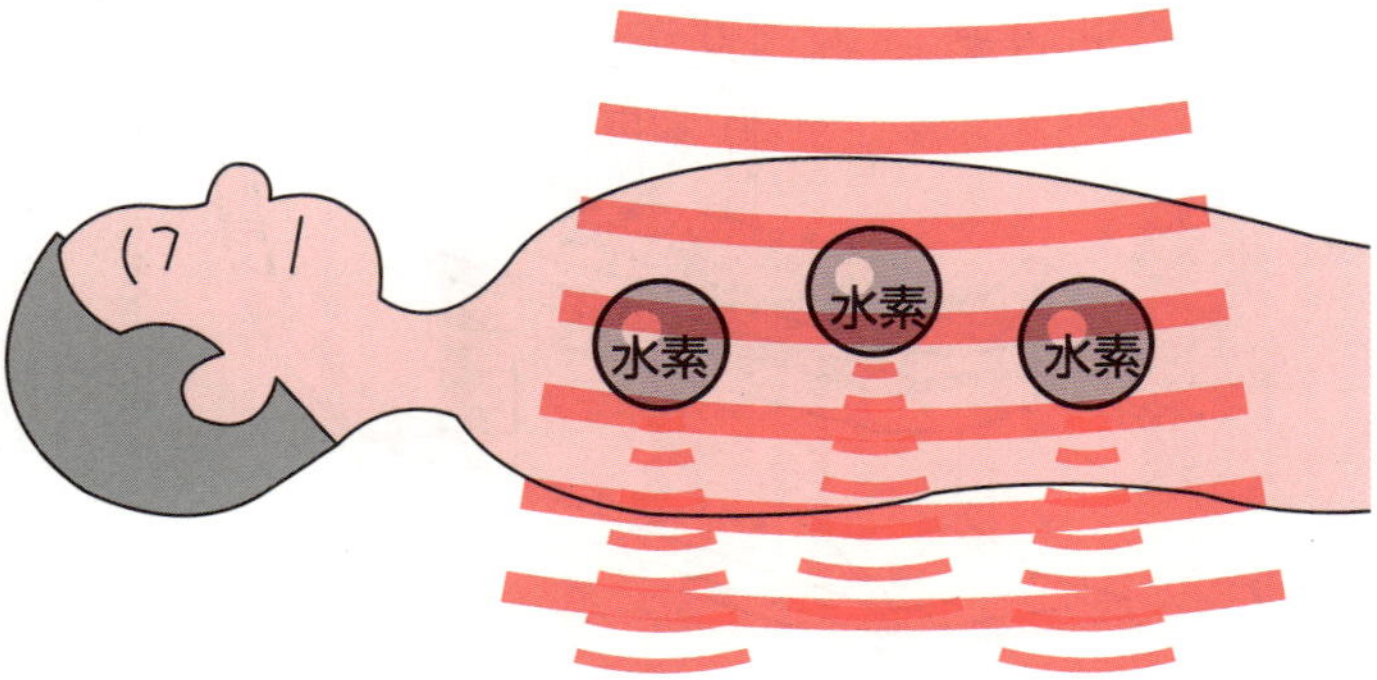

磁気が当たると、体内の水素原子核は弱い電波を発します。MRIはその電波を受信し、それをもとに臓器などの画像を撮像します。

【MRIの性能】
MRIの性能は、「テスラ」という磁力の大きさを表す国際単位によって表されます。2017年現在、0.2テスラから7テスラまでのMRI機器が使用されています。数字が大きい機器ほど検査時間が短く、また高精度の画像を撮影できますが、磁気がそれだけ強いため、注意が必要な場合もあります。

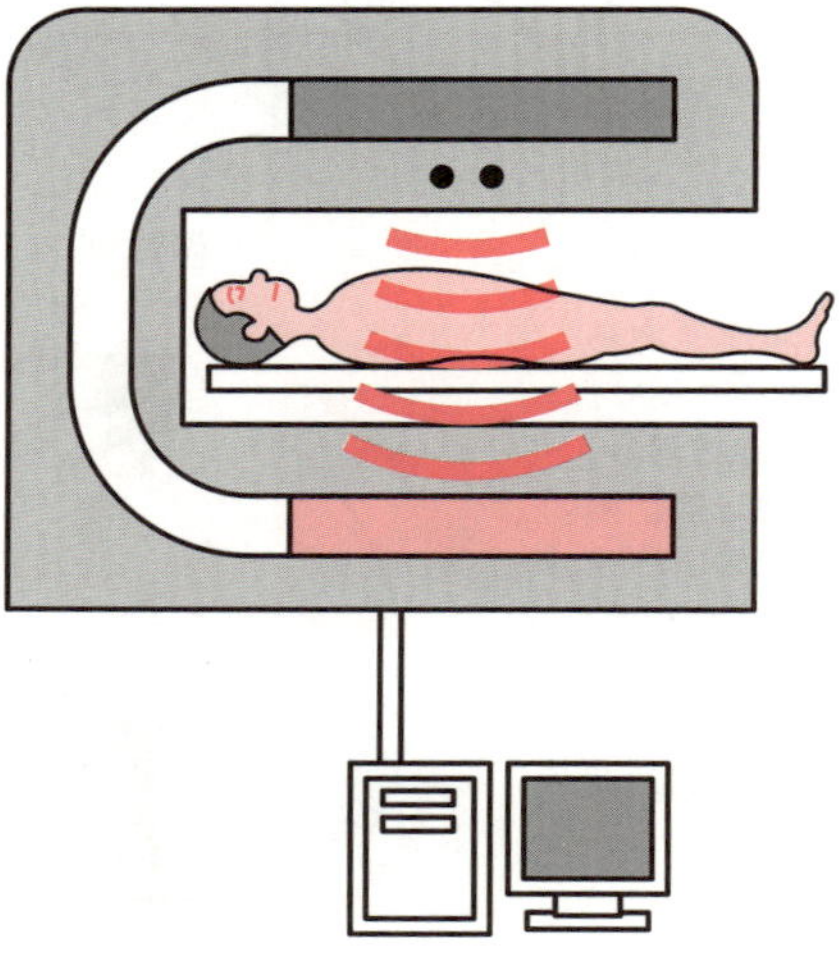

【トンネル型 MRI】

一般的なMRIの形です。CTと同様、ドーナッツ型のガントリーのなかに人体を通して撮影します。ガントリーのなかにはトンネル型の超伝導型磁石が入っており、高磁場をつくり出します。撮影中に大きな音がするのが特徴です。ガントリー部分が狭くて長いため、この検査が苦手な人もいます。

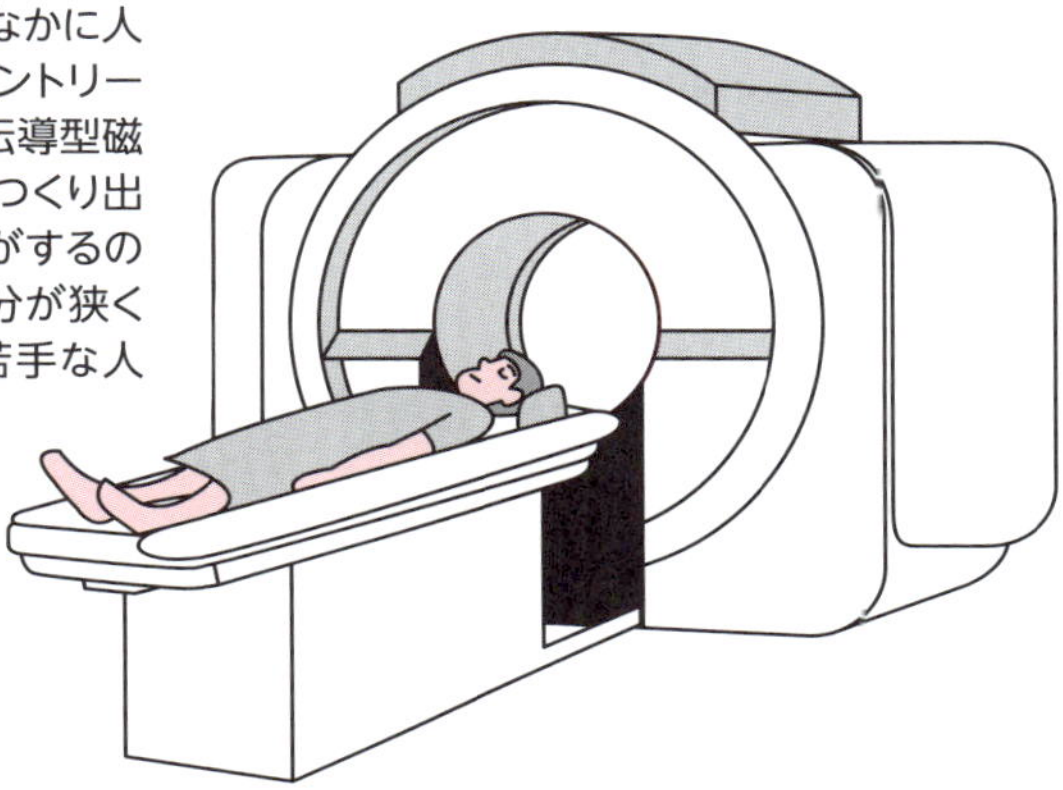

【オープン型 MRI】

形を自由に変えられる永久磁石を使用した、オープン型MRIも普及しています。ドーナッツ型のガントリーが不要なので圧迫感がなく、また狭い場所でも設置できるため、手術室などでも利用されています。

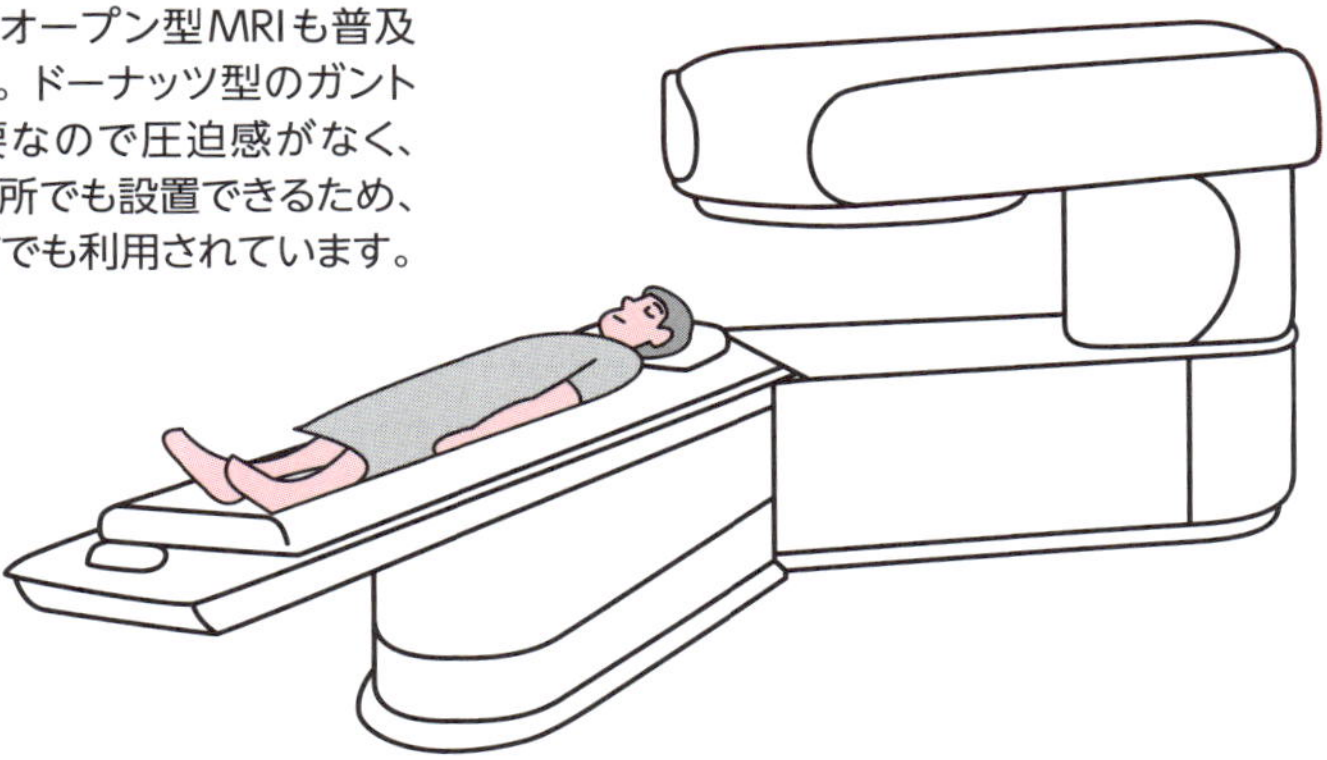

【頭部画像】

MRIでは、とくに脳や脊椎、血管、子宮、卵巣などの検査が有効といわれており、さまざまな病気の早期発見、診断に役立ちます。

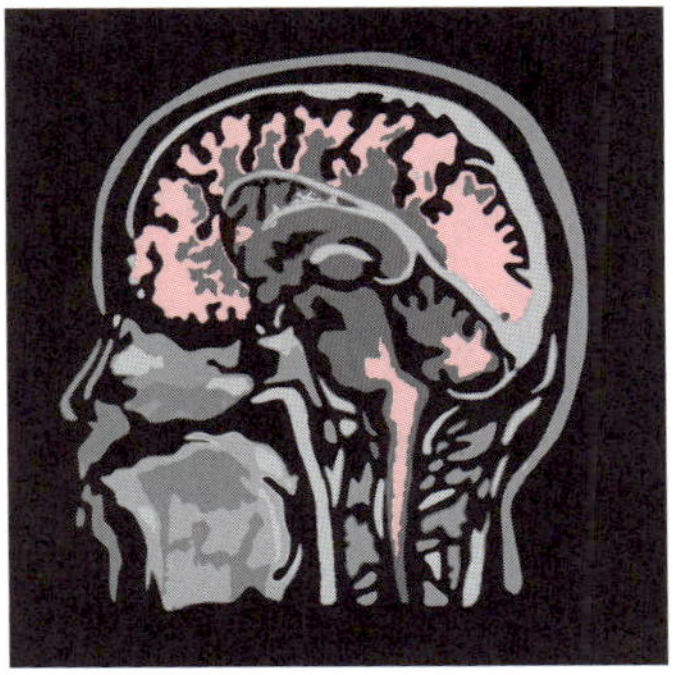

PET（PET-CT）検査

PETは核医学検査の1つ CTと合体してPET-CT

【PETとは】

PETとは、Positron Emission Tomography（陽電子放出断層装置）の略です。PETでは、検査の前に薬剤を飲んだり、あるいは点滴で静脈に投与し、その薬が体内でどのように分布するかを調べます。

【PET-CT画像】

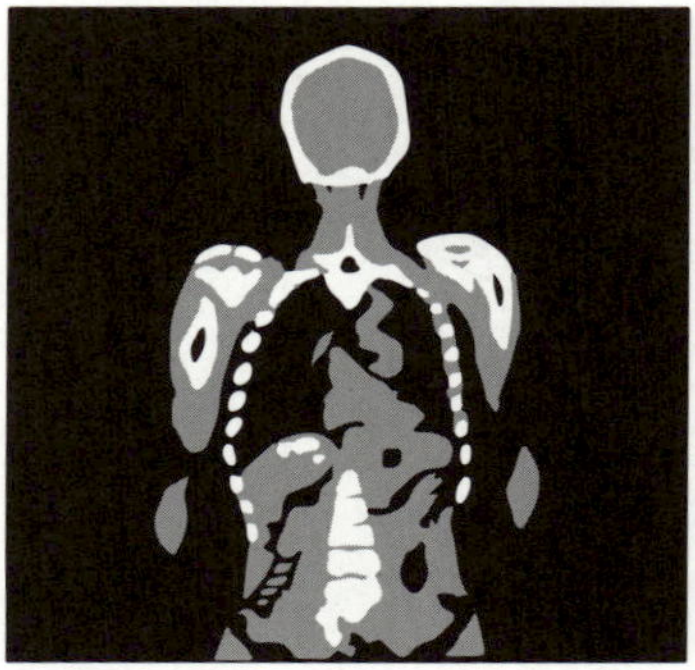

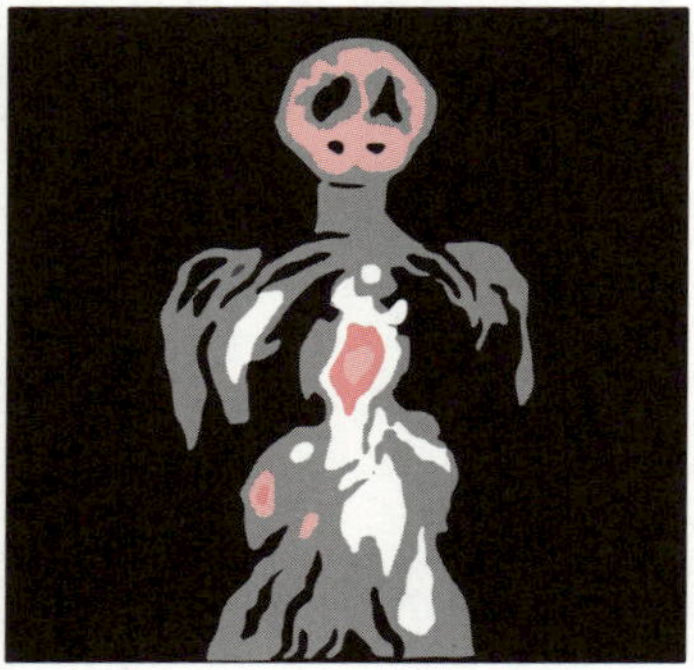

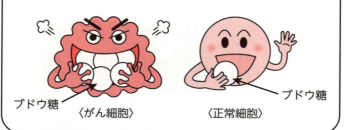

PRT画像はがんなどの病気がある部分に薬剤が集まり、光って見える。

【がんがわかる仕組み】

PETやPET-CTを撮影する際には、性質がブドウ糖によく似た検査薬（FDG）を投与します。細胞が生きるためにはブドウ糖が必要ですが、がん細胞は異常に分裂して増殖するので、正常細胞と比較して3倍から8倍ものブドウ糖を必要とします。がん細胞は、投与された薬剤をブドウ糖だと思ってたくさん取り込むため、画像上ではその細胞に薬剤が集まり、強く光って表示されるので、がんがあることがわかります。

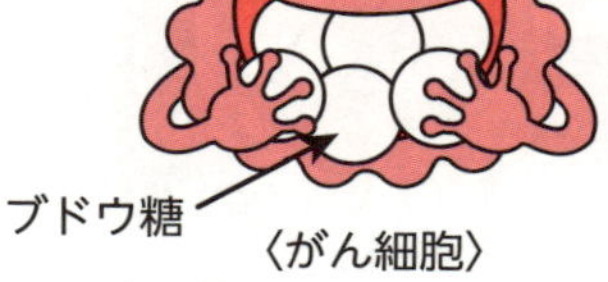

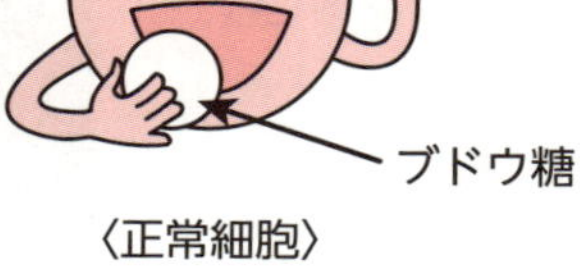

【PETの特徴】

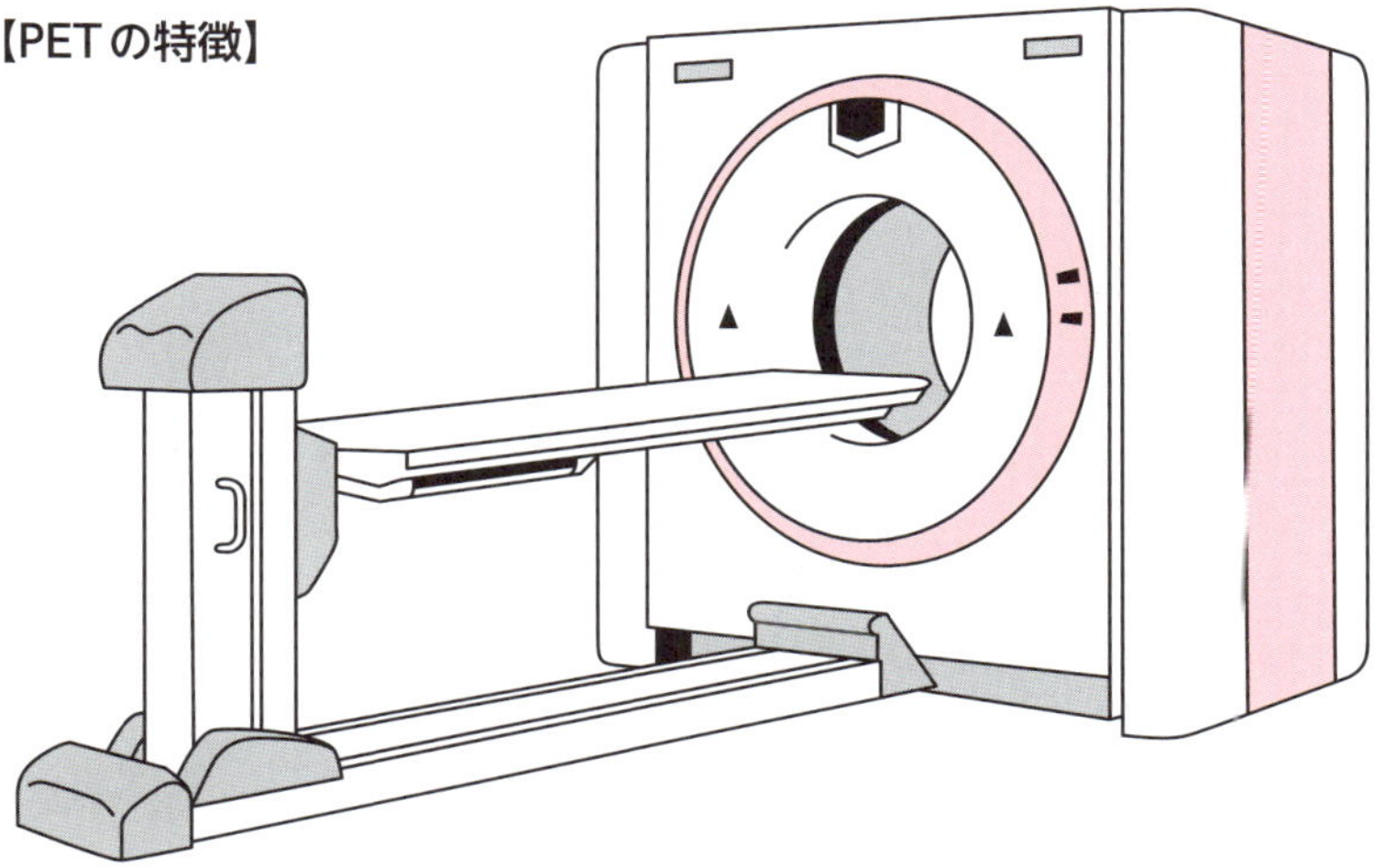

CTやMRIが臓器の形態を見る検査であるのに対して、PETは細胞の働きを見る検査で、その画像は機能画像ともいわれます。一度の撮影で全身の画像を得ることができ、がんの診断に効果的です。ただしPETは、薬剤が集積しやすい脳や肺、腎臓などのがん、薬剤が集積しにくい早期がんなどの発見には限界があります。

【PET-CT】

PETとCTを組み合わせた機器がPET-CTです。臓器の形や大きさ、状態を見るCTと、細胞の代謝の動きを見るPETとを組み合わせることで、体のどの部分にがんがあるか、良性か悪性か、転移があるかどうか、進行度はどの程度かなど、精度の高い診断が可能になります。

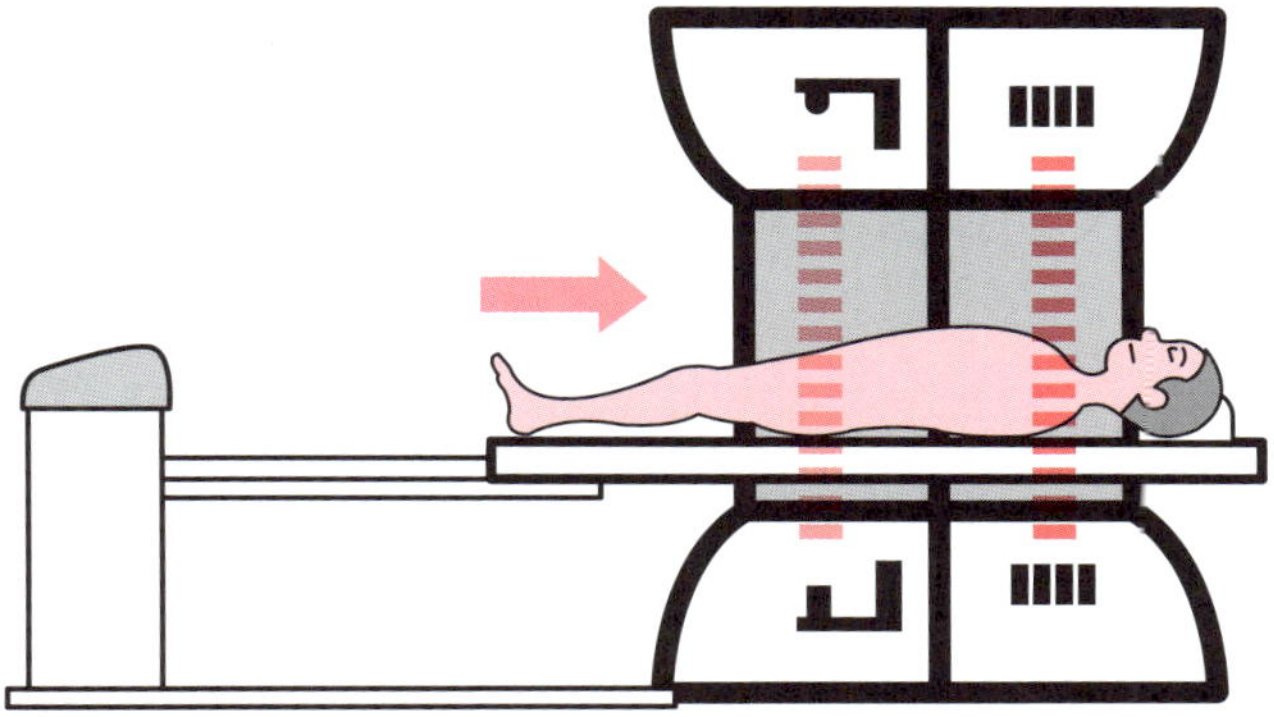

第1章

きほんの知識

医療機関とは？ 保健所はなにをするところ？ 病院と診療所の違いって？ 国民皆保険制度とは？ など、病院の話に入る前にとりあえず知っておきたい基本の「き」です。

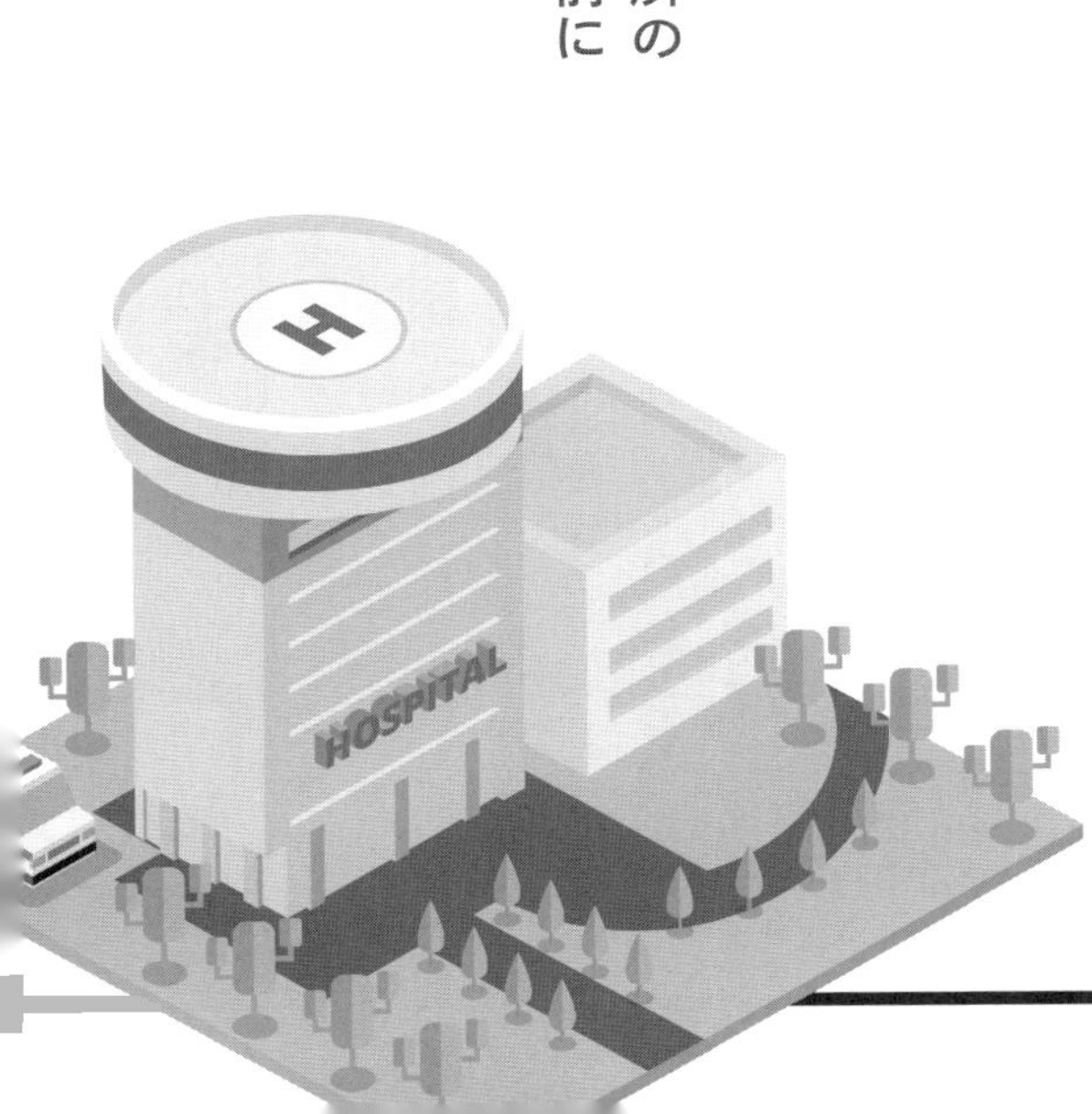

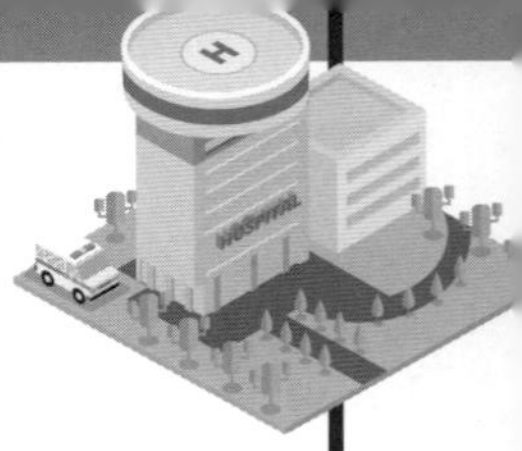

1. 医療機関とは

「医療機関」という言葉は、医療を提供する施設を一言で表すために便宜的に使用される言葉で、法律や制度で定義されたものではありません。

医療機関には薬局や介護老人保健施設も含まれる

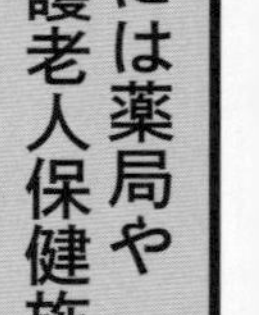

医療機関は病院、診療所、薬局、介護老人保健施設

「医療機関」といった場合、医療法で「医療提供施設」として定義されている、「病院」「診療所」「調剤薬局」「介護老人保健施設（老健）」のことを指します。診療所には、医院やクリニックも含まれます。病院、診療所、介護老人保健施設には医師が常駐しています。また、調剤薬局には薬剤師がいて、医師の処方箋に従って調剤を行います。

接骨院や鍼灸院を含むことも

意味を広く捉えた場合、医療機関の中に鍼灸院や、接骨院などを含めることがあります。これらの施設には医師はおらず、あん摩マッサージ指圧師やはり師、きゅう師、柔道整復師などの国家資格を持った人が治療を行っています。

このほか、カイロプラクティックを含める場合もありますが、こちらは国家資格ではなく民間資格のみで開業することができるため、施術者による技術の差が大きく、さまざまな問題も起きています。

公的医療保険がきく保険医療機関

医療機関には、公的な医療保険での診療を行う「保険医療機関」と、そうではない医療機関があります。日本には国民皆保険制度（P.60参照）があり、公的な医療保険で診療が受けられるため、ほとんどの医療

「医療機関」とは

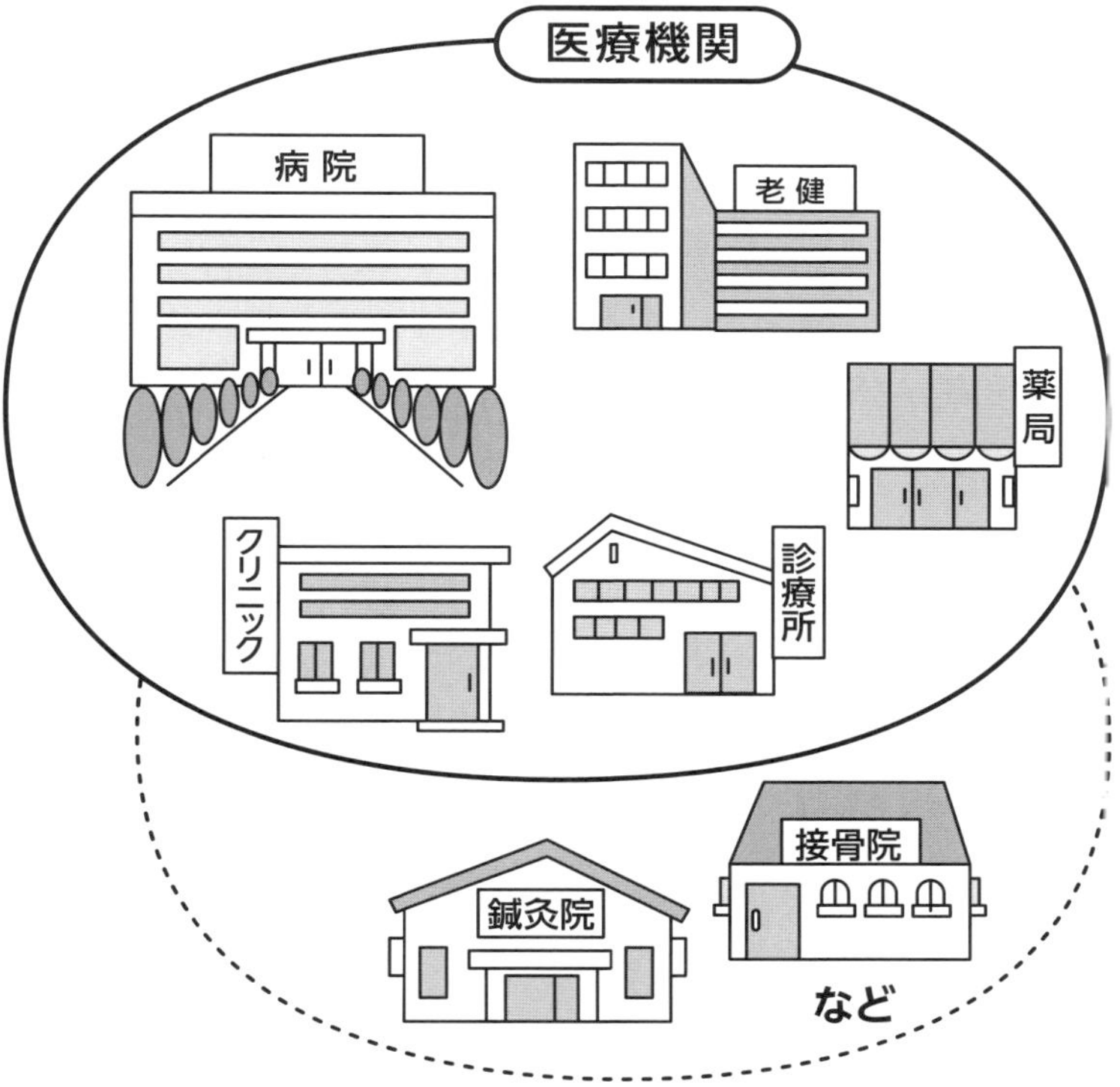

機関が公的保険医療機関の指定を受けて保険診療（P.162参照）を行っています。患者は保険証を持っていれば、原則として1割〜3割の自己負担で診療を受けることができます。

保険医療機関に指定されていない医療機関で診療を受ける場合には、公的医療保険がきかないため診療代の全額を自費で支払う必要があります。

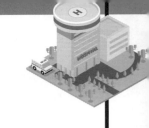

2. 保健所の役割

保健所や保健センターは、地域の医療福祉を統括する公的な機関です。地域保健法という法律に基づいて、都道府県や政令指定都市、中核市、政令市、特別区（東京23区）に設置されます。市町村には、必要に応じて保健センターを作ることができます。

保健所は医療福祉の公的機関 地域の医療機関を管轄する

地域の保健、衛生、住民の健康を守る

保健所には病院と同じように、医師や歯科医師、看護師、薬剤師、臨床検査技師、管理栄養士、保健師、助産師などが勤務しています。また保健所の所長には、公衆衛生の業務経験などいくつかの条件を満たす医師がなることと決められています（地域保健法）。

各自治体の保健所には、保健予防課、衛生指導課、健康増進課、地域保健推進課などの課があり、住民からの相談を受けたり、健康診断や病気の予防に関する啓発活動、飲食店や食料品店への立ち入り調査、飼えなくなったペットの引き取りや捨て犬・捨て猫の収容などの業務を行っています。

地域保健法で提示されている保健所の役割は、次の4つです。

- **地域保健の普及や向上に関すること**
- **食品衛生や環境衛生に関すること**
- **住民の健康の保持、増進に関わること**
- **医事や薬事に関する申請**

また、市町村に設置される保健センターは、住民により身近な保健サービスの提供を目的にしています。例えば、保健師による健康相談や助産師による妊婦診断、熱中症やインフルエンザ予防といった季節の健康対策などを行います。

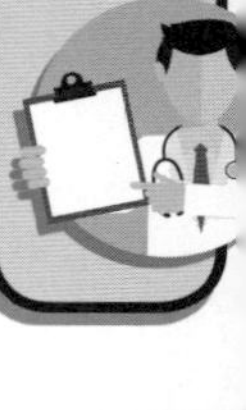

保健所の管轄範囲

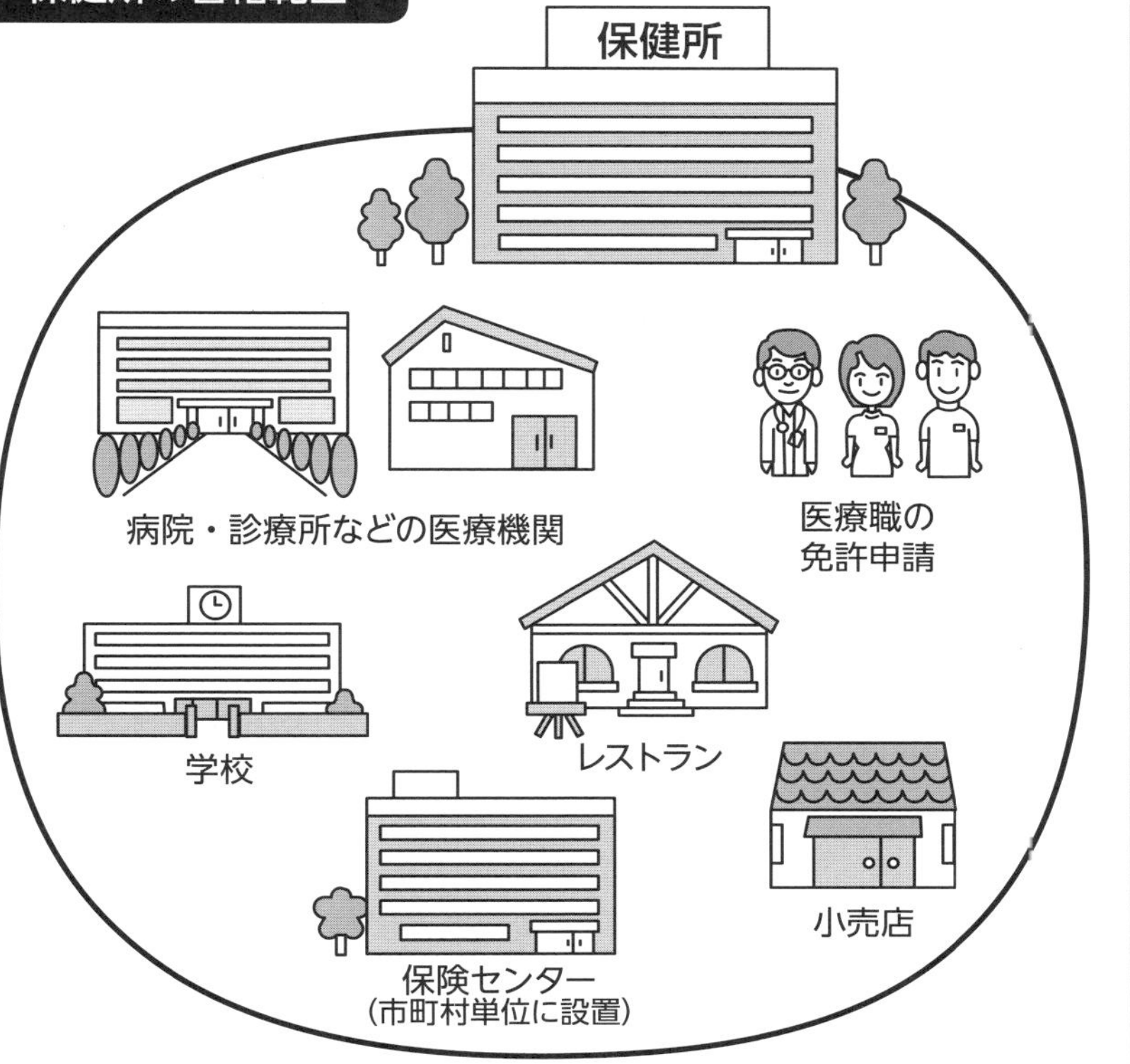

医療機関を管轄 立ち入り調査も

保健所は公的機関として、地域にある医療機関を管轄する存在です。病院や診療所、薬局などを開設・開業する際や、医師、看護師、薬剤師など医療職の免許の申請は、地域の保健所に提出します。また、厚生労働省など国からの通達は、保健所を通じて各医療機関に伝達されます。

さらに、管内の医療機関で院内感染などが起きた場合には、保健所が立ち入り調査を行います。

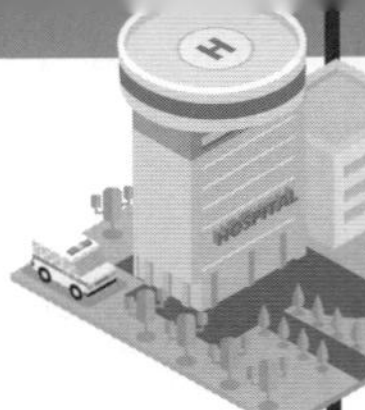

3. 病院と診療所のちがい

病院と診療所はベッドの数によって区別され、ほかにも医療設備や医師の勤務形態など、さまざまな違いがあります。病院に勤務する勤務医と、自分のクリニックを持つ開業医とでは、仕事の内容も異なります。

入院するベッドの数が20以上なら病院 19以下なら診療所と呼ぶ

病院と診療所は法律上の規定が異なる

医療機関では、入院をするためのベッドを病床といい、「床（しょう）」を単位に数えます。医療法では、病床数が20床以上あるものを「病院」、19床以下のものを「診療所」と呼ぶと定義されています。診療所の中には、医院やクリニックも含まれます。

診療所には、病床があり入院ができる有床診療所と、病床を持たず入院機能のない無床診療所の2種類があります。現在、街中で見られる医院やクリニックのほとんどは、無床診療所です。

病院と有床診療所は両方ともベッドがあり入院の機能を持ちますが、医師数や医療設備などさまざまな面で医療法上の規定が異なります。

例えば、有床診療所の場合、最低1人以上の医師がいれば良いのですが、病院は3人以上いなければなりません。また病院では、夜間や休日に必ず当直医を置く必要があります。医療設備の点でも、病院には各科の診察室や手術室、調剤所、給食室、X線装置などの設置が義務づけられていますが、有床診療所は必須ではありません。ほかにも病室の面積や薬剤師の有無など、多くの点で規定が違います。

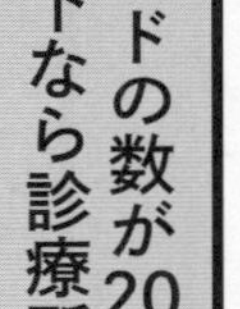

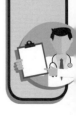

病院と診療所の分類

病院

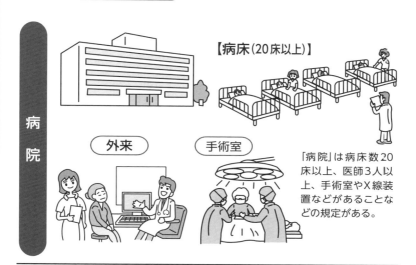

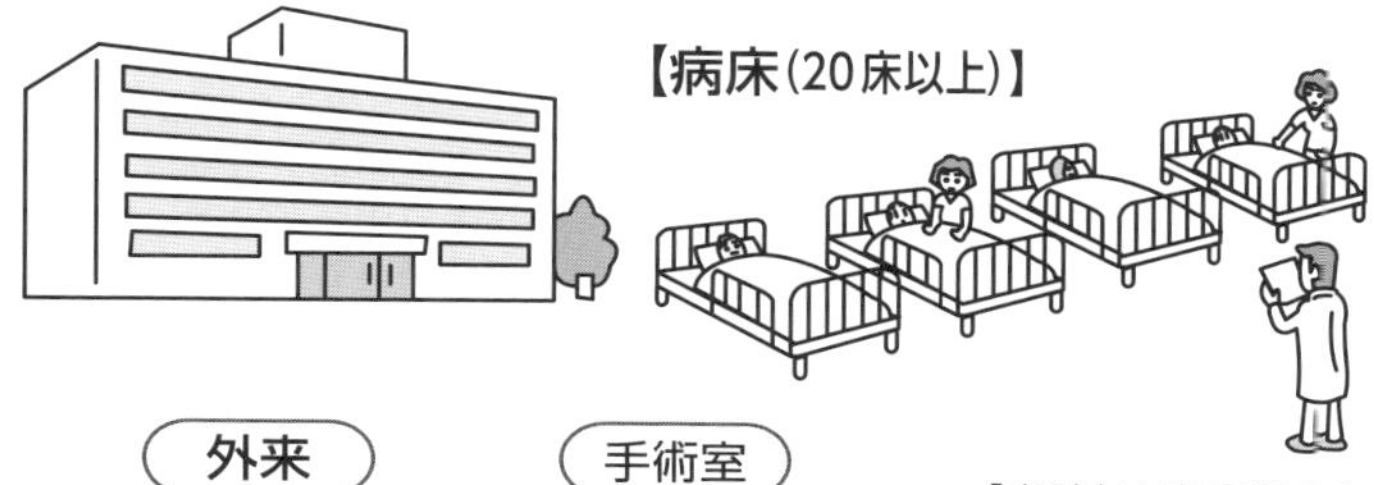

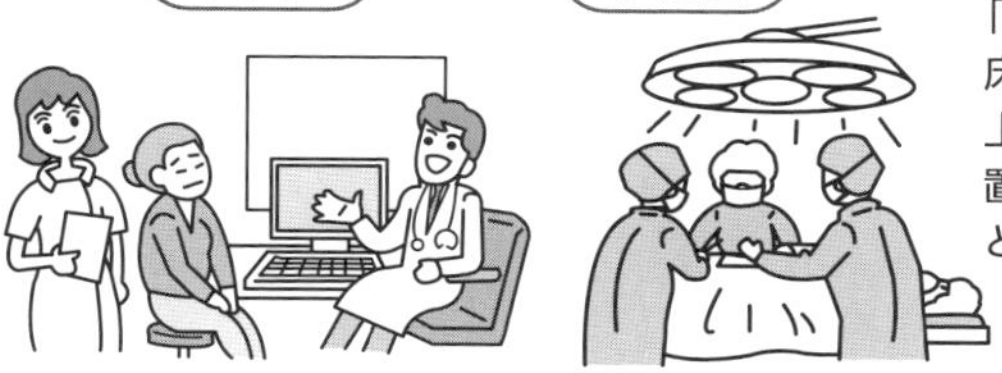

「病院」は病床数20床以上、医師3人以上、手術室やX線装置などがあることなどの規定がある。

有床診療所

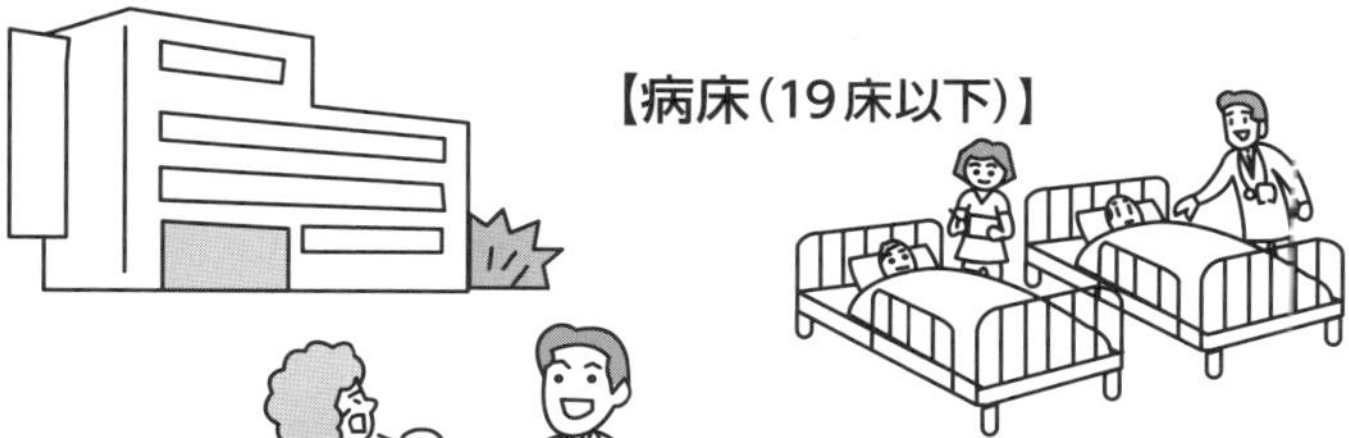

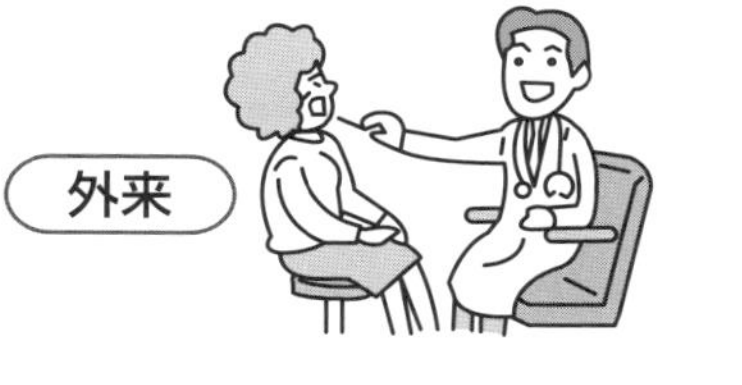

「有床診療所」は、病床数19床以下、医師1人以上、X線装置などは規定されていない。

無床診療所

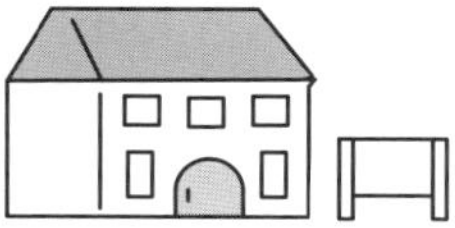

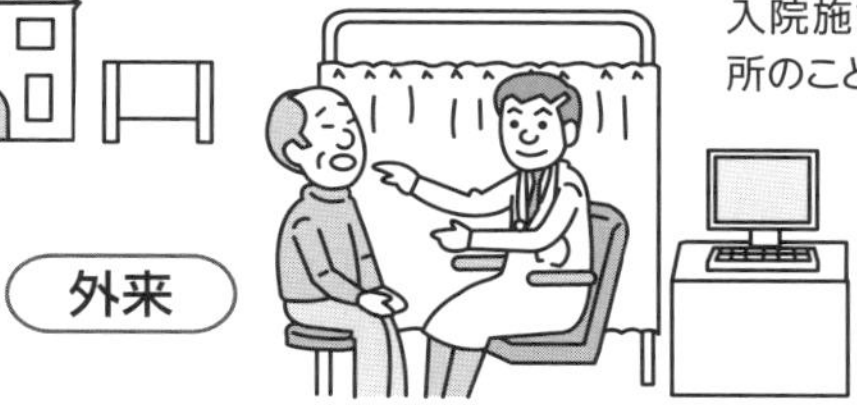

「無床診療所」は、入院施設がない診療所のこと。

外来と在宅医療

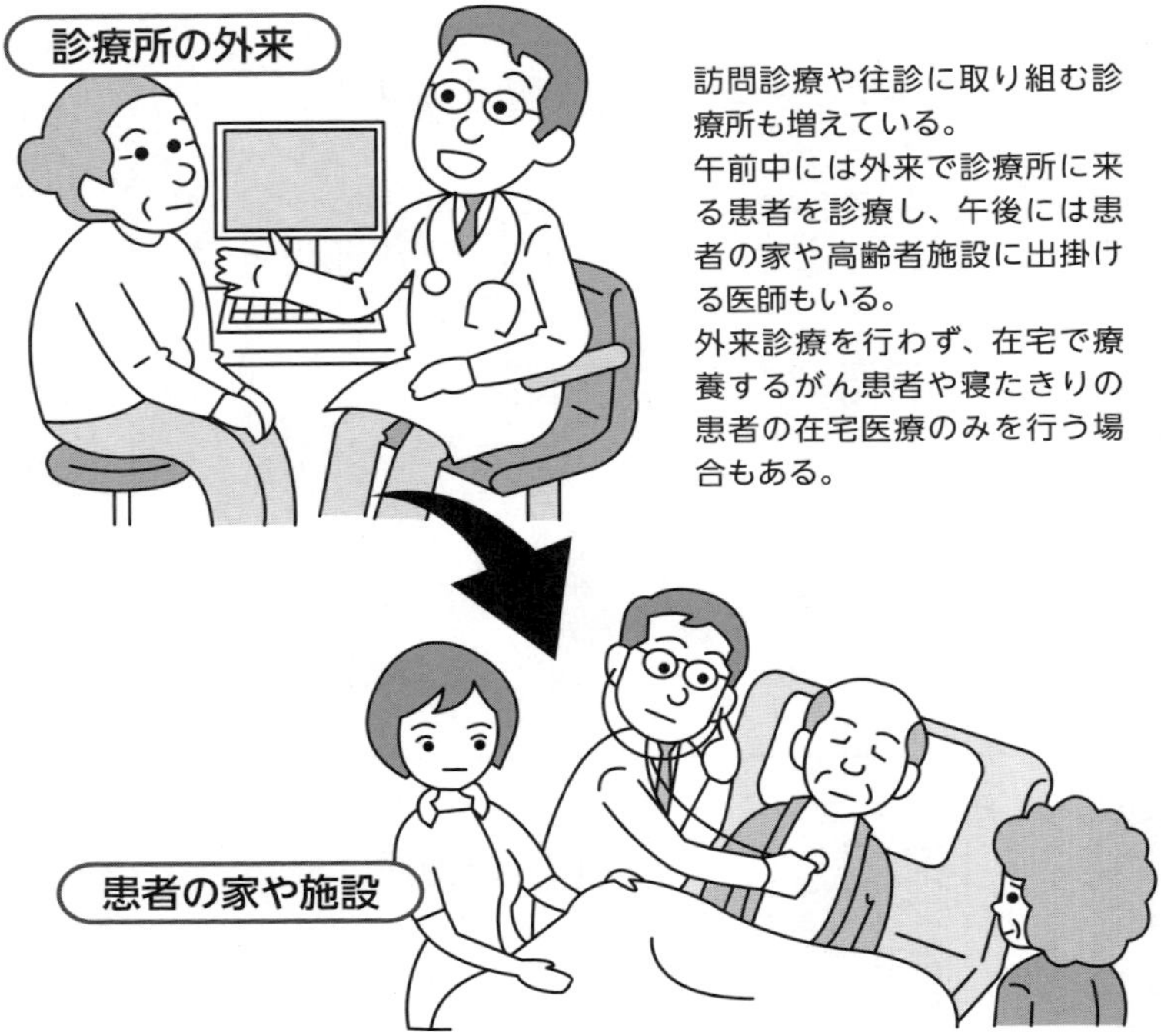

訪問診療や往診に取り組む診療所も増えている。
午前中には外来で診療所に来る患者を診療し、午後には患者の家や高齢者施設に出掛ける医師もいる。
外来診療を行わず、在宅で療養するがん患者や寝たきりの患者の在宅医療のみを行う場合もある。

08

在宅医療を支える診療所も増加

診療所には、内科や小児科、眼科や耳鼻咽喉科など一般的な診療科のほか、ペインクリニックや糖尿病、うつ、ぜんそく、睡眠など、特定の疾患や症状を専門とするものもあります。

また最近では、超高齢社会を迎え、がんなどさまざまな病気を抱えて自宅や高齢者施設などで療養する患者が増えているため、在宅医療に力を入れる診療所（在宅療養支援診療所P.176参照）が増加しています。とくに都市部などでは、外来を行わずに在宅患者だけを対象にした在宅専門クリニックや、終末期の緩和ケアから看取りを中心に行う在宅ホスピス医のいる診療所も増える傾向にあります。

医療モールの例

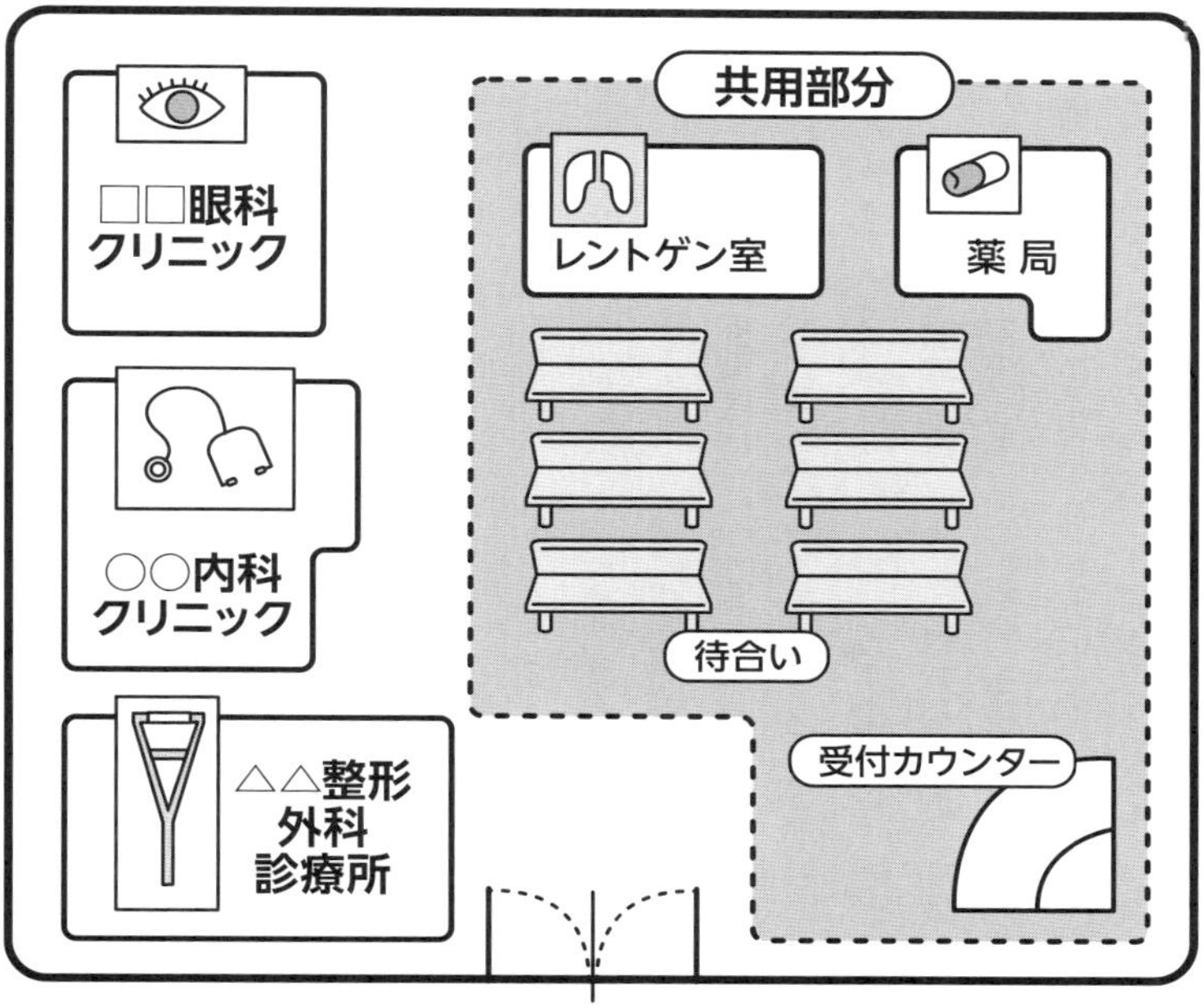

医療モールは、同じビルなどの中に複数の診療所や薬局などがまとまって存在する。受付や待合室、レントゲン室、薬局などを共用することで、コスト削減をはかることができる。

ビルの中にあるビル診集合体は医療モール

昨今では、ビルの一室やワンフロアに開設されている診療所も多く、これらを俗に「ビル診」と呼ぶことがあります。また、1つのビルの中に異なる診療科のクリニックが複数入って、調剤薬局や受付、X線機器などを共有する形態もあり、これを医療モールと呼んでいます。

医療モールは一見病院のようですが、あくまでも別々の診療所の集合体なので、共有部分での院内感染やカルテなどの情報管理、検査機器のメンテナンスなど、何か問題が起きた際の責任の所在が不明確であるといった問題点も指摘されています。

病院の勤務医、診療所の開業医

病院や、規模の大きい診療所などに勤務している医師を勤務医、自分で診療所を開業している医師を開業医といいます。

勤務医には、大学の医局に属して関連の病院やクリニックに派遣されている医師や、公立病院や民間病院などに就職している医師などがいます。

病院の勤務医と診療所の開業医には、立場や仕事のしかたなどにさまざまな違いがあります。これは、病院が手術なども含め、ある程度高度な診療を担うのに対し、診療所は主として初期診療（プライマリケア）を担うという役割の違いによるものと考えられます。

病院にはさまざまな患者が来院するため、勤務医には外来だけでなく手術や入院患者の診察など数多くの業務があります。勤務時間も、時間外の呼び出しや当直もあって不規則です。また同僚の医師も多く、常に最新の知識や技術を吸収し、学会などにも参加して切磋琢磨することが求められます。

一方、開業医の場合、基本的には自分のペースで診療でき、1日の診療時間や休日が決まっています。自由な時間は多いですが、スタッフの雇用や資金繰りなど、診療所の経営を担う必要があります。

進歩のスピードが速い医学の世界では知識の劣化も早く、また、経営的にも難しい課題が多いため、勤務医にも開業医にも常に勉強と努力が求められます。

医師の勤務にも常勤と非常勤がある

医師の勤務形態には、常勤と非常勤があります。

常勤医は、その病院や診療所が定めた医師の勤務時間をすべて勤務している医師です。具体的な勤務時間は医療機関によってさまざまですが、健康保険法では週に4日32時間勤務すると、常勤医としての届け出ができます。

非常勤医は、常勤ではないアルバイトで働く医師のことを言います。医師は、常勤で勤務する病院の休日や夜などに、他の病院にアルバイトに行き、非常勤医として診療や当直を担当することができます。

開業医と勤務医の仕事の違い

開業医の場合

開業医の多くは、診療時間が決まっている場合が多い。

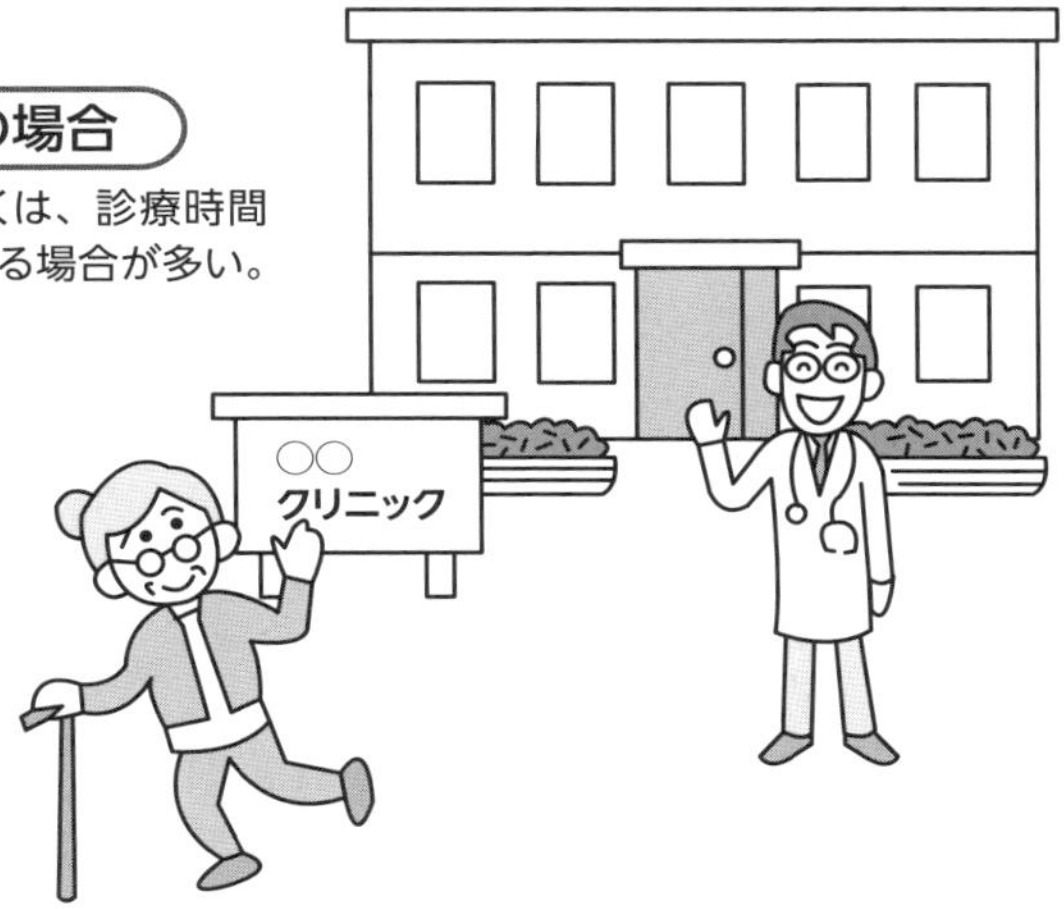

勤務医の場合

勤務医の場合、病院の診療時間以外にも夜間救急対応や当直などがあり、昼夜を問わず診療に当たらなくてはならないケースも多い。

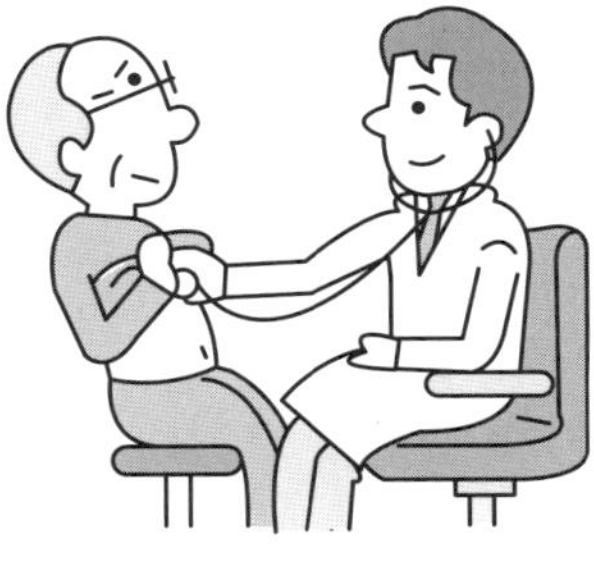

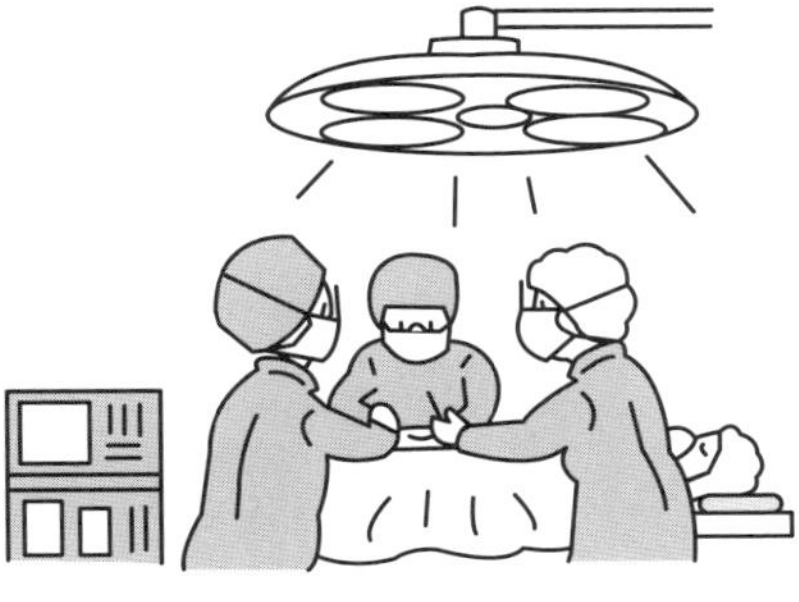

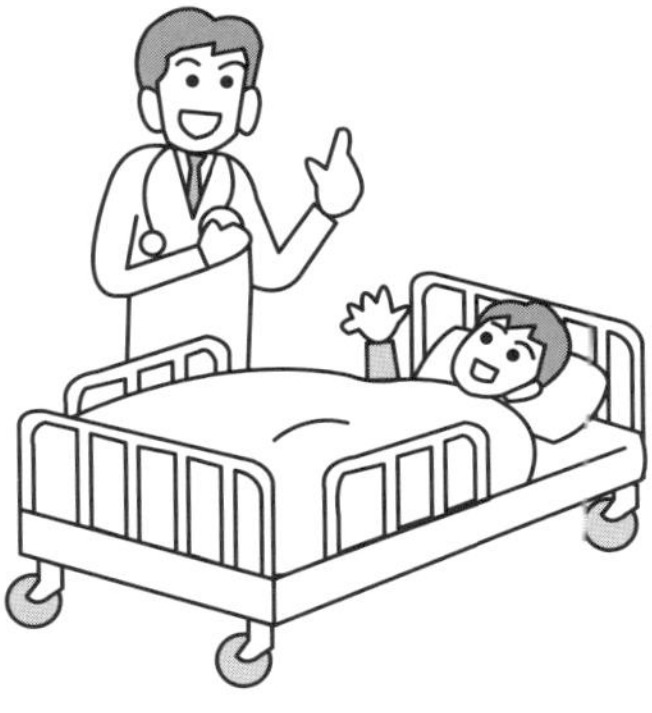

コラム

「日本医師会」について

北里柴三郎が設立

日本医師会は1916年に北里柴三郎によって設立された、医師の生涯研修や地域医療の推進と発展に関する事業などを行う民間の学術団体です（財団法人日本医師会ホームページより）。

組織としては、47都道府県の医師会、及びその下部組織として郡支部の医師会があります。日本医師会としての意思決定は、各都道府県の会員500人ごとに1人の割合で選出された350人程度の代議員による代議員会で行われます。医師会長は代議員による選挙で選ばれ、任期は2年です。

政治団体としての側面も

日本医師会には、長年にわたって国政選挙に候補者を出すなど、政治団体としての側面があります。かつては自民党公認を得るなど発言力も強く、診療報酬の改定にも影響力を持っていましたが、近年は擁立した候補が落選したり、政権交代による立ち位置の変化なども起きています。

開業医が主に活動

日本医師会に加入している医師数は、勤務医、開業医とも8万数千人で差はありません。しかし、実際に活動しているのはその多くが開業医です。意思決定を行う代議員になるのも開業医がほとんどで、勤務医の割合は多くありません。そのため、本来は日本全国の医師たちの声が集約されるべき日本医師会の決定が、開業医の意見ばかり強く反映されがちであるという問題点も指摘されています。

日本医師会の組織

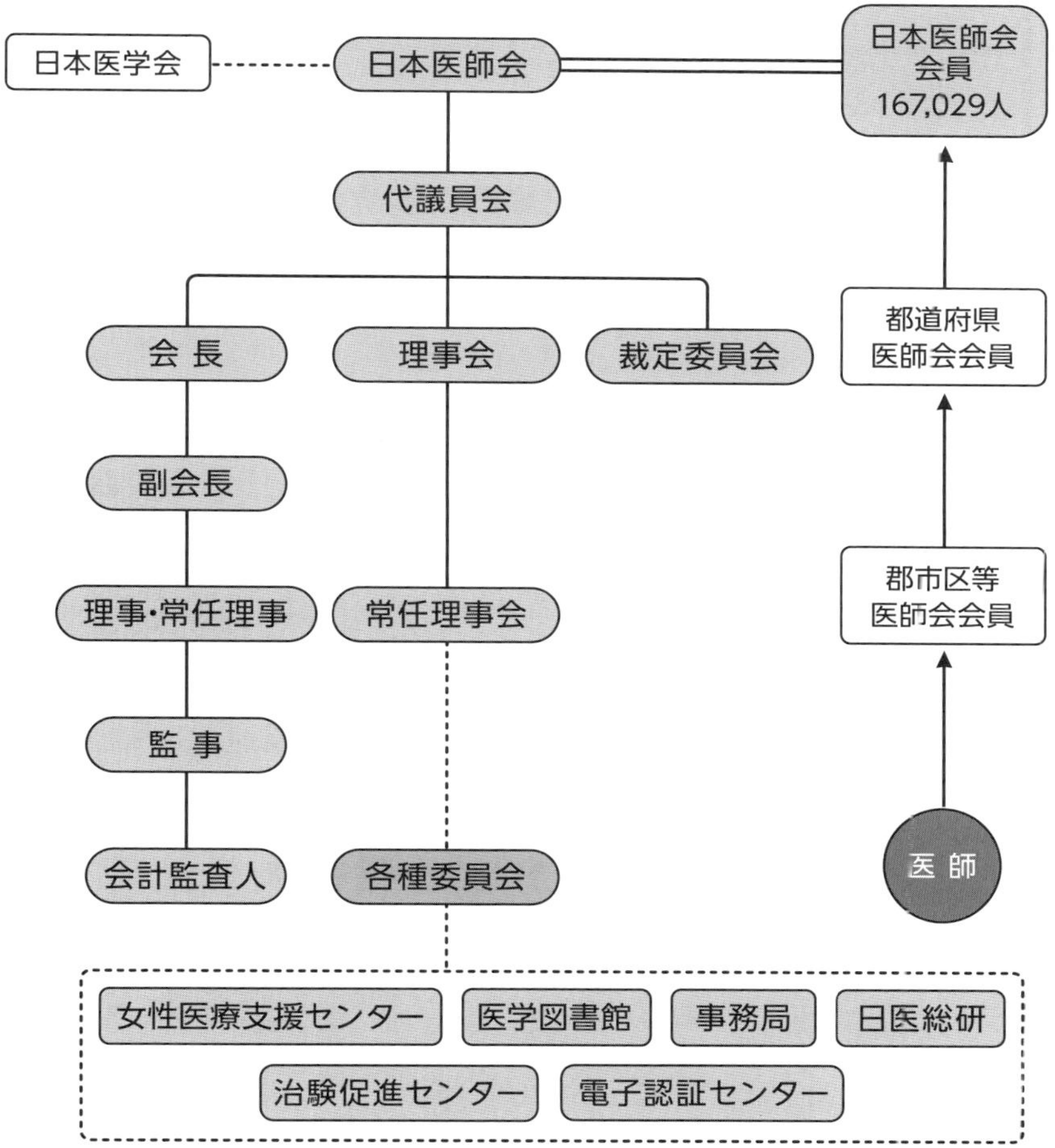

※日本医師会ホームページより

4.
医療提供体制について
―医療計画制度と保健医療圏―

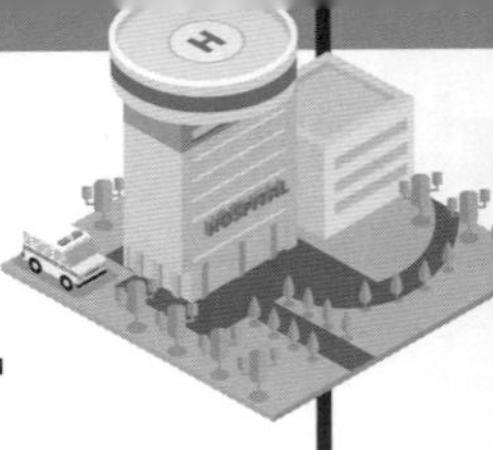

地域の医療提供体制を確実にするため、1986年に医療計画制度（医療計画ともいう）が施行されました（医療法第30条）。医療計画では都道府県に保健医療圏という区域を設定し、医療提供体制の整備が行われています。

医療提供体制は地域の医療圏ごとに設定される

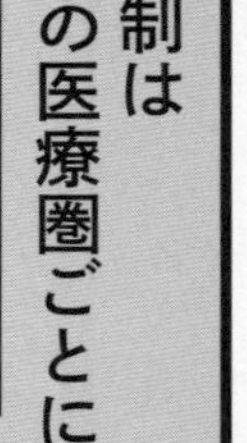

保健医療圏や基準病床数を設定

医療計画は、地域における適切な医療の確保や地域格差の是正、患者の望む医療の実現などを目的としたもので、およそ5年を目安に各都道府県で改定が行われます。

医療計画では、医療を適切に提供する体制が整えられる区域として、都道府県ごとに保健医療圏（単に医療圏ともいう）が設定されました。

また、病院や診療所が適切に配置されるよう「基準病床数」が算定され、医療圏ごとに必要とされる病床数が決められました。このため、医療圏内にある病院・有床診療所の合計病床数が基準病床数を超える場合、病床過剰地域とされて、新病院の開設や既にある病院の増床は原則としてできないことになっています。

医療圏には一次から三次まで3つの種類がある

医療圏には一次医療圏から3次医療圏まで3つの種類があります。

一次医療圏は一般的に市区町村の単位で設定され、「健康管理、予防、一般的な病気やケガなどに対応し、住民の日常生活に密着した医療・保健・福祉のサービスを提供する区域」と定義されます。

二次医療圏は、各都道府県をいくつかの区域に分けて設定され、「特殊な医療を除く、入院治療を主体とした一般の医療に対応するための区域」と定義されます。二次医療圏の数は都道府県によって異なり、最も

保健医療圏の例（東京都）

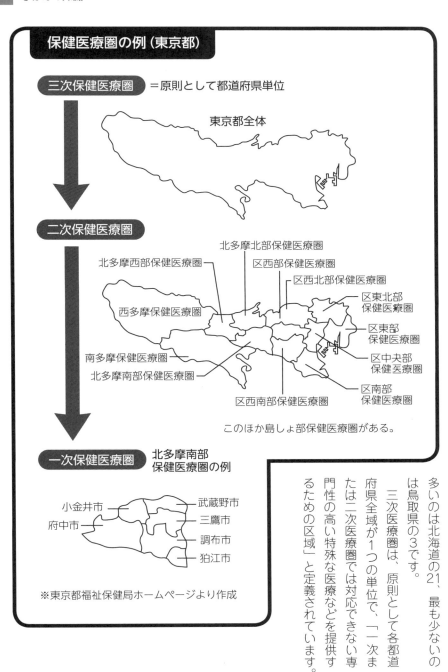

三次保健医療圏 ＝原則として都道府県単位

二次保健医療圏

このほか島しょ部保健医療圏がある。

一次保健医療圏 北多摩南部保健医療圏の例

※東京都福祉保健局ホームページより作成

多いのは北海道の21、最も少ないのは鳥取県の3です。

三次医療圏は、原則として各都道府県全域が1つの単位で、「一次または二次医療圏では対応できない専門性の高い特殊な医療などを提供するための区域」と定義されています。

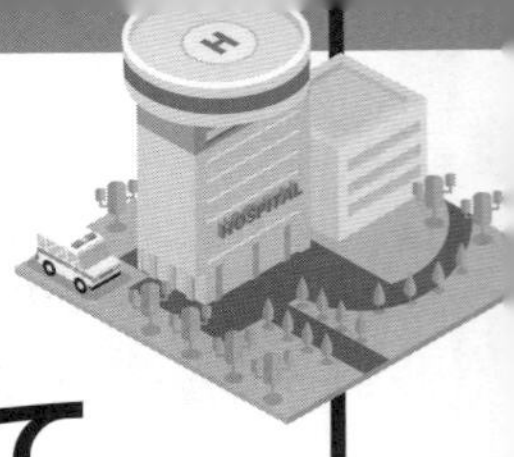

5. 国民皆保険制度について

国民皆保険制度は、日本の医療制度の大きな特徴の1つです。公的な医療保険があるおかげで、病気になったりケガをしたりしたとき、治療費の1～3割の負担で医療を受けることができます。

病気やケガに備えて国民全員が加入する公的医療保険

公的な医療保障の中心は医療保険制度

日本には、国民が一定額の保険料や税金を支払って病気やケガに備える、公的な医療保障制度があります。この医療保障制度には、医療保険制度、労働者災害補償保険制度（労災保険制度）、公費負担医療制度などがあります。これらの医療保障の中で基本となるのが、医療保険制度です。

「医療保険制度」には、健康保険制度や後期高齢者医療制度などがあります。「労災保険制度」は仕事中や通勤時に病気やケガを負った人、「公費負担制度」は社会的弱者や特定の病気の人を対象とするものです。

医療保険への加入は国民の義務

医療保険制度では、国民全員がいずれかの公的医療保険に加入し、一定額の保険料や税金を支払って病気やケガに備えることが義務づけられています（強制加入）。これを国民皆保険制度といいます。

この国民皆保険制度によって、私たちは病気になったりケガをしたりしたとき、医療機関に行って保険証を提示すれば、原則として1～3割の自己負担（一部負担金）を窓口で支払うだけで、診療を受けることができます。

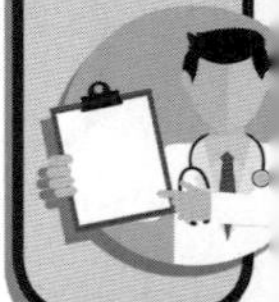

公的医療保険と任意保険

公的医療保険

国民皆保険制度

職域保険
- 健康保険
- 各種共済組合
- 船員保険

地域保健
- 市町村国民健康保険
- 国民健康保険組合の国民健康保険（医師など）

後期高齢者医療制度

全国民がどれかに必ず加入

任意保険

民間の保険会社の医療保険

必要な時に任意で加入

職業や地域、年齢などで異なる公的医療保険

公的医療保険には大きく分けて、会社などに勤務する人を対象とする「職域保険」、自営業や自由業の人が対象の「地域保険」、75歳以上の人を対象にした「後期高齢者医療制度」の3つがあります。

職域保険には、民間会社に勤務する人が入る健康保険、公務員や学校、警察に勤務する人が入る各種の共済組合、船長や船員が入る船員保険などがあります。職域保険は、本人と家族（扶養家族）が対象です。

地域保険は個人加入で、商店、自営業者、自由業、無職の人などが入る市町村国民健康保険と、開業医や薬剤師など特定の職種の人を対象にした国民健康保険があります。

後期高齢者医療制度は個人加入で、75歳以上の高齢者と65〜74歳までの一定の障害を持つ人が対象です。

民間の医療保険は公的保険の補完

民間の生命保険会社などがさまざまな医療保険を販売していますが、これは公的医療保険とは異なるもので、個人が任意に加入する保険です。

日本では国民皆保険制度によって、病気やケガで必要となる医療のほとんどは公的医療保険で受けることができます。しかし、病院の個室代や諸経費、出産など公的医療保険が利かない場合など、民間の保険に加入しておくことで対処できることもあります。

このように、民間の医療保険は、公的医療保険を補完する位置づけです。

コラム

「自由開業医制」について

診療所ならどこにでも

国民皆保険制度と並ぶ日本の医療制度の大きな特徴の1つに、自由開業医制があります。これは、医師であり、医療法で定められた設置基準を満たしていれば、いつでも、どこにでも、どんな診療科でも、自由に開業できるというものです。

医療計画によって各医療圏の基準病床数が決まっているため、病床を持つ病院や有床診療所（P.50参照）を勝手に作ることはできませんが、病床のない診療所であれば、いつでもどこでも可能です。この制度の成り立ちは、日本の医療の歴史と深い関わりがあります（P.78参照）。

誰でもなれた町医者から

日本では律令制度の崩壊以来、体系化された医療制度が明治時代の初期になるまで整備されませんでした。そのため、とくに庶民の医療は町医者頼りでした。

町医者になるための特別な教育や資格はなく誰でもなれたため、実力の伴わない「やぶ医者」も多くいましたが、調剤などに優れた町医者は繁盛していました。自由開業医制は、このような歴史的背景のもとで形作られたものです。

明治期になってようやく医療制度や医師の教育機関なども整備され、医師になるためには一定の教育や資格が必須になりましたが、資格さえ持っていれば自由に開業できるという形は失われず、現在に至っています。

第2章

病院のきほん

病院には、特定の機能を持つものや特定の病気に特化したものなど多くの種類があり、運営している母体も、自治体、学校法人、医療法人などさまざまです。また入院病床は、疾患や機能によって分類されています。

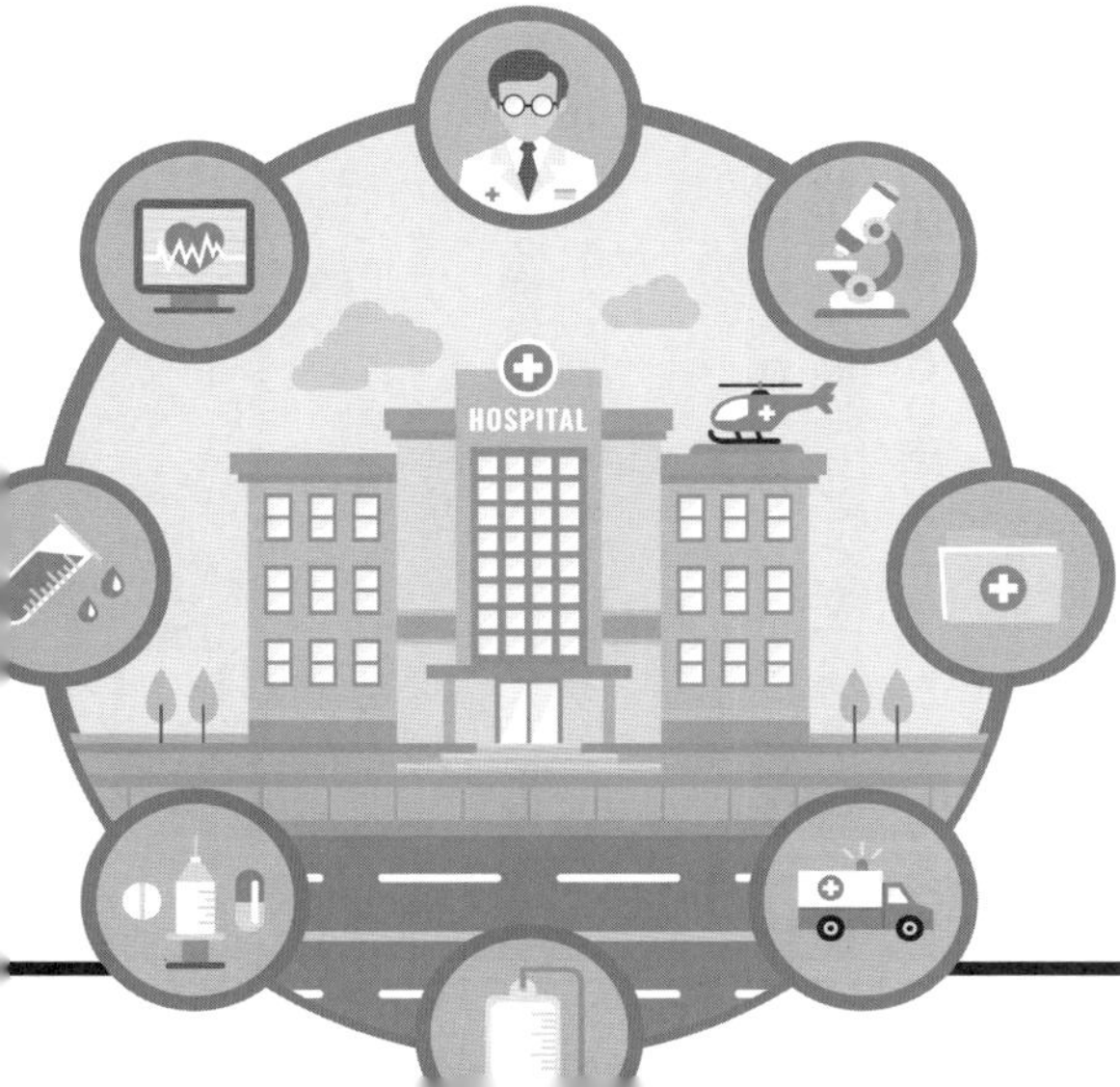

1.
病院の種類

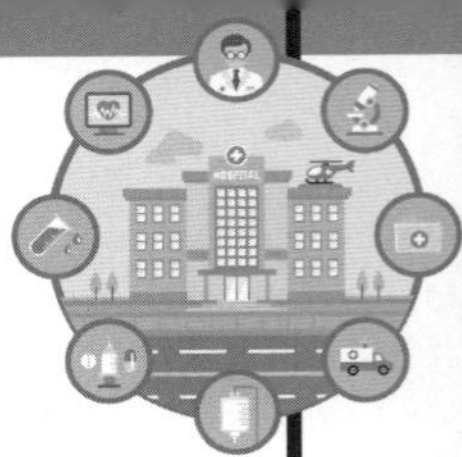

病院は、「一般病院」と「精神科病院」という2つのカテゴリーに分けられます。一般病院の中には、特定機能病院など特別な機能を持つ病院、特定の診療科や疾患の専門病院、リハビリ病院などさまざまなものがあります。

病院は大きく一般病院と精神科病院に分けられる

精神科病院は精神病床のみの病院

全国にある病院は大きく、一般病院と精神科病院に分けられます。

精神科病院は、精神科の疾患を持つ患者が入院するための精神病床のみを持つ病院のことをいいます。

一般病院の中には、「特定機能病院」や「地域医療支援病院」「臨床研究中核病院」など、*医療法で定められた一定の機能を持つ病院があります。

特定機能病院は高度な専門医療を提供

特定機能病院とは、高度な医療を提供するとともに、高度な医療の技術開発や研修を行うことができるとして、厚生労働大臣に承認された病院のことをいいます。

特定機能病院としての承認には、次のような要件を満たすことが必要です。

- **高度な医療の提供、開発、評価、研修を実施することができる**
- **病床数400床以上**
- **医師や看護師、薬剤師、管理栄養士を特定数以上配置している**
- **集中治療室、無菌病室、医薬品情報管理室がある**
- **定められた16の診療科を標榜している**　など

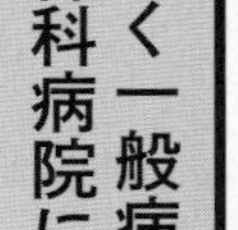

2017年5月現在、全国の大学病院の本院（東京女子医大病院、群馬大学病院を除く）78施設に国立がん研究センター中央病院（東京

都）、国立循環器病センター（大阪府）、大阪国際がんセンター（大阪府）、静岡県立静岡がんセンター（静岡県）、国立国際医療研究センター（東京都）、癌研究会有明病院（東京都）、国立がん研究センター東病院（千葉県）を加えた85施設が、特定機能病院として承認されています。

診療所との連携で地域の医療を担う

地域医療支援病院とは、地域の診療所（*かかりつけ医）と連携し、紹介患者の受け入れや医療機器などの共同利用、救急医療の提供などを行っていて、地域の医療を確保する設備を有するとして都道府県知事に承認された病院のことをいいます。

地域医療支援病院としての承認には、次のような要件を満たすことが必要です。

- **紹介患者中心の医療を提供している（①*紹介率80％以上②紹介率65％以上かつ逆紹介率40％以上③紹介率50％以上かつ逆紹介率70％以上、3つのうちのどれか）**
- **救急医療を提供する能力がある**
- **建物や設備、機器などを地域の医師などが利用できる体制を確保している**
- **原則として病床数２００床以上**

など

２０１７年６月現在、全国で５４８病院が地域医療支援病院に承認されています。

臨床研究の中核的な役割を担う

臨床研究とは、患者の協力を得て病気の原因の解明や、予防、診断、治療方法の開発などを目的とする研究のことをいいます。

臨床研究中核病院は、臨床研究の計画を立てて実施し、また他の病院や診療所と協働して臨床研究に主導的な役割を果たす能力を持つとして、厚生労働大臣に承認された病院です。

臨床研究中核病院としての承認には、次のような要件を満たすことが必要です。

- **病床数４００床以上**
- **特定数以上の医師、歯科医師、看護師、薬剤師、臨床研究コーディネーター、生物統計家などが配置されている**
- **特定の数の特定臨床研究を実施している**
- **特定臨床研究に関する論文数45件以上**
- **臨床検査施設、集中治療室等の設備がある**

など

２０１７年3月現在、東京大学医

学部附属病院、京都大学医学部附属病院、大阪大学医学部附属病院、慶應義塾大学病院、国立がん研究センター中央病院など、大学病院を中心に全国11の病院が臨床研究中核病院として承認されています。

08 特定の病気やリハビリを専門にする病院も

一般病院の中には、内科や外科、小児科、眼科、耳鼻科など多くの診療科を持つ病院や、脳外科病院や整形外科病院など1つの診療科を専門にする単科病院、がんや脳卒中など特定の病気を専門に診る専門病院、病気やケガのリハビリを専門に行うリハビリテーション病院など、さまざまな種類があります。

また、医療法では以前、主要な5診療科（内科、外科、産婦人科、眼科、耳鼻咽喉科）を持つ病院を「総合病院」と規定していましたが、1996年の医療法改正でこの規定は廃止されています。

***医療法**…適切な医療体制の確保と国民の健康維持を目的とする法律。昭和23年に施行された。

***かかりつけ医**…自宅近くの診療所などで、カゼをひいたときなど日常的な診療や健康管理をしてくれる医師のこと。

***紹介率**…他の医療機関から紹介された患者が、全患者数に占める割合。逆に、他の医療機関に紹介した患者が全患者数に占める割合を逆紹介率という。

病院の種類

病院

一般病院

- **特定機能病院 —— 85施設**
  大学病院本院
  （東京女子医科大学病院、群馬大学病院は除外）78施設
  国立がん研究センター中央病院（東京都）
  国立循環器病センター（大阪府）
  大阪国際がんセンター（大阪府）
  静岡県立静岡がんセンター（静岡県）
  国立国際医療研究センター（東京都）
  癌研究会有明病院（東京都）
  国立がん研究センター東病院（千葉県）
- **臨床研究中核病院 —— 11施設**
  東北大学病院
  東京大学医学部附属病院
  千葉大学医学部附属病院
  名古屋大学医学部附属病院
  京都大学医学部附属病院
  大阪大学医学部附属病院
  岡山大学病院
  九州大学病院
  （以上、国立大学法人）
  慶應義塾大学病院
  国立がん研究センター東病院
  国立がん研究センター中央病院
- **地域医療支援病院**
- **複数の診療科を持つ病院**
- **整形外科病院、脳神経外科病院など単科病院**
- **がん、脳卒中など特定の疾患を診る専門病院**
- **リハビリテーション病院**

など

精神科病院

精神科の疾患を持つ患者が入院するための
精神病床のみの病院

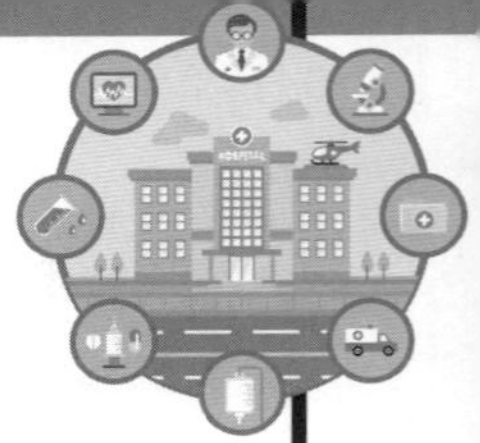

2.

病院の開設母体

病院は、国が開設する病院、公的な病院、私的な病院など、開設している母体によって分類されます。国や公的な病院には、医療政策に沿った医療や、精神科救急、僻地医療など不採算な医療を担う義務があります。

国や自治体、医療法人など開設する母体によって病院の役割も異なる

国が開設、運営するナショナルセンター

病院は、さまざまな開設者によって開設、運営されています。開設者は大きく分けて、「国」「公的医療機関」「社会保険関係団体」「医療法人」「個人」「その他」の6つに分類されます。

国が開設する病院には、独立行政法人国立病院機構によって運営される病院（旧国立病院や旧国立療養所）、国立大学の附属病院、ナショナルセンターと呼ばれる6つの国立高度専門医療センター（国立がん研究センター／国立成育医療研究センター／国立国際医療研究センター／国立循環器病研究センター／国立精神・神経医療研究センター／国立長寿医療研究センター）などがあります。

国立病院機構によって運営される病院には、国の医療政策に沿った医療を行う役割、国立大学の附属病院には、医学教育と研究を行う役割、ナショナルセンターには高度先駆的医療の提供や、先駆的な治療方法の研究・開発、情報発信などの役割があります。

公的医療機関は自治体や赤十字、済生会など

都道府県や市町村など、各自治体によって開設される病院は自治体病院または公立病院といい、都道府県立、市町村立、地方独立行政法人立などの病院があります。

また、自治体以外の公的医療機関には、厚生労働大臣によって定められた日本赤十字、済生会、厚生連、

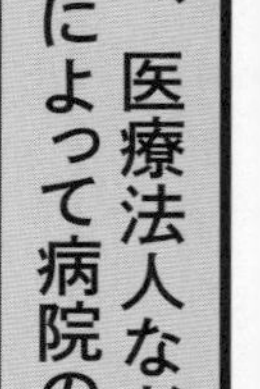

国民健康保険団体連合会などによって開設、運営される病院があります。

これらの公的な病院には、地域の*基幹病院として、僻地、小児、周産期、精神科救急、結核など不採算部門を含めた医療を総合的に行うことが求められます。

私的病院は医療法人や個人などが開設、運営

国と公的医療機関以外の、医療法人や公益法人、学校法人、社会保険関係団体、個人などが開設する病院を、公的病院に対して私的病院といい、一般的には民間病院ともいいます。

代表的な病院には、聖路加国際病院や癌研有明病院、亀田総合病院など、また、学校法人が運営する日本医科大学附属病院や慶應義塾大学病院といった私立大学附属病院があります。

日本の医療の特徴 小規模の民間病院が多い

日本には、約８４００件の病院があります（２０１７年６月現在）。そのうち、国と公的医療機関の病院を合わせた数は１５００件ほどで、民間病院が大多数を占めます。また約６９００件ある民間病院のうち、約５７００件が医療法人によって開設、運営されています。

病院の規模では、病床数が20床から１９９床までの比較的小規模の病院が全体の２／３を占めています。国や公的医療機関の病院の場合、２００床以上の比較的規模の大きな病院が多く、小規模病院の多くは民間病院です。小規模の民間病院が数多くあることも、日本の医療の特徴の１つです。

病院開設者の分類

公的な病院の開設者	私的な病院の開設者
厚生労働省、国立大学法人	公益法人
独立行政法人国立病院機構	医療法人
国立高度専門医療研究センター	私立学校法人
都道府県、市町村、地方独立行政法人	社会福祉法人
日赤、済生会、厚生連	医療生協
北海道社会事業協会	会社
国民健康保険団体連合会	その他の法人
健康保険組合（連合会）	個人 など
共済組合（連合会）	
国民健康保険組合 など	

＊基幹病院…救急機能を持ち、地域の医療において中心的な役割を果たす病院のこと。

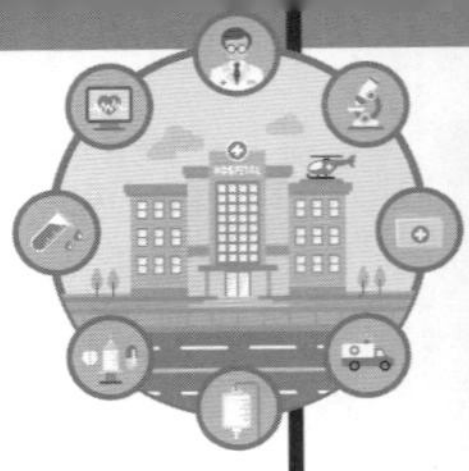

3. 大学病院の役割

大学病院は医学部のある大学や医科大学に附属する病院で、他の病院とは異なり、患者の治療だけでなく、医師の養成や研修、医学の研究なども担っています。医療、教育、研究が大きな柱です。

大学病院の大きな役割は医師の養成と派遣、医学の研究

大学病院の最大の役割は医師を養成すること

国公私立の大学医学部、医科大学は、全国に82校あります（2017年現在）。日本の医師のほぼ全員が、これらの大学の出身者です。中には、海外の医大や医学部を出て日本の医師国家試験に合格した医師もいますが、非常に少数です。

医師の養成は、大学に附属する大学病院の重要な役割であり、医学部のある大学や医科大学は必ず1つ以上の附属病院を併設しています。学生は大学で医学教育を受け、卒業後、附属病院で見学や実習を行い、医師国家試験に合格し、臨床研修を経て一人前の医師となります。

また大学病院には、研究機関としての役割もあり、新しい治療方法をはじめ、さまざまな医学研究を行っています。

医局が力を持つ他の病院への医師派遣

大学病院のもう1つの役割が、他の病院に医師を派遣することです。大学病院には、医師を派遣する取り決めを結んだ関連病院がいくつかあり、各診療科から医師を派遣します。その際、重要な役目を果たすのが「医局」です。

医局は、一般病院でも医師たちがいる部屋や場所を示す言葉として使われますが、大学病院の場合は少し意味が異なり、「大学と附属病院の間に存在して、学生の教育や病院での診療、研修医の指導、研究活動な

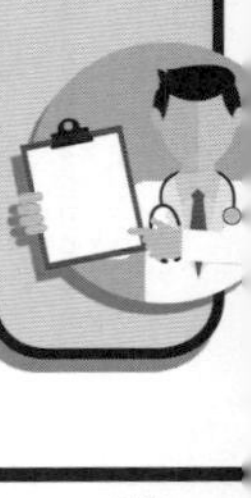

ど、さまざまな役割を担うもの」という概念で捉えられています。一般の医局と区別して、「大学医局」と呼ぶこともあります。

　医局は、各専門科の教授を頂点として、その下に准教授、講師、助教、助手、医局員、大学院生、研修医などが所属するピラミッド型の支配体制になっています。医師派遣の取り決めは、実質的には医局と関連病院との間で行われており、医局に所属する医師たちは、教授や医局長の指示で関連病院に派遣されます。これを医局人事といいます（P．72参照）。

新臨床研修制度で変化した医師の動向

　以前は、大学卒業後にはほとんどの医師が自分の進みたい専門科の医局に所属し、先輩医師の厳しい指導の元で臨床を学んでいました。しかし、専門以外の診療能力が身につかないなど問題点も多く、２００４年から、基本的な診断能力を身につけることを目的とした*新臨床研修制度が開始されました。

　新臨床研修制度では、大学病院だけでなく臨床研修病院として指定された多くの病院の中から、自分が研修したい病院を選ぶことができます。そのため大学病院を研修先に選ぶ医師が減り、また医局に所属する医師も減って、とくに地方などでは関連病院への医師派遣ができなくなったり、大学病院の医師が不足して、関連病院に派遣していた医師を引き上げる大学病院なども出ています。

***新臨床研修制度**…卒後2年間、初期研修医として複数の診療科をローテーションすること（スーパーローテート）が義務づけられた。

医局の構造と関連病院との関係

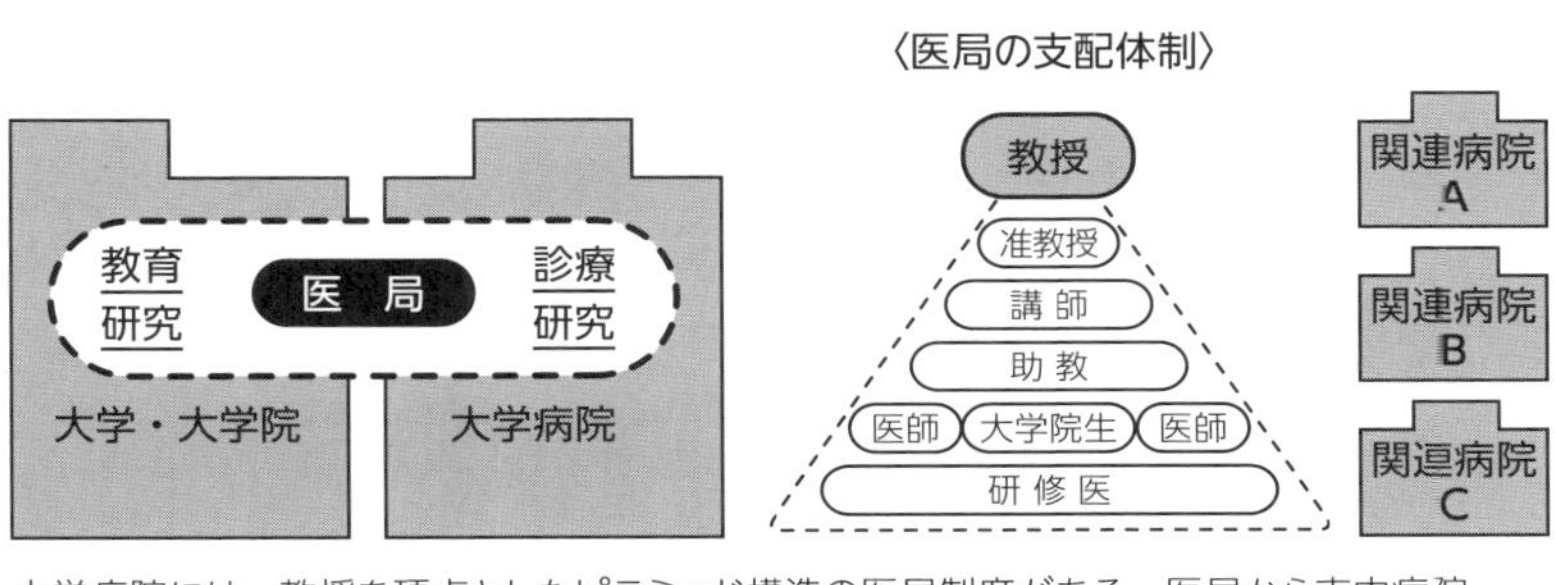

大学病院には、教授を頂点としたピラミッド構造の医局制度がある。医局から市中病院に医師を派遣するため、教授の影響力は、大学病院内だけでなく関連病院にまでおよぶ。

コラム

「医師のキャリアプラン」

医局人事によるローテーション

大学医局に所属する医師は、複数の関連病院を何年かごとに異動しながら経験を積んでいきます。その間に、専門医の資格を取ったり、大学院で研究をして博士論文を書き博士号を取得したりするなど、専門分野での業績を深めていきます。

関連病院間の異動は、僻地や都市部などさまざまな場所で臨床の経験を積むことができるよう、医局長などのスタッフがローテーションを決めます。このような医局による医師の配置を、医局人事といいます。

関連病院をローテーションする医師はその病院の勤務医としての扱いで、給与も病院から支払われます。しかし、大学の医局に所属している限り医師の人事権は医局が持ち、勤務先の病院が医師を勝手に異動させたりすることはできません。医局人事は、医師が医局を離れるまで続きます。

医師たちが医局を離れるとき

関連病院をローテーションして経験を積んだ医師たちは、30代後半から40代になると進む道が分かれます。

① 講師や助教になって大学に残る（教授をめざす）
② 医局を辞めて勤務先の病院に就職し、管理職につく
③ 医局を辞めて開業する
など

医局を辞めると、その支配から離れ、ローテーションからも外れます。しかし、医師と医局とのつながりはとても強く、自分が勤務する病院への医師派遣を医局に依頼したり、大学で臨床教授として学生への講義を受け持つなど、何らかの形で続くこともあります。また中には、経験を積んでも医局を離れず、ずっと医局人事のローテーションの中で過ごしていく医師もいます。

近年、医局に所属しない医師も増えています。そ

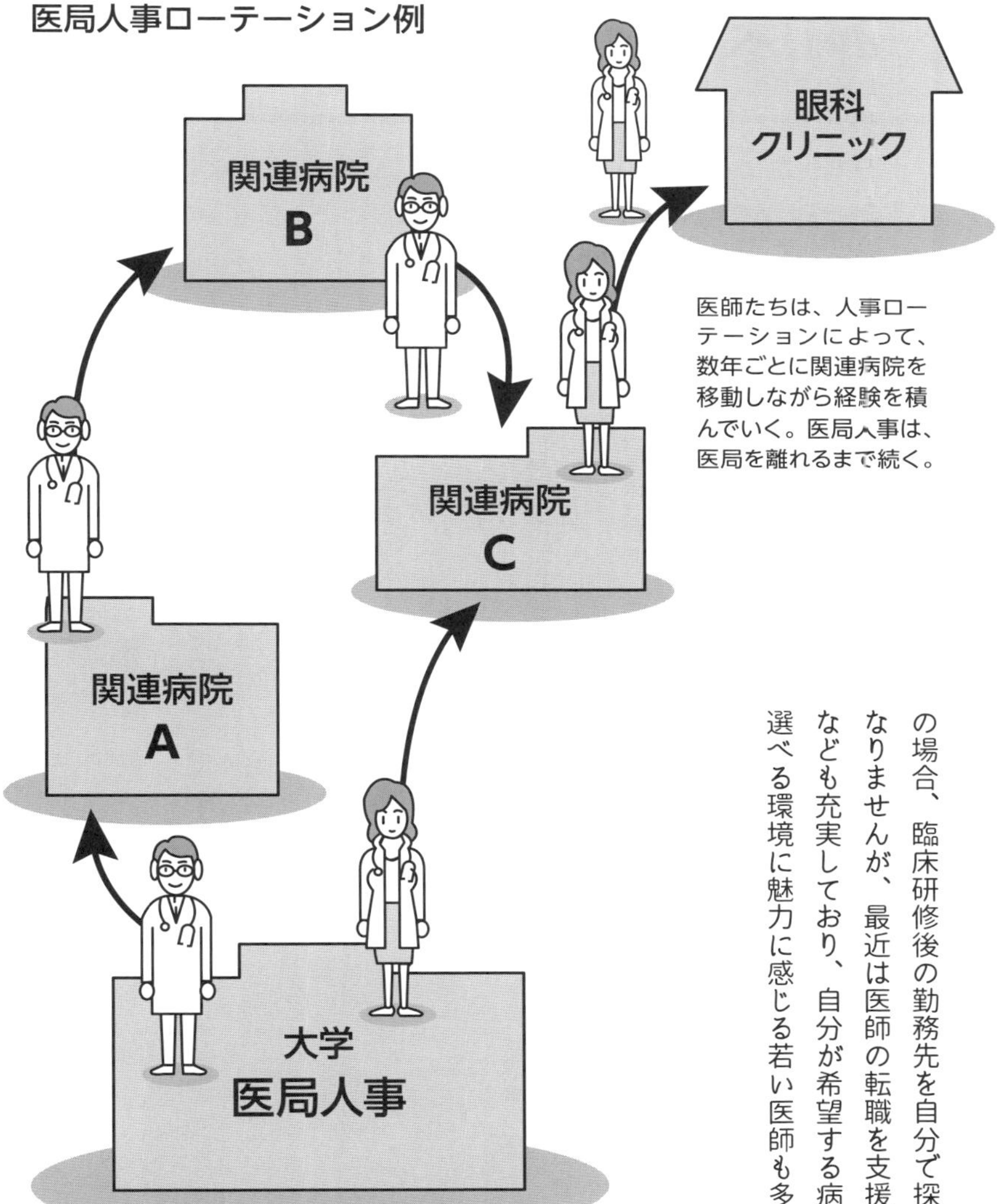

医師たちは、人事ローテーションによって、数年ごとに関連病院を移動しながら経験を積んでいく。医局人事は、医局を離れるまで続く。

の場合、臨床研修後の勤務先を自分で探さなければなりませんが、最近は医師の転職を支援するサイトなども充実しており、自分が希望する病院を自由に選べる環境に魅力に感じる若い医師も多いようです。

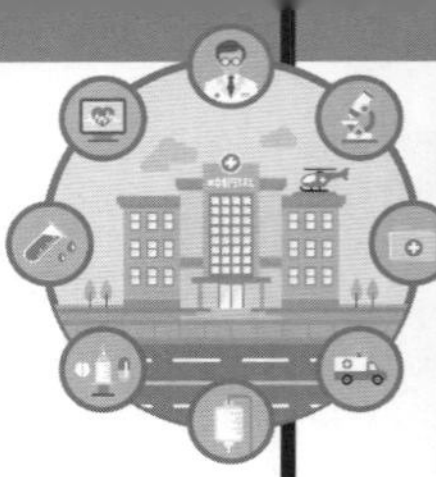

4. 病床の種類と機能

日本全国には約8400の病院があり、入院ベッドすなわち病床数の合計は約160万床にもなります。病床はどのような患者が入院するかや、どのような医療を提供するかで分けられます。

病床は5つの種類 4つの機能に分類される

病床の種類は5つに分類

病床の種類は大きく分けて、「一般病床」「療養病床」「精神病床」「結核病床」「感染症病床」の5つに分類することができます。

療養病床は、長期間の療養を必要とする患者が入院するための病床です。医療保険でまかなう医療型療養病床（医療療養病床）と、介護保険でまかなう介護型療養病床（介護療養病床）があります。介護型療養病床は、2017年度末までに廃止されることが決まっています（P.180参照）。

精神病床と結核病床、感染症病床は、それぞれ精神科の患者や結核、感染症にかかった患者が入院するための病床です。

この4つの病床以外は、すべて一般病床です。一般病床の中には、集中治療を行うためのICU（Intensive Care Unit）やHCU（High Care Unit）、緩和ケア病床なども含まれます。また一般病床は、急性期病床や回復期病床など、医療の機能によって分けることもあります。

種類の異なる病床を持つ病院も

1つの病院の中に種類の異なる病床を持つ場合もあります。とくに自治体病院など公的な病院は、基幹病院として地域の患者に対応してきた歴史から、その多くが一般病床と結核、精神、感染症の各病床を併せ持っています。

患者によって分かれる病床や病棟

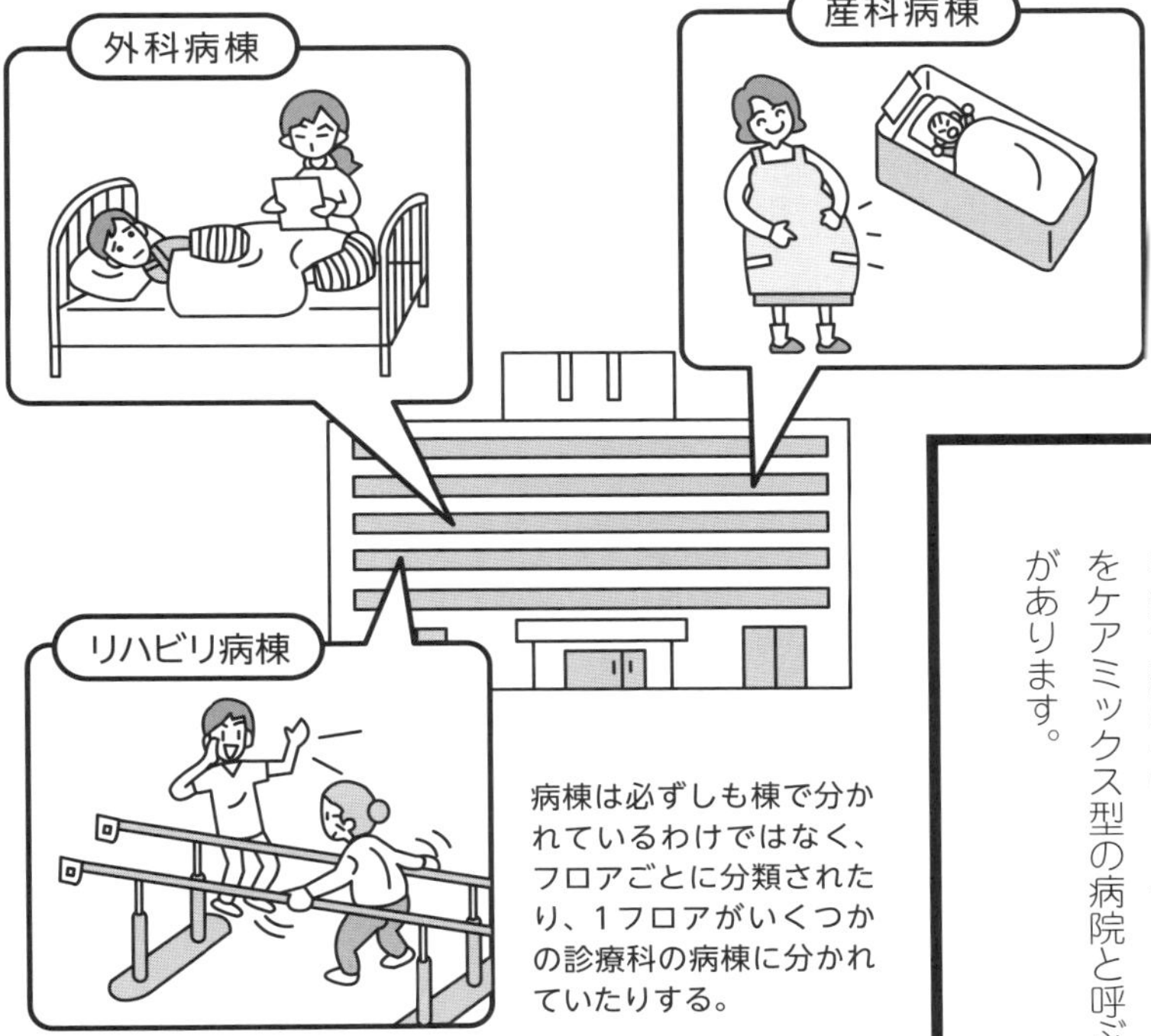

病棟は必ずしも棟で分かれているわけではなく、フロアごとに分類されたり、1フロアがいくつかの診療科の病棟に分かれていたりする。

また、一般病床と療養病床の両方を持つ病院も多く、そういった病院をケアミックス型の病院と呼ぶことがあります。

病床のまとまりが病棟、分け方は色々

病院では病床を内科、外科などの診療科や、急性期、回復期など医療の機能ごとに分け、それぞれのまとまりを「病棟」と呼んでいます。

病棟の設置のしかたは病院によってさまざまですが、一般病床と療養病床をフロアで分けたり、2階は内科病棟、3階は外科病棟といったように診療科ごとに分けるといった形が多く見られます。

また、病気やケガをして間もない急性期の患者が入院する急性期病棟や、急性期後のリハビリを行う患者がいる回復期病棟などのように、患者の状態や行われる医療によって病棟を分けている場合もあります。

08 病床や病棟は4つの機能に分類される

2014年度から病床機能報告制度が開始されました。原則として一般病床、療養病床を持つ医療機関が、どのような医療を担っているかを都道府県に毎年報告するもので、その地域に適した医療提供体制を整えるための制度です（P.181参照）。

医療の機能は、大きく「高度急性期機能」「急性期機能」「回復期機能」「慢性期機能」の4つに分けられています。医療機関は自分たちの施設（病床）が、4つのうちどの機能を主に担っているかを報告します。

急性期とは、病気やケガが発症して間もない、急激に健康が失われた状態のことで、通常は発症から14日間以内が目安とされています。「急性期機能」は、急性期で緊急、重症の患者に、手術などの集中的な治療を一定期間行い、状態の早期安定を図ることを目的としています。また「高度急性期機能」は、特定機能病院や救命救急センター、ICUなどでより高度な急性期医療を提供し、早期の安定を図るものです。

「回復期機能」は急性期から回復した患者に対して、家での生活や社会復帰のための医療やリハビリテーションを提供します。とくに脳血管疾患などの患者に対して、*ADLの向上や在宅での生活をスムーズにするため、集中的なリハビリを行います。

「慢性期機能」は難病や重度の障害などで、長期間の入院が必要な患者に対する医療を提供します。

このような医療を提供する病床を、それぞれ高度急性期病床、急性期病床、回復期病床、慢性期病床といい、そのまとまりを高度急性期病棟、急性期病棟、回復期病棟、慢性期病棟といいます。

また、その病院が主として担う機能から、急性期病院、慢性期病院などと呼ぶこともあります。

＊ADL (Activity of Daily Living)…日常生活動作と訳される。食事や排泄、着替え、移動、入浴など、日常生活に必要な基本的な動作のこと。

医療の機能

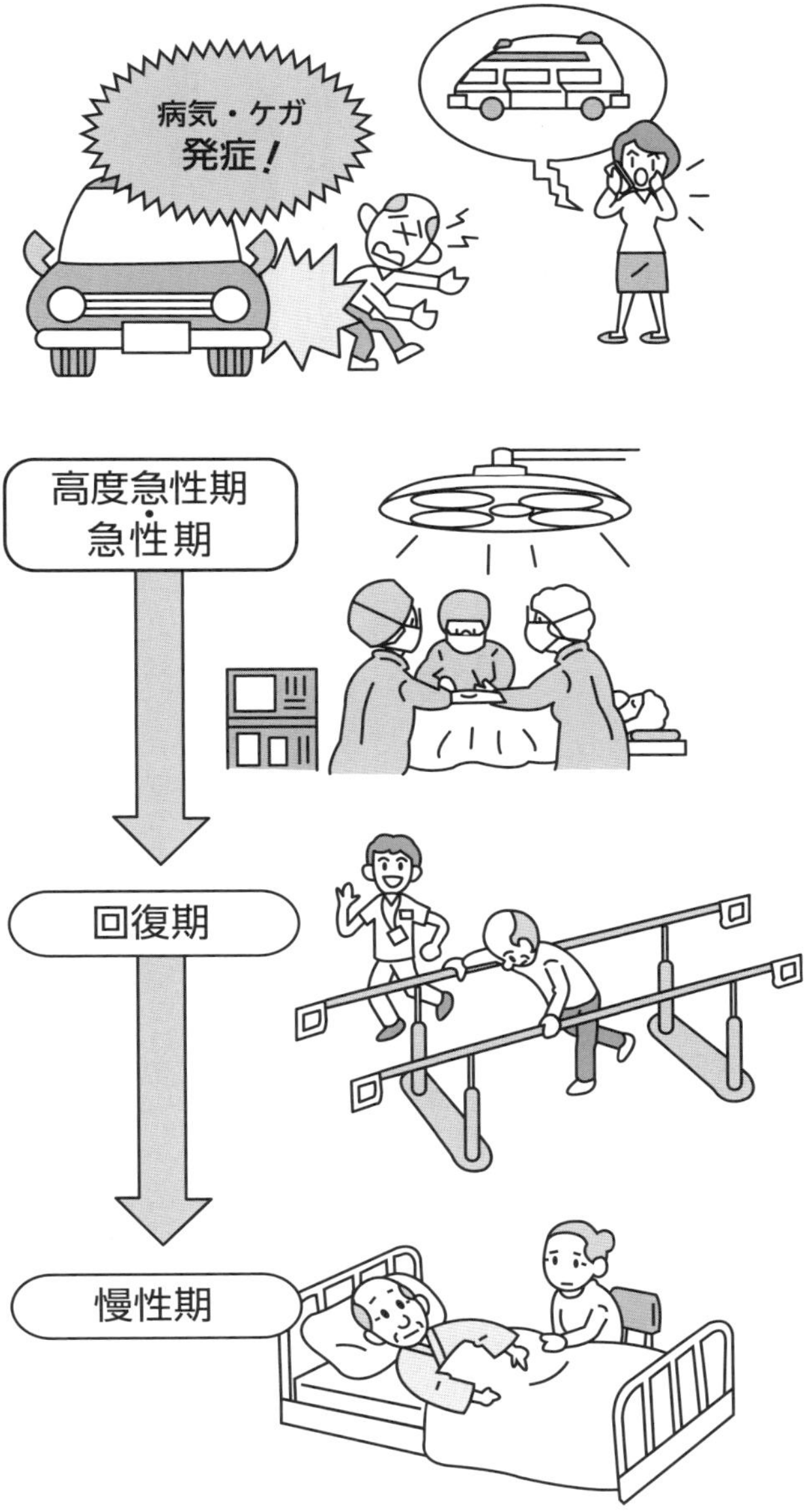

コラム

早わかり「医療機関の歴史」

医療制度が整っていた律令制時代

日本にできた最初の医療機関は、聖徳太子によって作られた大阪四天王寺の療病院や施薬院だと伝えられています。また、奈良時代には仏教の鎮護国家思想による政治が行われ、東大寺を建立した聖武天皇の后である光明皇后は、悲田院や施薬院などの医療福祉施設、救済施設を数多く設立しました。

7世紀後半から10世紀ごろの律令制時代は中国の影響を受け、医事や医療の制度が国家として系統立てて作られました。当時は、天災被害や疫病流行の際の施療なども、すべて朝廷（当時の国家）が行う事業だったのです。朝廷は中央から地方に至るまで、医師たちの給料や治療に使う薬剤などを支給し、医師たちは各地で診療をしながら医師の養成も行っていました。

武家社会で制度が崩壊

ところがその後、鎌倉時代になって武士が政権を握ると、律令制度は崩壊し、医師たちへの給与の支払いや薬剤の支給は途絶えました。そのため医師たちは、自分で薬を調合し患者を治療することで、報酬を得るようになりました。現在も残る自由開業医制（P.62参照）のルーツは、もしかしたら、この辺りにあるのかもしれません。

日本には、これ以降明治時代になるまで、一般庶民に対する体系的な医療制度が存在しませんでした。

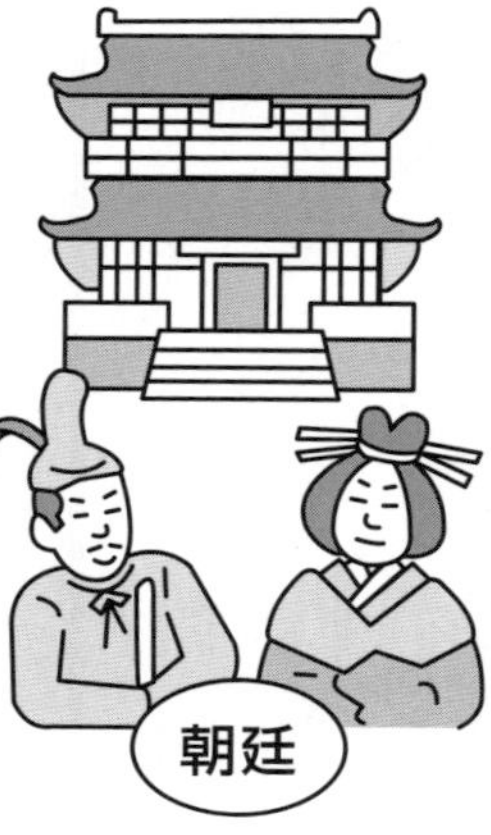

キリシタンの弾圧と病院の破壊

室町から江戸にかけては、西欧からキリスト教の宣教師などが、布教のため続々と日本にやってきた時代です。

宣教師たちは各地に教会を作って、キリスト教の布教活動を行いました。それらの教会の中には、病人や貧しい人々を収容する医療施設が併設されたものもありました。当時の宣教師たちは西洋医術の知識を持っており、布教の一環として人々の病気やケガの治療を行っていたのです。

室町時代には、キリシタン大名の保護のもと、宣教師たちによる日本で最初の「病院」が、現在の大分市に設立されています。しかし、それらの病院は、豊臣秀吉や江戸幕府によるキリスト教への厳しい弾圧によって、教会や施療院などと共に徹底的に破壊されました。

江戸時代は町医者の天下

江戸時代になると、徳川幕府を中心とした幕藩体制が確立し、鎖国の中で天下太平の世になりましたが、天皇や将軍、各藩の大名など以外の一般庶民に対する医療制度は、ほとんど整備されませんでした。徳川吉宗による享保の改革の一環として、貧しい人々に対する施療施設である小石川養生所が作られた程度です（1722年）。

そのため、庶民の医療を担ったのは町医者でした。町医者といっても特に資格があるわけでもなく、看板を掲げれば誰でも医者を名乗ることができたので、とんでもない治療をするヤブ医者も数多くおり、落語や川柳の題材にもなっています。

当時の町医者は、薬種問屋から薬草を仕入れて自分で薬を調合し、治療を行いました。良く効く薬を調合できて、かつ治療のセンスがある腕の良い医者は、人気が出て多くの患者を集め、繁盛しました。裕福な商家の町民などは遠くから籠でやってきたり、お金を払って往診してもらうこともできましたが、一方で、高価な治療費や薬代が払えず医者に掛かれなかったり、ヤブ医者に掛かって命を落とす人々も多かったことでしょう。

医療の近代化は明治時代から

明治期に入ると、日本の医療体制は、やっと近代化に向かい始めます。

医制や医療法などの法律や医学教育、医師免許の必要性などが示され、医学校が作られて、医学校併設の病院や公的な病院、精神疾患や結核などの患者を収容する特別病院なども設立されました。

また、明治の半ば頃からは、江戸時代の町医者の発展型である私立病院も数多くでき、官公立の病院数を超えるようになっていきます。

大正から昭和のはじめにかけては、第一次世界大戦、日中戦争を経て第二次世界大戦と戦争が続いた時代です。大勢の健康な国民を兵士として徴集するため、組織的に医療機関が設立され、結核専門の公立病院や、主に戦傷病者を対象とした、大日本帝国陸軍・海軍の軍事病院なども、各地に建てられました。

戦後、急激に復興した医療機関

第二次世界大戦では、広島・長崎への原爆をはじめ、東京大空襲など各都市に大規模な爆撃があり、町や人々の生活は壊滅的な被害を受けました。明治時代に入って多数設立された病院や診療所も、その多くが爆撃によって焼かれ、破壊されました。

しかし終戦後、国内や外地から引き上げてきた戦傷病者の需要もあって、医療機関は急速にその数を増やし発展していきます。また、戦時中に設立された軍の病院を含む多くの病院は、国や都道府県などに譲渡され、現在の国立病院機構の病院や自治体病院の元になっています。

戦後の復興期、さらに高度成長期を経て、日本の医療機関は規模も拡大し、その医療技術も格段に進化しました。そして、医師法や医療法などのさまざまな医療制度も整備され、現在に至っています。

第3章

診療科と病院での診療

医療機関にはさまざまな診療科があり、外来や入院、救急などの診療が行われます。また、病気の予防や早期発見のための健康診断、人間ドックも重要な役割です。

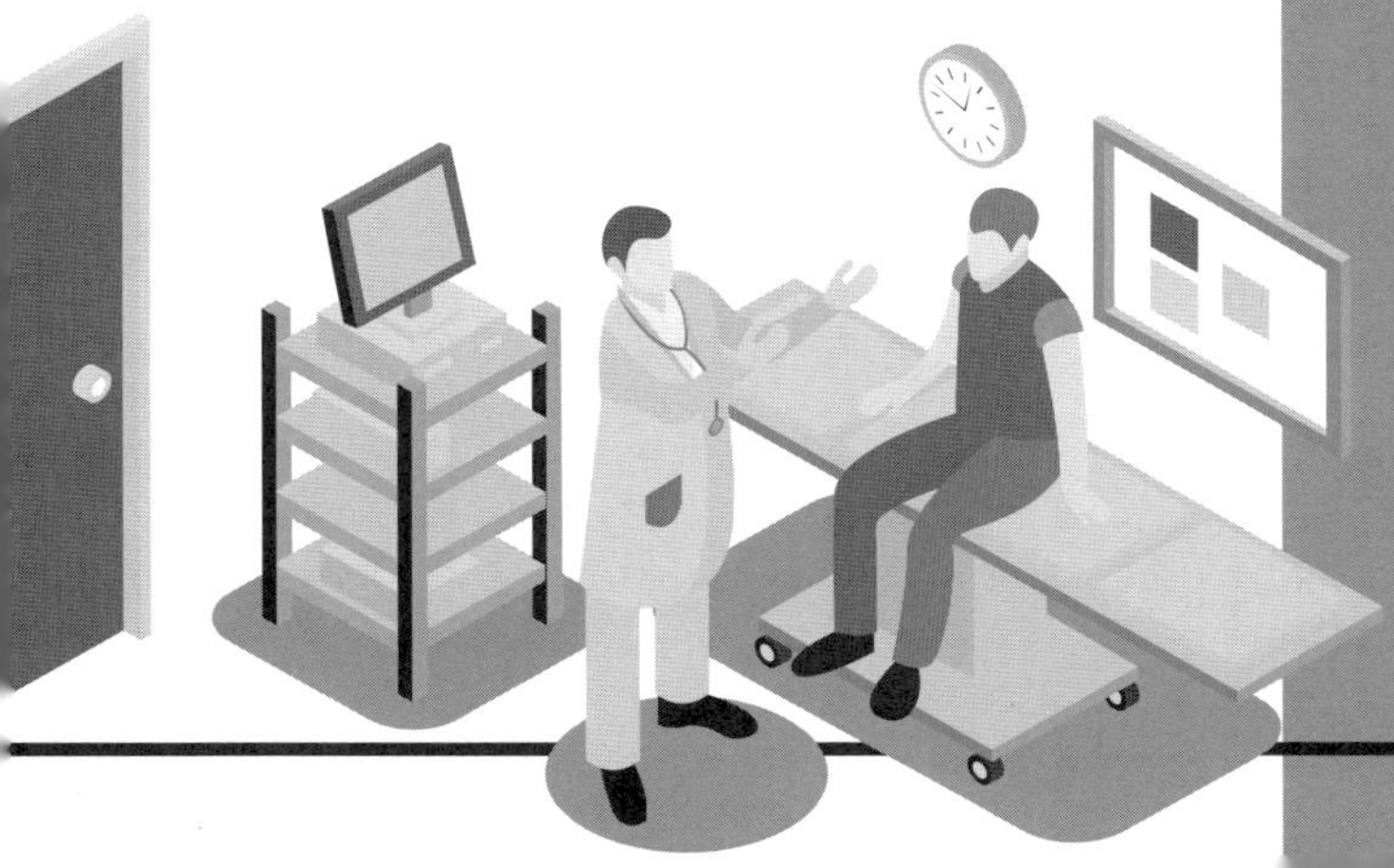

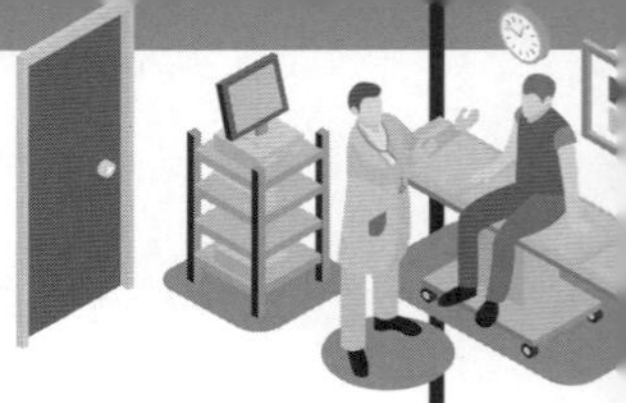

1. 標榜科と診療科名

病院や診療所では、自院で診療することができる診療科目を提示しています。このことを「診療科を標榜する」といい、標榜している診療科を「標榜科」または「標榜診療科」といいます。標榜できる科目名は法律で規定されています。院内の案内板やホームページなどでは、より患者にわかりやすい診療科名を使うことができます。

医療法で規定された標榜科 便宜的でわかりやすい診療科名

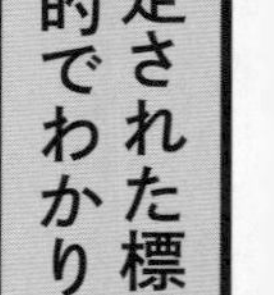

患者に被害が及ばないよう医療法で規定された標榜科

医療機関が標榜できる診療科は、医療法によって定められています。医療法には医療機関の広告に関する規定があります。その規定では医療機関が標榜できる診療科名が提示され、それ以外の名前を標榜することはできないと定められています。また医療機関は、医療法で定める事柄や厚生労働大臣が定める事項（告示）以外の情報を、広告として提示することもできません。

この規制は、「医療は人の身体や生命に関わるものであり、不当な広告で患者が受ける被害が大きい」「医療は専門性が非常に高く、一般の人々がその質を見極めるのが困難である」という2つの理由から、広告を見る側（患者や一般の人々）を保護するためのものです。

標榜方法や組み合わせも細かく規定

標榜科（標榜診療科）は、医療法および医療法施行令で細かく規定されています。

内科・外科と臓器との組み合わせ（腎臓内科、肝臓外科など）、疾患名との組み合わせ（感染症内科など）、患者の特性との組み合わせ（老年内科など）、医学的処置との組み合わせ（整形外科、心療内科など）も決められており、医療機関が「広告」として外部に提示する場合は、これらの標榜科以外を使用することはできません。

診療科名の標榜方法

①内科　②外科　③内科または外科と下記A～Dの組み合わせての標榜

A.部位、器官、臓器、組織、またはこれらの果たす機能		B.疾病、病態の名称	C.患者の特性	D.医学的処置
頭部	心臓	感染症	男性	整形
頸部	腎臓	性感染症	女性	形成
胸部	脳神経	腫瘍	小児	美容
腹部	脳	がん	周産期	心療
呼吸器	神経	糖尿病	新生児	薬物療法
気管食道	血液	アレルギー疾患	児童	透析
気管	乳腺		思春期	移植
気管支	内分泌		老人	光学医療
肺	代謝		老年	生殖医療
消化器	脂質代謝		高齢者	不妊治療
食道	肝臓			疼痛緩和
胃腸	胆のう			緩和ケア
十二指腸	膵臓			ペインクリニック
小腸				漢方
大腸				化学療法
循環器				人工透析
肛門				臓器移植
血管				骨髄移植
心臓血管				内視鏡

④単独で標榜できる

精神科	眼科
アレルギー科	耳鼻いんこう科
リウマチ科	リハビリテーション科
小児科	放射線科
皮膚科	放射線診断科
泌尿器科	放射線治療科
産婦人科	病理診断科
産 科	臨床検査科
婦人科	救急科

※日本医師会ホームページより作成
（組み合わせ例は巻末資料を参照）

院内やホームページで使われる診療科名

一方、病院内に掲示する案内板やホームページなどは、医療法で規定された「広告」には当たらないと見なされるため、標榜科以外の診療科名を使用することができます。

院内で便宜的に使用されていたり、より患者にわかりやすい診療科名を使っている場合も多く見られ、病院によっては、ホームページに標榜科と実際の診療科名を併記しているものもあります。

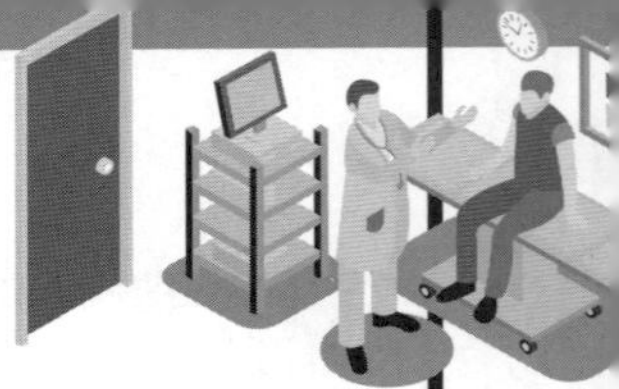

2.
細分化された診療科

昔は病院の診療科数も少なくずっとシンプルでしたが、現在は臓器別の内科や外科など診療科の種類も数も増え、どの診療科にかかればいいのか、患者が迷うこともあります。

患者を総合的に診て判断する総合診療科

医学の専門分化に伴い診療科も細分化

大規模病院には、内科や外科の中にも循環器内科や消化器外科、心療内科、呼吸器外科など数多くの診療科があり、また肝臓外科や大腸外科、腎臓内科といったように、臓器別の診療科が設置されていることも少なくありません。

　このような診療科の区分けや、実際に行われる診療は各医療機関で異なります。例えば、中心的な外科医が大腸を専門にする医師だった場合、大腸外科を設置するなど、その病院に勤務する医師が何を専門にしているかによって、診療科が設置されることもあります。

患者を総合的に診る総合診療科

診療科が細分化されたことで、よりきめ細かい治療ができるようになった一方、どの診療科にかかればいいのか迷ったり、症状ごとにいくつもの診療科にかからなければならないといった、患者にとって不便なことも出てきました。

　また病気は、1つの臓器だけに限定しているものではなく身体全体に関連しているため、全体を診ていくべきだという観点や、1人で複数の病気を抱える高齢者が増え、個別の診療科だけでは対応が難しくなったことなどから、近年では総合内科や総合診療科を設置する医療機関が増えています。

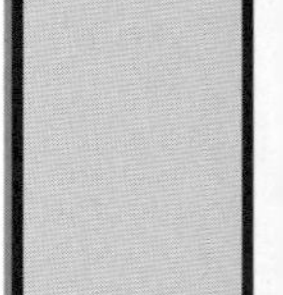

専門ごとに細分化

細分化された診療科

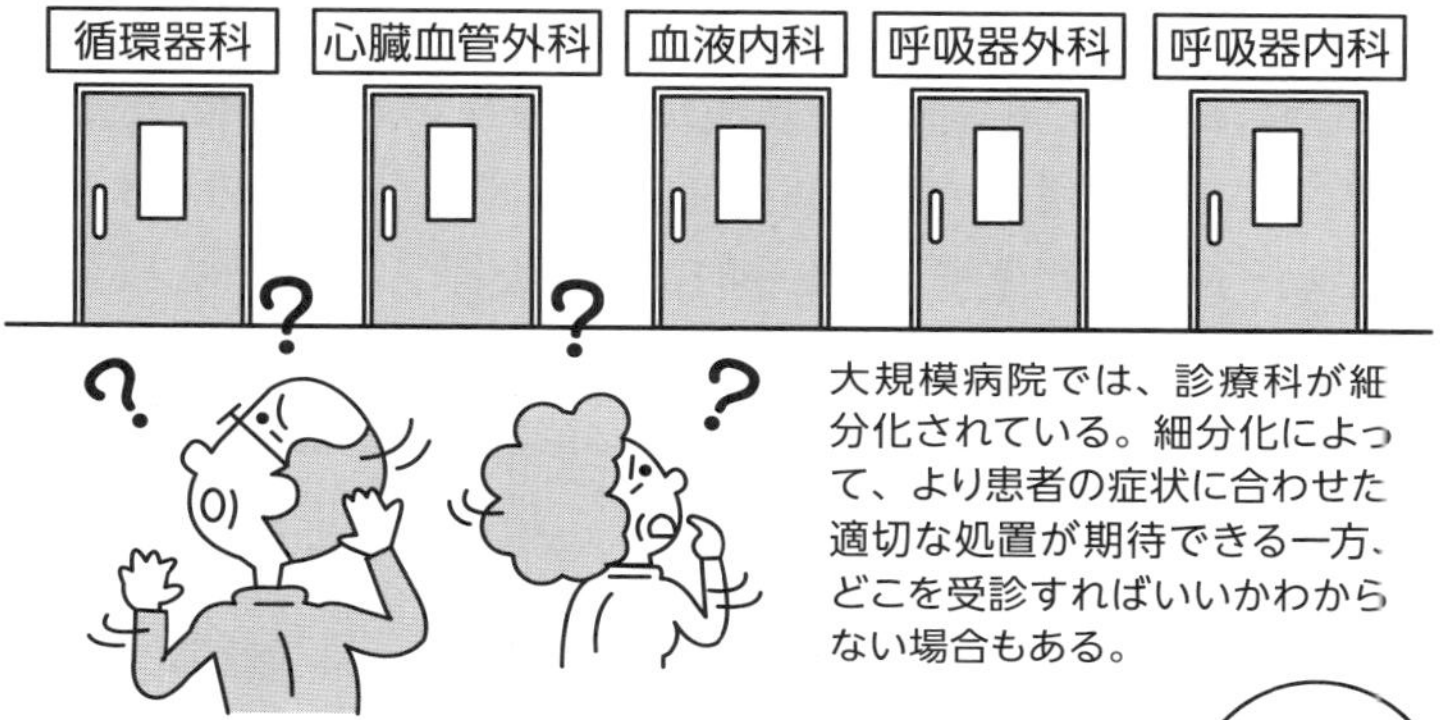

大規模病院では、診療科が細分化されている。細分化によって、より患者の症状に合わせた適切な処置が期待できる一方、どこを受診すればいいかわからない場合もある。

総合内科・総合診療科があると………

総合内科や総合診療科は、患者の体全体を診断して、その場で治療できれば治療し、専門科の受診が必要と判断した場合は、適切な診療科に振り分けるという役割も果たしている。

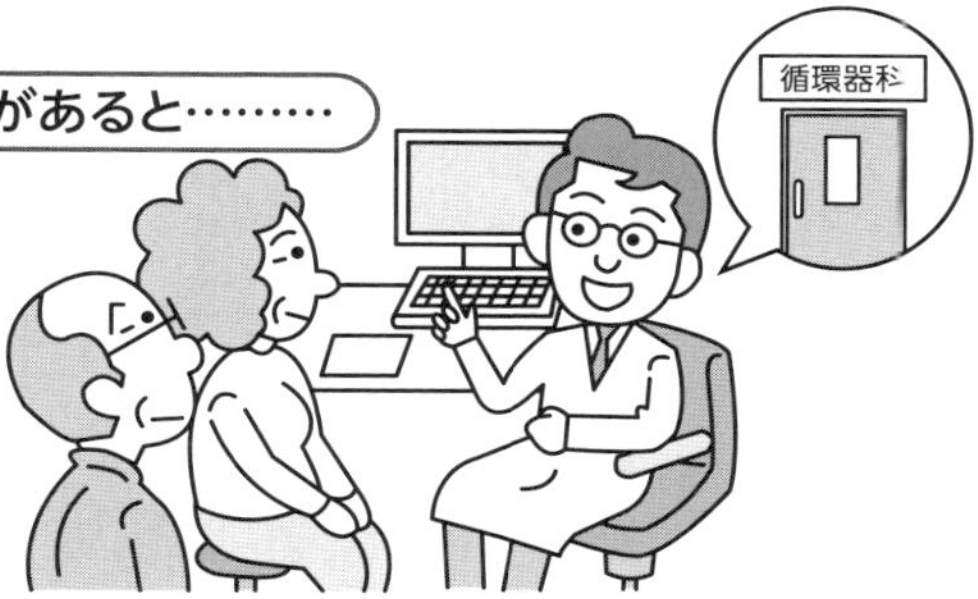

総合内科や総合診療科では、初診患者の診療を行い、その場で治療ができる患者は治療を行うとともに、専門科での治療が必要な場合には、しっかりとした診断をつけたうえで専門診療科に振り分ける役割を担います。

　これらの診療は、総合内科医や総合診療医が担当します。患者の様子を観察し、丁寧な診察や問診から、状態を総合的に判断します。幅広い知識と経験、医師としてのセンスが求められる、重要な立場です。

3.

専門外来と各種センター

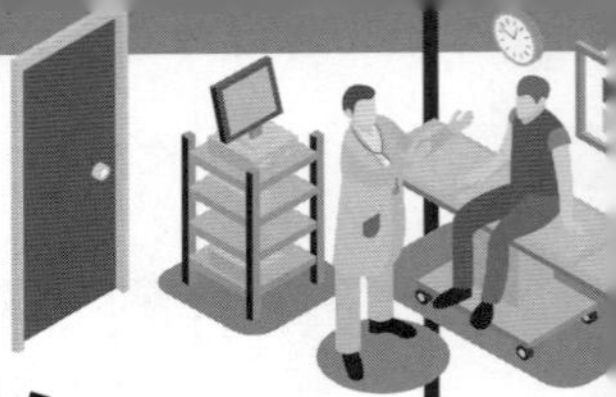

内科や外科といった一般的な診療科のほかに、より専門的な診療を行う専門外来や、複数の診療科の医師、看護師、リハビリスタッフ、栄養士など多職種が連携して集中的に治療を行うセンターを設置している医療機関もあります。

センターでは、さまざまな診療科や多職種が連携して治療を行う

病気や臓器、症状をより専門的に診る専門外来

専門外来では、特定の病気のほか、臓器や症状ごとに、あるいは女性や高齢者といった患者の特性に合わせて、専門的な診療を行います。

例えば、特定の病気の専門外来には、糖尿病外来・アトピー外来・ぜんそく外来など、臓器別では腎臓外来・血液外来・肝臓外来など、症状別では頭痛外来、めまい外来、ペインクリニック外来などがあります。このほか最近では、女性外来や物忘れ外来、高齢者外来、禁煙外来、睡眠外来などの専門外来も増えてきています。

専門外来には、標榜科のように法的な決まりがなく、比較的自由に設定できるため、医師の専門に応じてさまざまな専門外来が設けられています。

専門外来には必ず専門の医師がいる

専門外来には必ず、その病気や臓器、症状などを専門に学び、多くの治療経験を積んでいる医師がいます。

医師は、それぞれ専門分野を持ち、例えば、同じ整形外科の中でも、腰を専門とする医師や膝を専門とする医師などがいます。患者からすると、膝が痛くて整形外科に行ったのに担当医は腰が専門の医師だった、ということもあり得ます。そのような場合、膝外来という専門外来であれば、必ず膝を専門とする整形外科医が診療を行っているので、より詳しい専

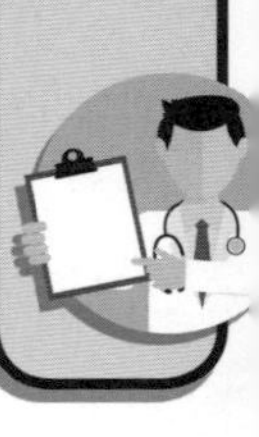

専門外来・センターの種類

〈専門外来の例〉

- セカンドオピニオン外来
- アンチエイジング外来
- 禁煙外来
- めまい外来
- 肥満外来
- 美容外来
- 頭痛外来
- いびき外来
- 不眠症外来
- 腰痛外来
- 更年期外来
- 女性外来
- 股関節外来
- 膝外来
- 関節外来
- 物忘れ外来
- 疼痛外来
- 遺伝相談外来
- リウマチ外来
- 緩和ケア外来
- ストーマ（人工肛門）外来
- 放射線治療外来
- 血液外来
- アルコール専門外来
- 手の外科外来
- 足の外来
- 海外旅行外来
- リハビリテーション外来
- アスベスト外来
- 認知症外来
- うつ外来
- にきび外来
- 睡眠時無呼吸外来
- 脳卒中外来
- 糖尿病外来
- アトピー外来
- ぜんそく外来
- 乳腺外来
- 尿失禁外来
- がんサポート外来
- 骨粗鬆症外来
- 在宅酸素療法外来
- スポーツ外科外来
- 不妊外来
- ストレス心身症外来

など

〈センターの例〉

- 腎センター
- 腫瘍センター
- 内視鏡センター
- 漢方医学センター
- スポーツ医学センター
- 血液透析センター
- 脳神経センター
- 循環器センター
- 呼吸器センター
- 女性診療センター
- 消化器肝臓病センター
- 統合医療センター
- 糖尿病センター
- 四肢・外傷センター
- 甲状腺センター

など

門の診療を受けることができます。

チームで治療する各種センター

がんや心臓病、脳血管疾患など重大な病気の治療は、個々の診療科の医師のみで対応できるものではなく、内科、外科、麻酔科、放射線科といった複数の診療科の医師や、看護師、リハビリ、栄養士、薬剤師など、多職種のスタッフが連携して行う必要があります。このように、多くの職種が連携して治療を行うことをチーム医療といいます。

患者を中心に最も適した治療を行うため、臓器や疾患、状態別などのセンター制を取り入れ、チーム医療に取り組む医療機関が増えています。

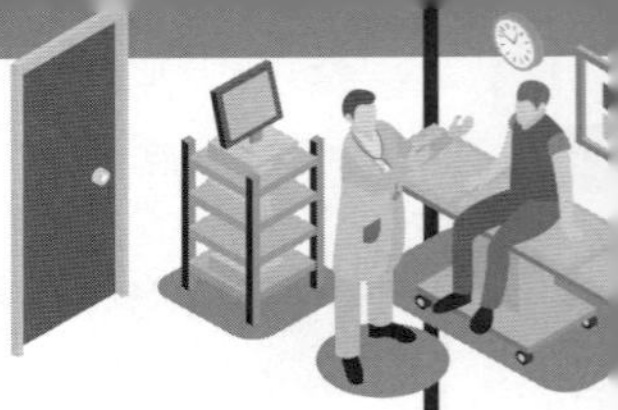

4.
外来診療

医療機関に通院してくる患者に対して行う診療を「外来診療」といいます。外来診療には大きく分けて「一般外来」と「救急外来」があります。また、各診療科の受付や待合室、診察室など外来診療を行う場所全体のことを「外来」と呼びます。

200床以上の病院での診療はかかりつけ医などの紹介状が必要

一般外来は、病気やケガで通院する患者の診療を行う

病気やケガで病院に通院する患者を診療するのが一般外来です。一般外来では、診療科ごとに診療を行います。予約制を取っている医療機関が多く、再診の場合は、病院のロビーなどにある自動再来受付機に診察カードを入れると自動的に受付が行われ、そのまま各診療科の待合室で待つことができます。

その医療機関で初めて診療を受ける場合は、（総合）受付で初診の手続きを行います。

大病院での受診には紹介状が必要

200床以上の病院や、高度な診療を行う特定機能病院などで外来診療を受ける場合には、かかりつけ医などの紹介状が必要です。

紹介状がなくても診療を受けることはできますが、事前に電話などで予約を取り、初診時には保険外併用療養費（選定療養費）を支払う必要があります。選定療養費は各医療機関で個別に決められ、特定機能病院であるかどうかや、病院の規模などによっても金額が異なります。実際の金額は、1000円程度から1万円超までまちまちです。

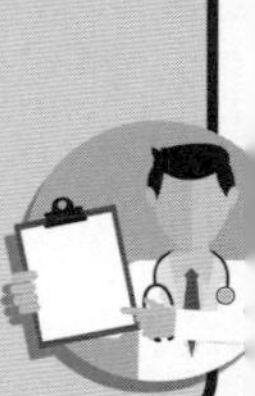

一般外来と救急外来のちがい

一般外来

〈初診〉

はじめての病院を受診するときは、初診受付をする。特定機能病院や大規模病院では、基本的には紹介状や予約が必要。

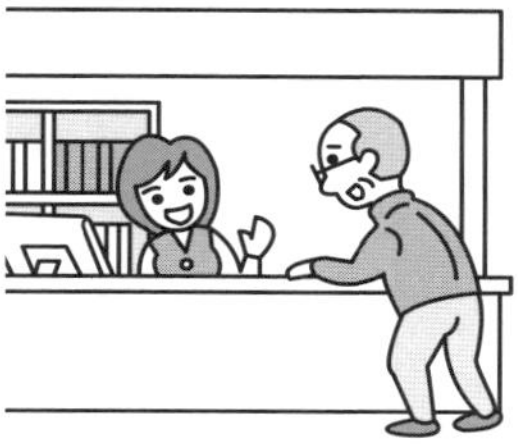

〈再診〉

多くの病院では予約制で、最近では、自動再来受付機にカードを入れて受付を自動化しているところが増えている。

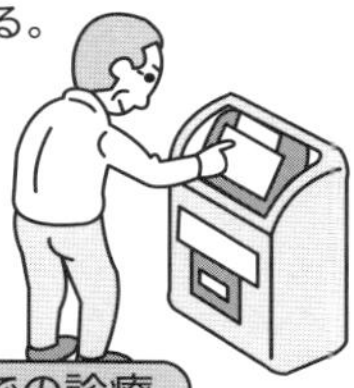

各診療科の外来 / 専門外来 / 各センターでの診療

救急外来

救急外来では、緊急の病気やケガの診療を行う。時間外のみ救急外来で対応する病院もあれば、通常の診療時間内・時間外問わず救急外来で対応する病院もある。紹介や予約なしで診療が受けられる一方、薬の処方などは必要最低限になる。

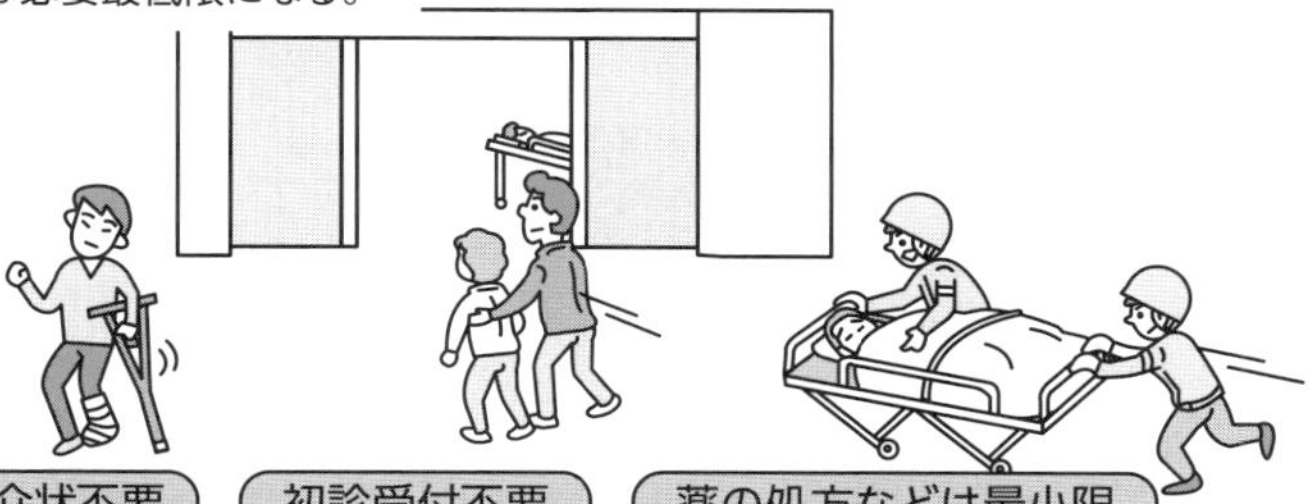

紹介状不要 / 初診受付不要 / 薬の処方などは最小限

緊急の病気やケガの診療を行う救急外来

救急外来では、緊急の病気やケガの診療を行います。

医療機関によって、日中の救急患者は一般外来で対応し、夜間や休日のみ救急外来で対応するところと、救急外来が常設されており、日中・夜間・休日を問わず、緊急の患者はすべて救急外来で対応するところがあります。

救急外来では、紹介状や予約がなくても診療を受けることができますが、薬などは最低限の分量しか処方されません。通院しての治療が必要な場合には、救急外来から各診療科への紹介を受け、後日、改めてその診療科の外来を受診します。

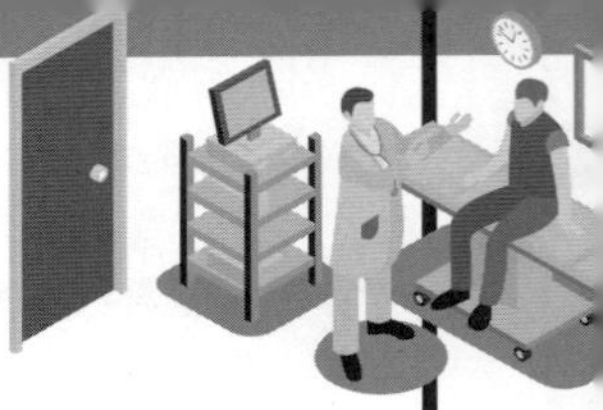

5. 入院

入院とは一般的に、一定の期間、医療機関の施設に泊まり込んで治療を受けることをいいます。外来では十分な治療ができないときや通院が困難なとき、手術など外科的な治療が必要なときに入院して治療を行います。

治療や手術のためだけでなく教育のための入院や強制入院も

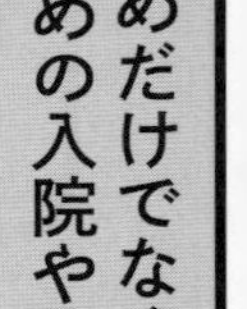

入院には医師の判断と患者・家族の承諾が必要

入院は、医師が患者を診察して入院の必要があると判断し、患者本人や家族が承諾してから行います。

入院には、予定入院と緊急入院があります。予定入院は、検査や治療、手術などのために日程を決めて入院する場合や、他の病院から転院してくる場合など、あらかじめ決まっている入院のことをいいます。

緊急入院は、救急患者が入院が必要だと診断された場合や、外来で診察を受けた際、即時の入院が必要とされた場合など、緊急に行われる入院のことをいいます。

入院にはさまざまな目的がある

入院には、投薬や点滴、放射線治療など内科的な治療を目的とするもの、手術など外科的な治療を目的とするもの、病気やケガのあとのリハビリテーションを目的とするもの、ある特定の病気についての教育を目的とするもの（教育入院）、患者の保護を目的とするものなどがあります。

教育入院は、糖尿病やリウマチなど長期間の療養が必要な病気を持つ患者に対して行われ、医師や看護師、栄養士などが病気の正しい知識や食事の管理、運動の仕方、薬の飲み方など、病気と共存しながら日常生活を送る方法を指導します。

目的別の入院の種類

予定入院

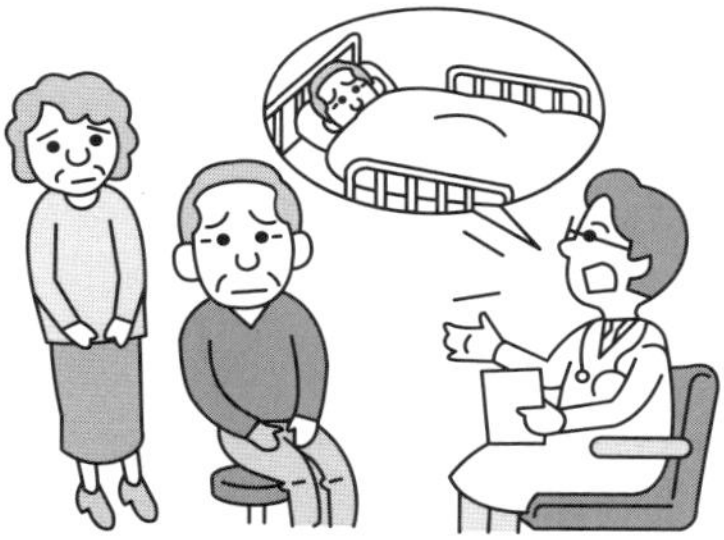

あらかじめ決まっている入院のこと。もっと詳しく検査する、入院しての治療や手術が必要、などの場合。

緊急入院

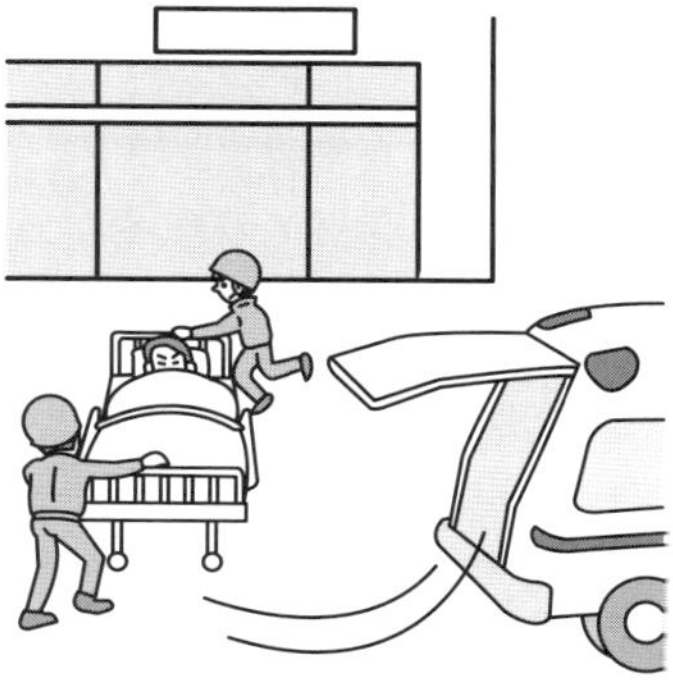

緊急の入院のこと。救急車で運ばれてそのまま入院する、あるいは外来で診察を受け即時入院などの場合。

教育入院

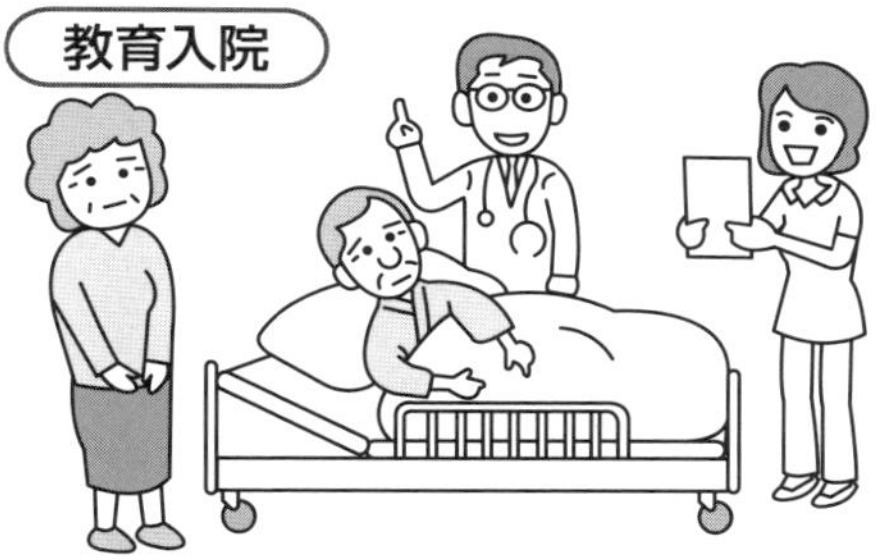

病気の治療だけでなく、食事管理や運動など、疾患と付き合っていく知識や方法を指導するための入院のこと。糖尿病やリウマチ、最近では肥満も対象になっている。

精神科の入院には本人保護の目的も

精神的な疾患での入院は、一般的な病気やケガでの入院と少し異なります。

精神疾患での入院には、本人の同意を得て行う任意入院、他人や自分を傷つける恐れがある精神障害者に対して強制的に行われる措置入院（緊急措置入院）、本人の同意がなくても、保護者や扶養者の同意のみで可能な医療保護入院などがあります。

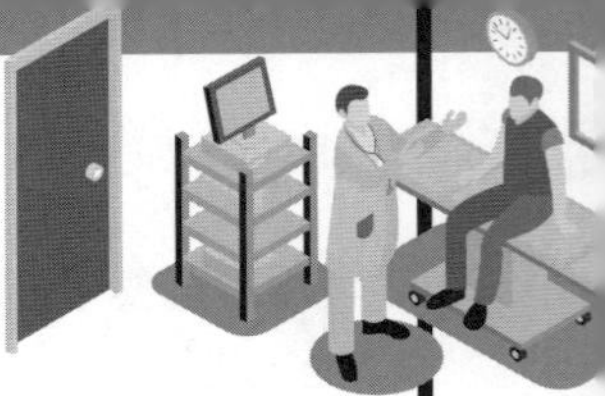

6.

救急診療

救急診療は、突然の病気やケガに緊急に対応する診療のことをいいます。救急には一次から三次まで3つのレベルがあります。どのレベルの救急に対応できるかは、病院によって異なります。

一次から三次まで 3つのレベルで対応する日本の救急

病気やケガの程度によって対応できる医療機関が異なる

救急医療には一次救急、二次救急、三次救急という3つのレベルがあります。

一次救急は、入院の必要がなく外来で対応できるもので、治療後、患者は原則として帰宅します。基本的に日中は診療所や病院の外来で、また夜間や休日は当番の診療所や病院などで対応します。

二次救急は、入院や手術が必要な重症患者を扱い、救急指定病院（救急告示病院）が対応します。救急指定病院とは、救急医療を行うことができる医師がおり、X線装置など必要な医療機器が設置されていて、自治体の都道府県知事によって指定された病院のことをいいます。

三次救急は、生命に関わる重篤なケガや病気の患者に対応するもので、救命救急センターや、さらに高度な医療を行うことができる高度救命救急センターがその役割を担います。

救命救急センターや高度救命救急センターでは、手術をはじめとする救命のための高度な治療や、ICUなど重篤患者病棟での集中治療が行われます。

ERは、24時間365日救急患者を受け入れる

近年、とくに規模の大きな病院や大学病院では、ER（Emergency room）という救急外来を設置しているところが増えています。ERは北米型ERともいい、元々はアメリ

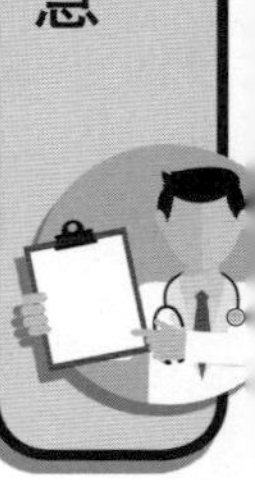

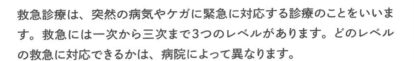

すべての救急患者に対応するER（北米型ER）

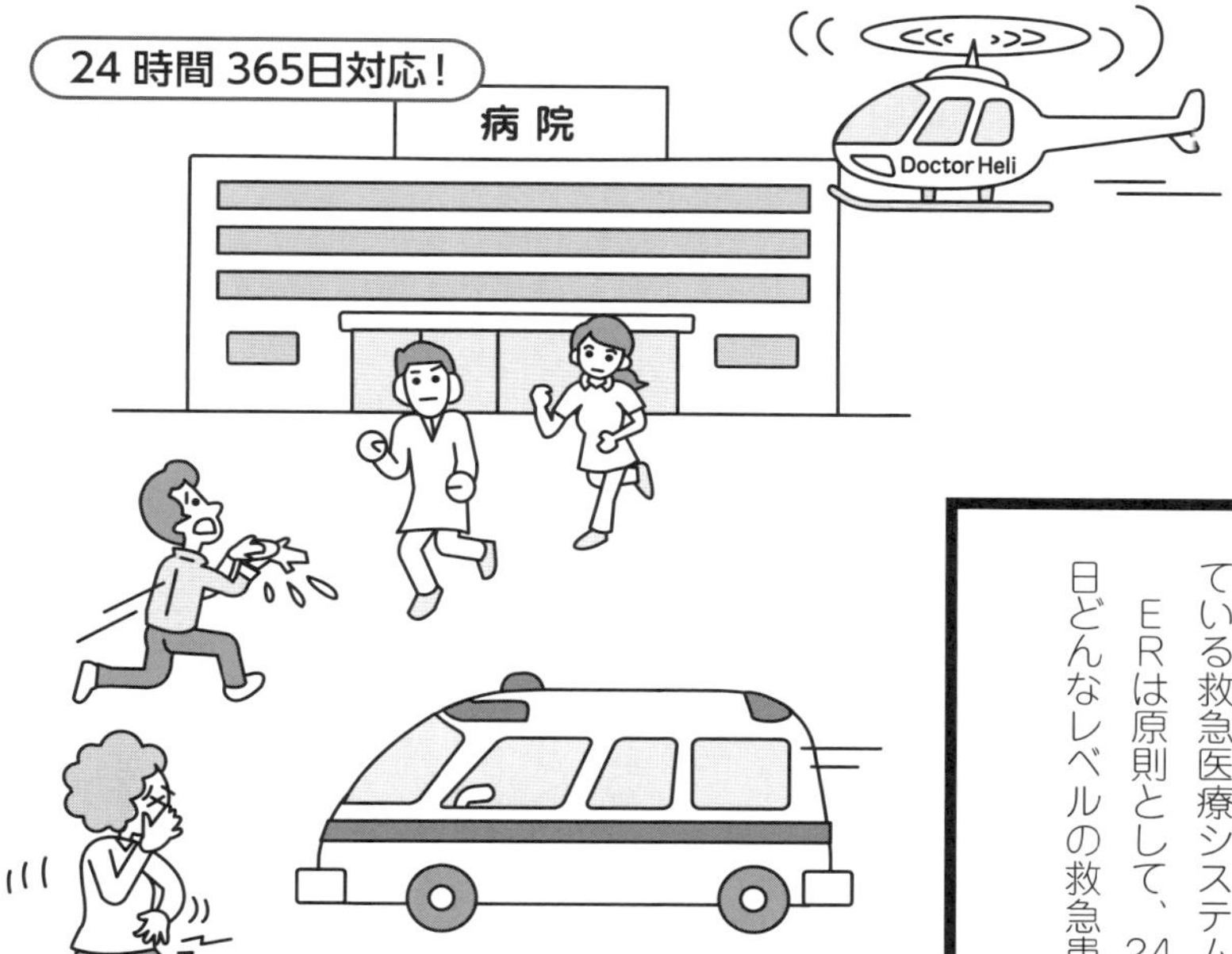

北米型ERは、一次、二次、三次を問わず、どんな救急患者でも受け入れるのが原則。

カやカナダなど北米の病院で行われている救急医療システムのことです。

ERは原則として、24時間365日どんなレベルの救急患者でも受け入れます。ERには救急医療を専門とする救急医や、患者の緊急度を判断するトリアージナースがおり、緊急度順に優先順位をつけて患者の治療を行います。

ERが増えてきた背景には、救急時には病院で治療を受けたいという患者の意識や、救急のレベルを患者側や救急隊が判断するのは困難であること、また、とくに地方では一次、二次を担う医療機関が不足している、などの理由があります。

＊トリアージとは… 病気やケガの緊急度を判断して治療の優先順位を付けること。災害現場などで被災者に付けるタグをトリアージタグといい、その色によって治療の緊急度がわかる。

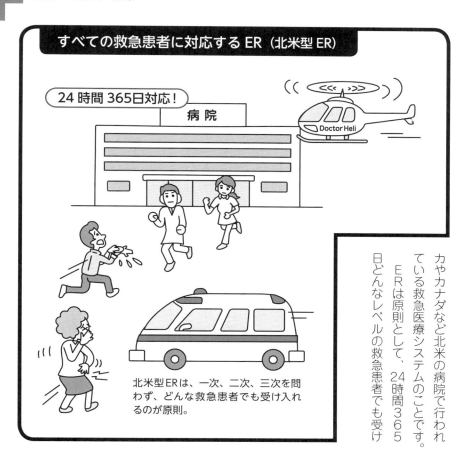

7.
健康診断・人間ドック

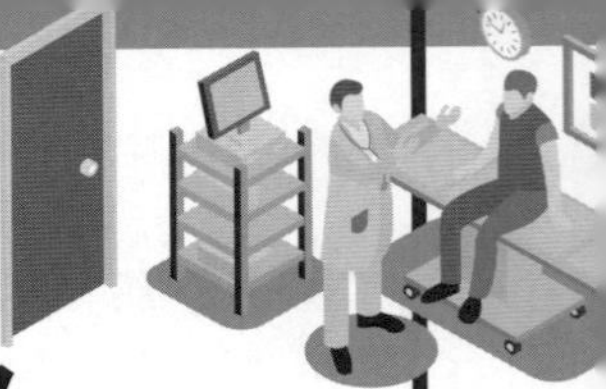

医療機関では、健康を維持し、病気の早期発見・早期治療を目的に、健康診断や人間ドックを行っています。病気を早期に発見し、ひどくならないうちに治療を行うことで、比較的簡単な治療ですんだり、治療の効果が高くなる可能性があり、結果的に国民医療費の削減にもつながります。

健康診断や人間ドックは自費診療 会社や自治体の補助がある

健診は保険外診療 自費が基本

日本国民が病気やケガをした際には、国民皆保険制度により1～3割の自己負担分を払えば医療機関で診療を受けることができます。しかし、健康診断や人間ドックは病気を予防する「予防医療」なので、保険が適用されません。そのため、基本的に自費での受診になります。

会社に勤務する従業員は、労働安全衛生法によって年1回の定期健康診断が義務づけられており、また、会社に勤務していない自営業者や高齢者の場合は、各自治体で行われている健康診断を受けることができます。これらの健康診断は会社や自治体による補助があり、比較的安価で受けられます。しかし、検査項目がある程度限られているので、基本項目以外の検査を受けたいときは、個人で医療機関に申し込み、自費で健診を受けます。

健康診断や人間ドックを扱っていない医療機関もあり、また、代金や実施する検査項目も各医療機関によって異なります。

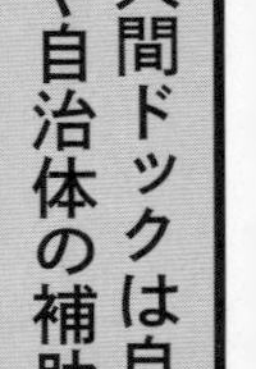

＊健診と検診の違い… 健診と検診は意味が少し異なります。健診は健康診断のことで、健康かどうかを確認するために行います。人間ドックも健診の1つです。一方、検診は、ある特定の病気の早期発見・早期治療を目的とするものです。

メタボ対策としての特定健診

2008年からは、40歳~74歳の人に「特定健診」が義務づけられました。これはメタボリックシンドローム対策として、生活習慣病を予防することを目的としたものです。血圧、体重、腹囲、BMIなどが基準値を上回った人に対して、特定保健指導が行われます。

人間ドックで定期的にメンテナンス

「ドック」は元々、船の点検や修理などのメンテナンスを行う施設のことです。「人間ドック」はこの言葉を応用した造語で、受診者が希望する医療機関に申し込み、費用を支払って任意で受ける健診です。

人間ドッグは一般的に、会社や自治体の健康診断より検査項目が細かく、日帰りや一泊程度で行われますが、中には1週間ほどの期間を取り、さまざまな検査や健康指導などを行う医療機関もあります。

人間ドックの代金は医療機関ごとに設定でき、受診者が増えれば医療機関の収入増加にもつながります。そのため、人間ドック専用の病棟を別に設置し、内装やアメニティをホテルのように豪華なものにしたり、脳ドックや肺ドックの検査を行うなど、それぞれの特色を出した人間ドックを行う医療機関も増えています。

健康診断・特定健康診断の項目

〈定期健康診断の基本項目〉

① 既往症や業務歴、喫煙歴、服薬歴
② 自覚症状や他覚症状の有無
③ 身長、体重、視力、聴力、腹囲
(40歳未満、妊婦などは省略可能)
④ 胸部X線検査(異常が確認された場合は喀痰検査も)
⑤ 血圧測定
⑥ 貧血検査(赤血球・血色素量)
⑦ 肝機能検査(GOT／GTP／γ-GTP)
⑧ 血中脂質検査
(LDLコレステロール／HDLコレステロール／中性脂肪)
⑨ 血糖値
⑩ 心電図検査
⑪ 尿検査

〈特定健康診断の基本項目〉

① 既往症の問診
② 自覚症状や他覚症状の有無
③ 身長、体重、腹囲
④ BMI検査
⑤ 血圧測定
⑥ 血液検査
(GOT／GTP／γ-GTP／HDLコレステロール／中性脂肪／血糖値／HbA1c)
⑦ 尿検査(糖／蛋白)

※医師が必要と判断した場合、心電図検査、眼底検査、血液検査(ヘマトクリット値、血色素量、赤血球数)の検査を追加。

医療機関で使われている

知っておきたい医療機器 ①

「医療機器」と呼ばれる“もの”は、「医薬品、医療機器等の品質、有効性及び安全性の確保等に関する法律（略称：薬機法）」で規制されています。

医療機器は、構造、使用方法、効果又は性能が明確に示されるものであって、「疾病の診断、治療、予防に使用されること」又は「身体の構造、機能に影響を及ぼすこと」のどちらかの目的に該当し、政令で定めるものとなっています。

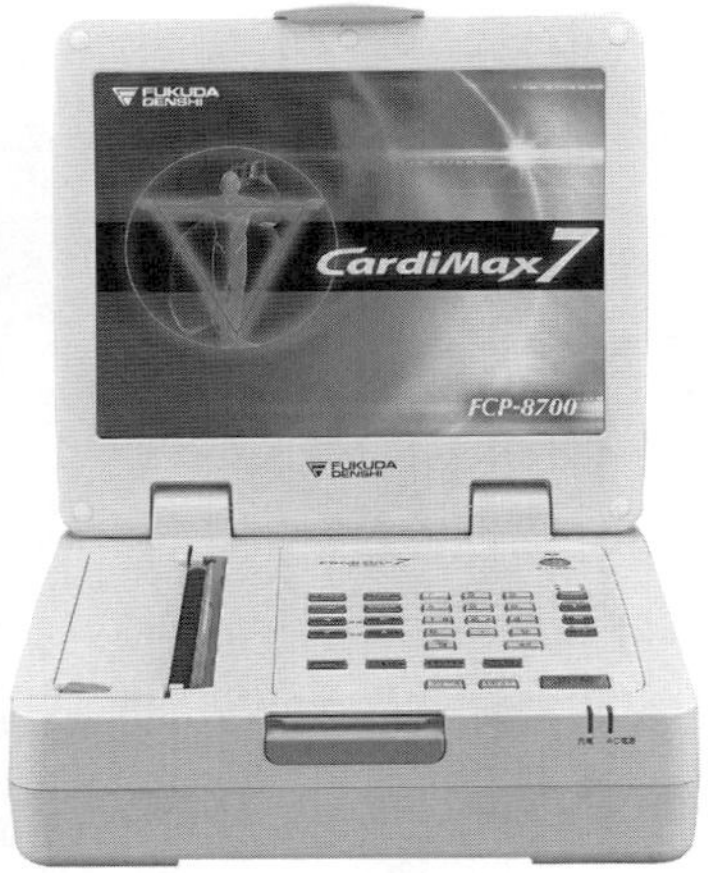

医療機器認証番号：228ADBZX00116000

心電図検査装置「解析付」

～内蔵機能検査用器具～

使用目的：

四肢誘導及び胸部誘導を含む最低 12 誘導の心電図検査を行い、診療所、病院等で心電図及び結果等を記録して、心臓疾患のスクリーニング等、一般の心電図検査等を目的として使用します。

特 徴：

- ノイズの少ない波形を自動で選んで解析するオートキャプチャ機能。
- 合成 18 誘導心電図を用いた ACS 診断補助機能。
- 心臓突然死に関連した Brugada 型心電図、J 波解析に対応。
- 前回と今回の心電図 / 解析結果をその場で比較できるデータ比較機能。
- オプションソフトによるホルタ心電図データの再生睡眠時無呼吸の疑いを検知する CVHR 計測機能搭載。

製品スペック：

- 寸法：(幅) 360 (奥行) 340 (高さ) 430mm (LCD 開時)
- 重量：約 8.5kg (本体のみ。バッテリ等除く)

ホルタ記録器

～内蔵機能検査用器具～

使用目的：

≪長時間心電用データレコーダ≫ 被検者が携行し、長時間の心電図の記録に用いることを 目的とします。
≪長時間血圧記録用データレコーダ≫ 被検者が携行し、長時間の間欠式の非観血血圧値を記録することを目的とします。
≪パルスオキシメータ≫ SpO_2 (経皮的動脈血酸素飽和度) を測定し、表示および記録することを目的とします。

特 徴：

- コロトコフ音法とオシロメトリック法の 2 つの計測方法を併用し、信頼性の高い血圧計測が可能。
- サイト昇圧機能により、血圧上昇時の再加圧や血圧下降時の不必要な加圧が減少。
- 本体内部に 2 検査分のバックアップデータを保存。

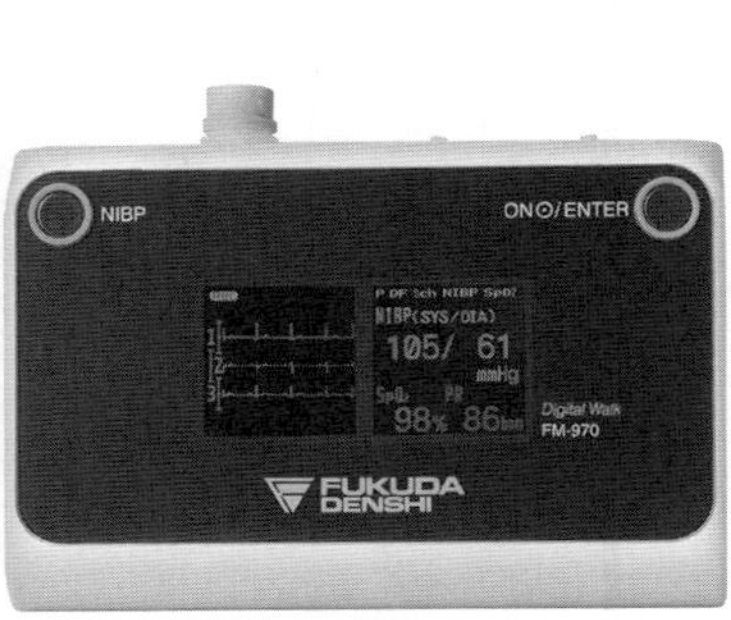

医療機器認証番号：228ADBZX00082000

製品スペック：

- 寸法：(幅) 115 (奥行) 28 (高さ) 77mm (突起部含まず)
- 重量：約 240 g (電池、カード含む)
- 電源：単 3 形アルカリ乾電池 / 単 3 形リチウム乾電池 2 本

第4章

病院で働く人びと①（診療系）

病院では、患者の診療に関わるさまざまな職種の人たちが働いています。患者が一日も早く回復して退院できるよう、医師を中心に大勢のスタッフが協働して診療を行います。

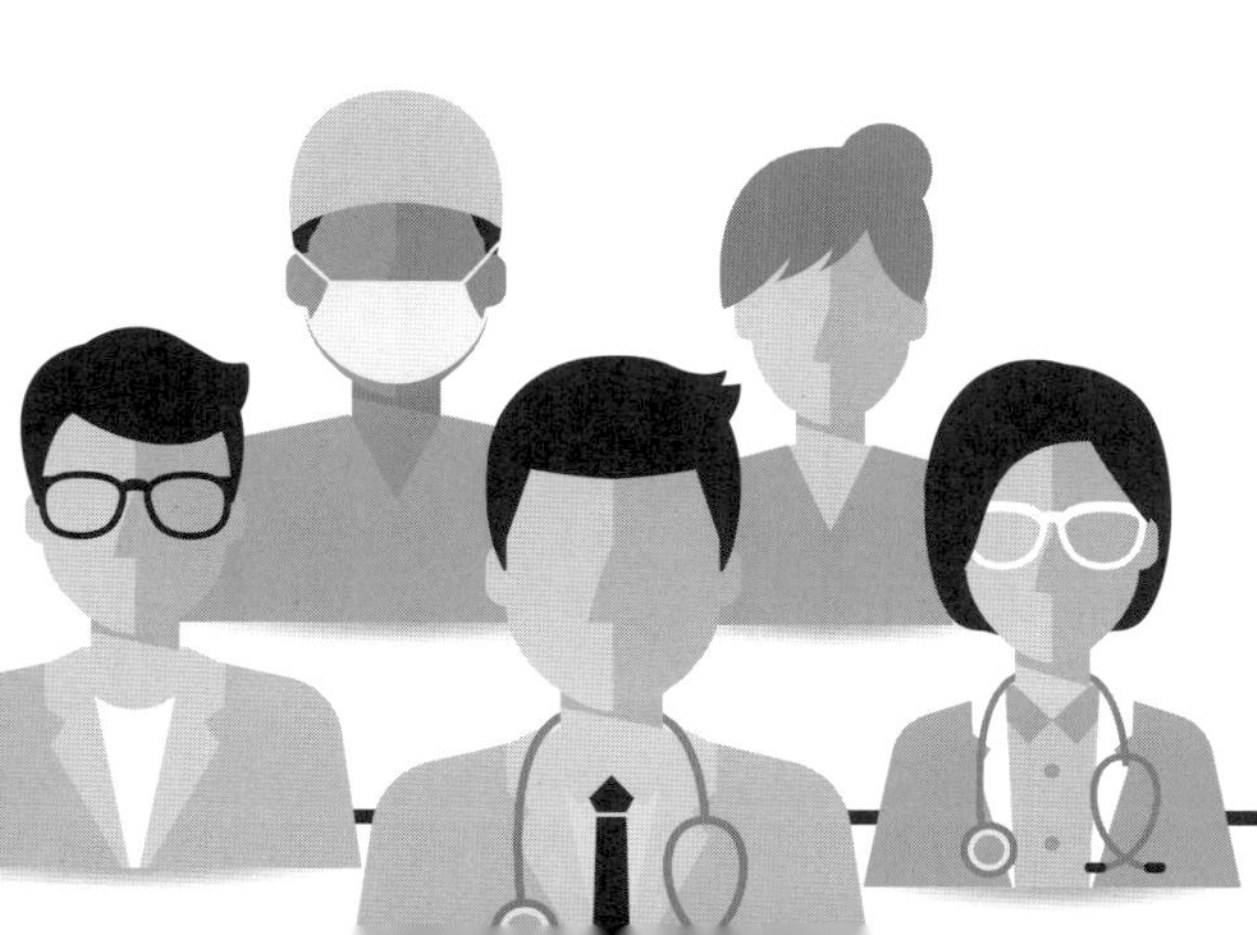

1.

病院長

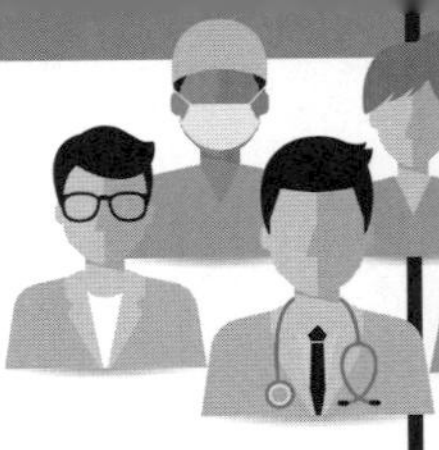

病院長は、病院という組織の長として病院の運営を担うとともに、病院で行われる医療行為すべての最高責任者でもあります。

病院長には医師と組織のリーダーという2つの顔がある

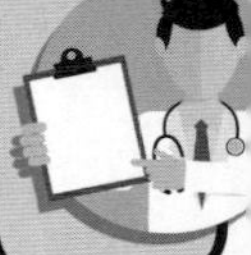

病院長は医師でなければならない

医療法において、病院長は医師でなければならないと定められています。医師免許を持たない人が病院長になることはできません。

組織の長としての業務は非常に多忙で、病院長になってからも医師として患者の診療を続けるかどうかは本人の意思次第ですが、多くの病院長が外来や手術など医師としての仕事も続けています。

病院内外で活動多忙な毎日

病院長という仕事は、日々、多くの業務に追われ、分刻みで予定が決まっています。とくに規模の大きな病院の病院長の場合には、秘書が付いてスケジュールを管理しているほどです。

病院長になっても診療を続けている医師は多く、外来や手術、回診なども行います。自分が主治医の患者だけでなく、病院長として病棟全体の患者の様子や職員の仕事ぶりなどを見て回る、管理回診もあります。

また、病院長は組織の代表として院内外のさまざまな会議や委員会などに出席しなければなりません。

院内では、病院の運営に関わる幹部会議や安全・感染の管理、医療連携などさまざまな委員会に出席して組織運営全般に目を配り、その間にはさまざまな書類の決裁なども行います。

院外では、県や市などの医師会、

病院団体などの病院会、専門の学会や地方部会、自治体や医療法人など病院の開設母体が開く会議などにも出席し、また、医師を派遣してもらう大学病院の教授との面談や会合などもあります。

さらに病院長となる医師には、臨床や医学分野で優れた実績を持つ人も多く、学会での座長や講演を依頼されたり、雑誌、書籍の取材や執筆を依頼されることも少なくありません。

院内でも院外でも忙しい病院長

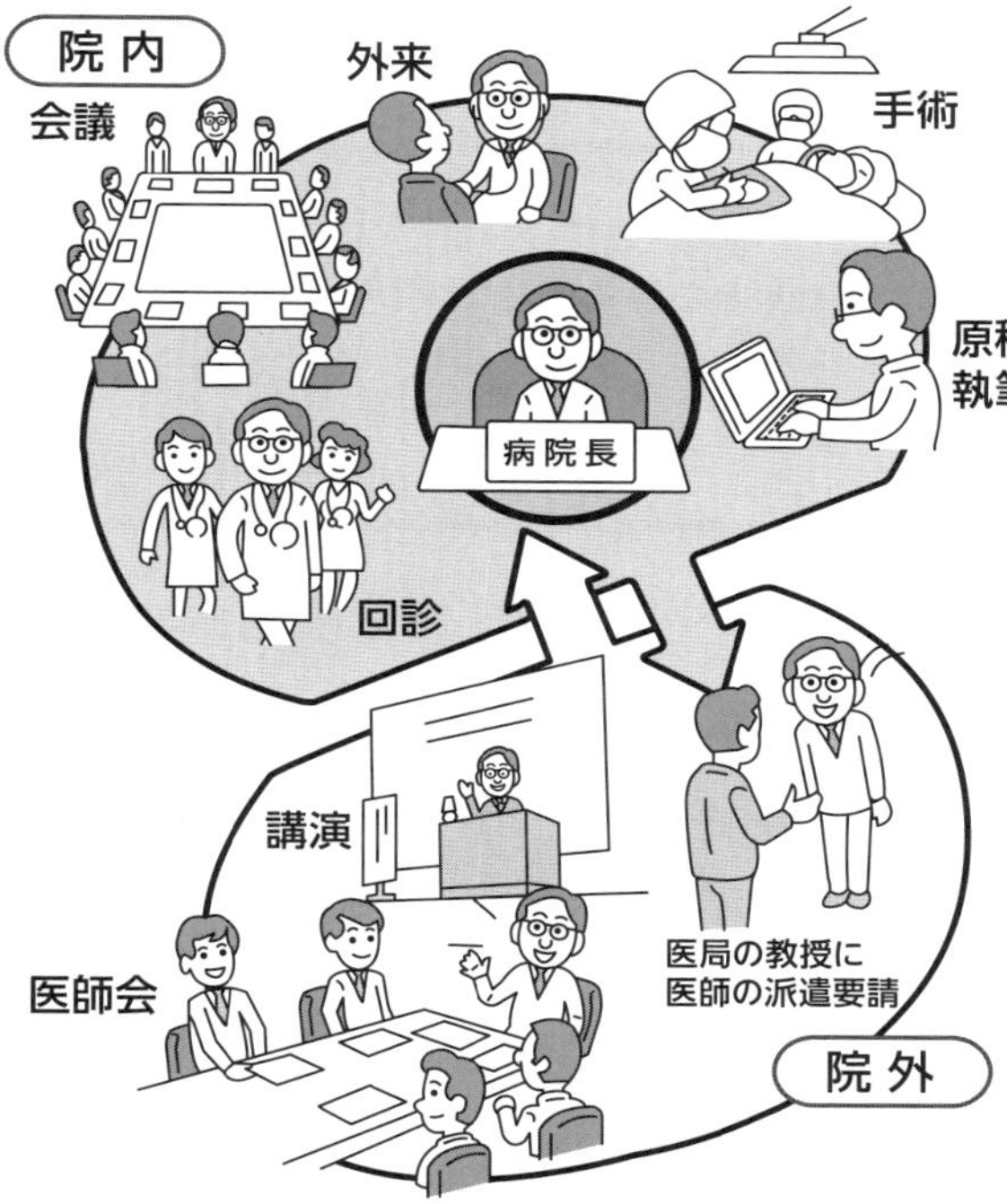

院内では、外来や手術、回診、各種会議への出席や原稿執筆など、また院外では、医師会などへの出席や講演、医局の教授に医師の派遣要請をしに行くなど、多忙を極める。

08 規模や地域によって違う仕事の比重

病院長の仕事は、病院の規模や病院のある地域性などによって、異なります。

例えば、病院や医師の数が少ない地方では、医師としての比重が大きく、外来や手術、当直など診療に関わる時間が多くなります。病院長自ら、訪問診療や往診などに出掛けていくこともあります。

一方、病院数が多い都市部の病院の場合には、地域の医療機関との連携会議や自治体とのさまざまな協議会や委員会など、組織の代表としての渉外業務の比重が大きくなる傾向にあります。

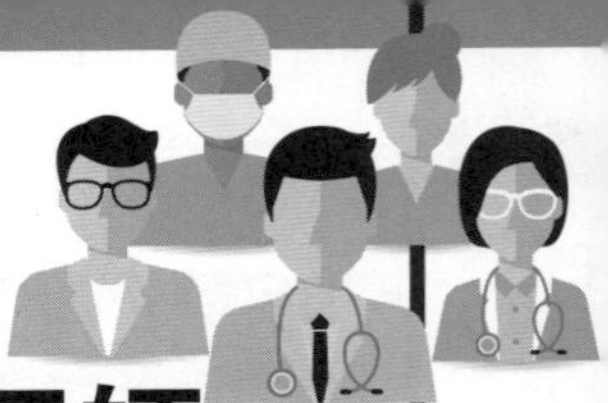

2. さまざまな診療科の医師

病院には、さまざまな診療科の医師がいます。どの診療科の医師も患者の診療だけでなく、診療に関わるさまざまな書類の作成、日々進歩する治療方法や薬の勉強、専門の研究など、非常に多忙な毎日を過ごしています。

診療、書類作成、研究……どの診療科でも医師の業務は山積み

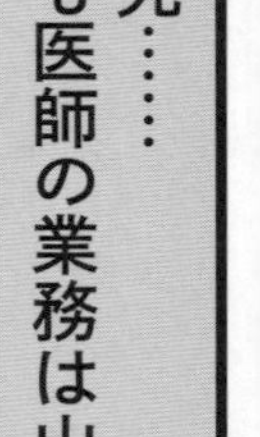

医師の勤務日は病院によって異なる

医師の勤務時間は、病院によってまちまちです。基本的には日曜・祝日が休みの医療機関が多く、医師数に余裕がある規模の大きな病院などでは、そのほかに週に1日、研究日という休みを取ることができます。

また医療法で、病院では必ず医師が当直しなければならないと定められており、医師たちは交代で夜間や休日の当直勤務を行い、救急患者や入院患者の急変に対応します。規模の大きい病院では診療科ごとに当直医がいるところがほとんどですが、中小規模の病院では、医師1人による当直も珍しくありません。

患者の診療から書類作成、最新医学の勉強まで

病院で勤務する医師（勤務医）には、外来での診療や入院患者の診察、手術、検査など多くの仕事があります。

診療以外にも、カルテの作成や他の病院への転院に必要な書類の用意、患者のかかりつけ医からの紹介状への返信、在宅を担当するクリニックの医師への書類など、多くの書類の作成業務も行います。

また、医学の進歩は非常に早く、常に新しい治療方法や薬剤の知識を知っておくため、文献などを読んで勉強し続けなければなりません。そのほかにも専門の学会の準備や研究、さらに論文や雑誌・書籍などの原稿執筆など、やらなくてはならないこ

とが山積みです。

08 診療科によって異なる医師の仕事

医師が行う診療は、診療科によって異なります。

●内科医

内科医は主として薬剤を使用して患者の治療を行いますが、例えば、循環器内科での心臓ペースメーカーの植え込み手術のように、内科での手術を行うこともあります。

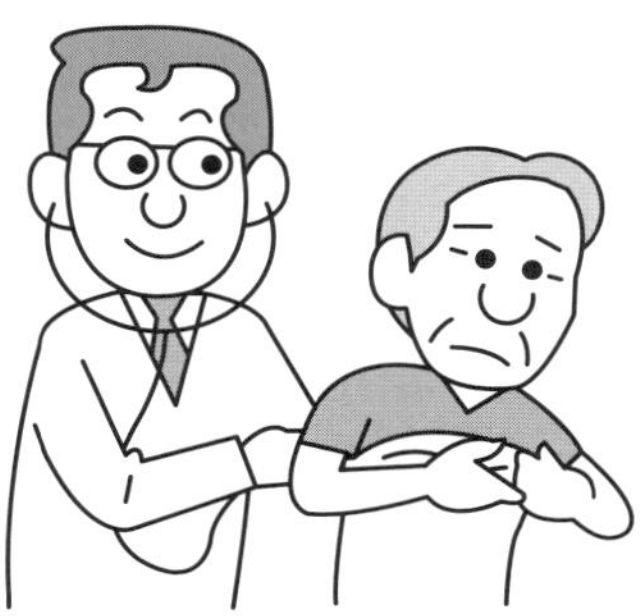

診療では、まず患者への問診を丁寧に行い、聴診器や直接手で触れて診察し、疾患や身体の具合を確認します。また、内視鏡を使用した検査や治療を行う場合もあります。

●外科医

外科医は、主として手術での治療を行います。がんなどの切除、骨折や神経、血管、筋肉、皮膚の修復など、専門分野によってさまざまな部位の多彩な手術があります。手術方法も現在では、開腹手術や開頭手術だけでなく、腹部に空けた数カ所の穴から器具を挿入して行う腹腔鏡手術や、ロボットを操作して行うロボット手術（P.190参照）などさまざまです。

手術後、患者や家族に病状や容態を説明したり、急変や合併症などがないかを確認し、回復の経過を見守るのも外科医の役割です。

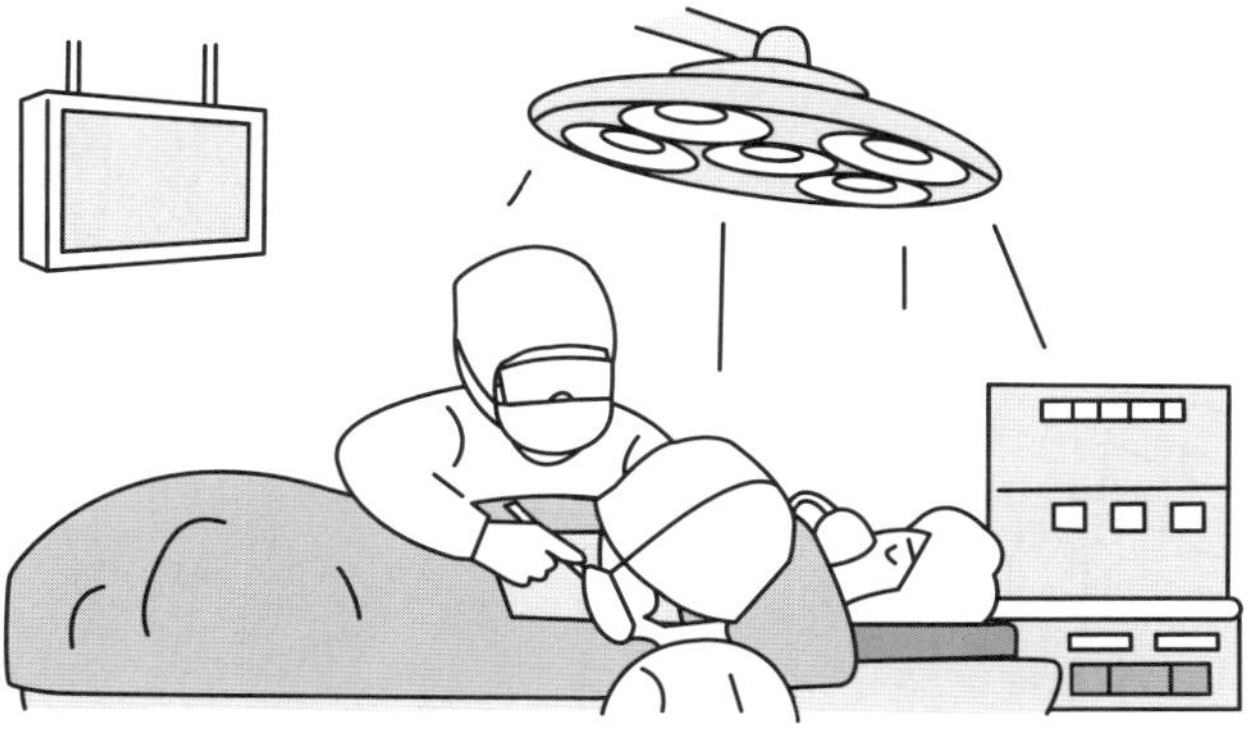

●**小児科医**

小児科医は、主として乳幼児から14〜15歳程度の子どもを専門に診療を行います。

子どもの身体は機能が十分に成熟していないため、使用する薬剤や治療方法などに専門の知識や技術が必要です。また、子どもは自分で症状を正確に話すことが難しいため、付き添う保護者とのコミュニケーションも欠かせません。

さらに、病気やケガ、手術や入院などを経験したことで、子どもの心にショックや傷が残らないよう、留意する必要があります。

●**総合診療医**

総合診療医は、診療科に特化せず幅広い知識や技術を持ち、患者の心身全体の様子を観察して診療を行うのが特徴です。詳しい問診から病気の種類やその状態などを判断し、治療を行います。

また、専門の医師の診療が必要だと判断した場合には、診断書を添えて専門診療科に引き継ぎます。必要があれば、患者の生活や仕事、家族や友人との関わりなどについても問診し、指導や治療を行うこともあります。

●**救急医**

救急医は、ERや救急外来、救命救急センターなどで救急患者に対応します。患者の重症度を見極め、専門診療科の医師とも協力して素早く的確な診断と治療を行います。

重症患者の場合には、救命治療の後、ICUなどでの集中的な治療・管理も担当します。また、迅速な治療の開始を目的に、ドクターヘリやドクターカーで現場に出動することもあります。災害や大きな事故が発生した際には、傷病者のトリアージ（P.93参照）をし、優先順位を付けて応急処置をしてから病院に搬送し、治療を行います。

このほか眼科や耳鼻科など、さまざまな診療科に各専門の医師がおり、診療を行っています。

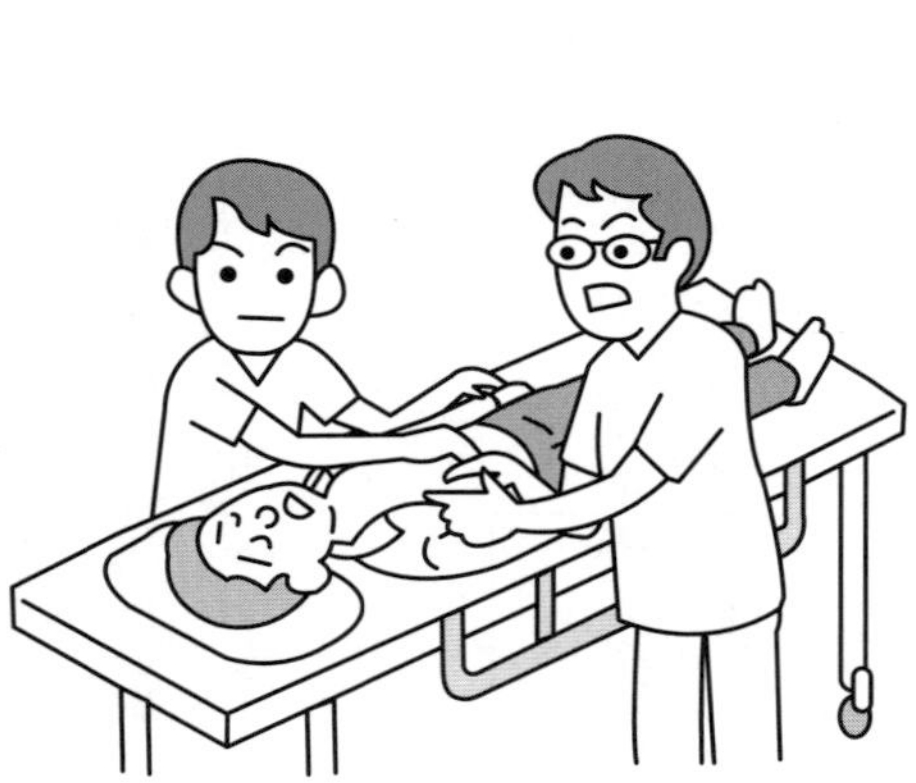

08 目立たなくても重要な 麻酔、放射線、病理

麻酔科や放射線科、病理は、外来などで患者に接することは少ない診療科ですが、それぞれ大切な役割を担っています。

●麻酔科医

麻酔科医は、手術の際の麻酔を担当します。手術の前日には、患者や家族に麻酔についての説明を行い、手術当日に麻酔をかけます。

手術中は麻酔の効き具合や、患者に異常がないかなどを常に確認し、手術終了後には患者が麻酔から覚めるまで注意を払います。

また、がんなど痛みを伴う疾患での疼痛コントロール（痛みのコントロールや緩和ケアなど）も担います。

●放射線科医

放射線科医は、X線やCT、MRIなどの検査画像から臓器の異常や疾患を発見、その状態を診断します。これを「読影《どくえい》」といいます。診療科の医師は放射線科医の読影も参考にして、患者の疾患の診断をしたり治療方針を決めます。

また、がんなどの疾患に対する放射線治療や、X線やCT、MRIなどの画像を見ながら臓器や血管内に針を刺したり、細い管を入れて行う*IVRという治療も担当します。

●病理医

病理医は、患者の臓器などから採取した組織や細胞を顕微鏡で精査し、疾患の種類や進行具合について病理学的な診断を行います。がんなどの病気では、病理医の検査結果を見て、手術や抗がん剤などの治療方針を決めることもあります。

また、亡くなった患者の死因や治療効果を検証するため、必要な場合には病理解剖を行います。

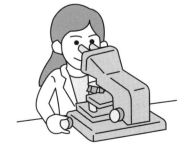

*IVR……Interventional Radiologyの略語。画像下治療と訳される。代表的な治療には、詰まった血管にステントやバルーンなどの器具を入れて広げる血管内治療などがある。

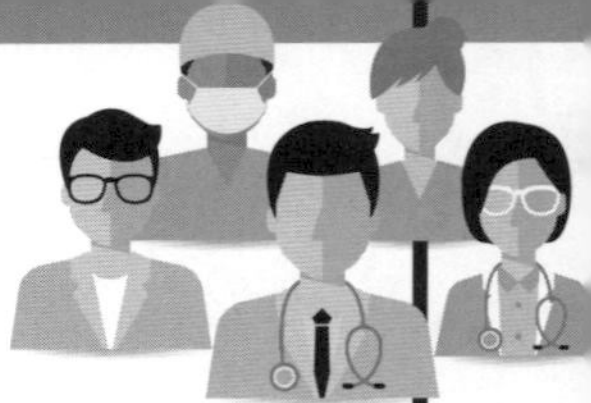

3. 初期研修医・後期研修医（レジデント）

医学部を卒業し、医師国家試験に合格したばかりの医師を研修医といいます。初期と後期、併せて5年間の厳しい研修を経た後、一人前の医師として独り立ちしていきます。

医学部卒業後、初期2年後期3年の研修を経て一人前の医師に

初期研修医は見習い すべてが勉強の日々

研修医には、初期研修医と後期研修医の2種類があり、後期研修医はレジデントとも呼ばれます。初期研修医は見習いの医師として修行を積み、後期研修医は各診療科の若手医師として、また初期研修医の頼れる先輩として活躍します。

大学の医学部では6年間医学を勉強し、5、6年次には大学病院での実習も行いますが、卒業して医師国家試験に合格したばかりの初期研修医には、知識も技術もまだまだ不足しています。

医師は人の命に関わる職業であり、小さな間違いやちょっとした不注意が取り返しの付かない事態を招くこともあります。そのため、とくに初期研修の2年間は、見習いの医師として*オーベンと呼ばれる先輩の医師につき、実際の診療や患者との接し方など、すべてのことを一から学びます。先輩医師の指導は、非常に厳しく行われます。

初期研修医の待遇は、病院によって異なります。多くの病院では常勤の職員として扱われますが、自治体病院などでは非常勤職員としての扱いになることもあります。給与は、月30万円～50万円が一般的です。

後期研修医は 一人前の医師として活躍

2年間の初期研修が終わって後期研修に入ると、ある程度の知識や技術が身につき、当直勤務も任される

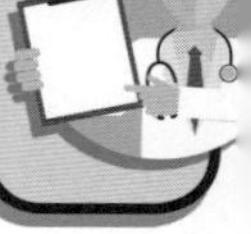

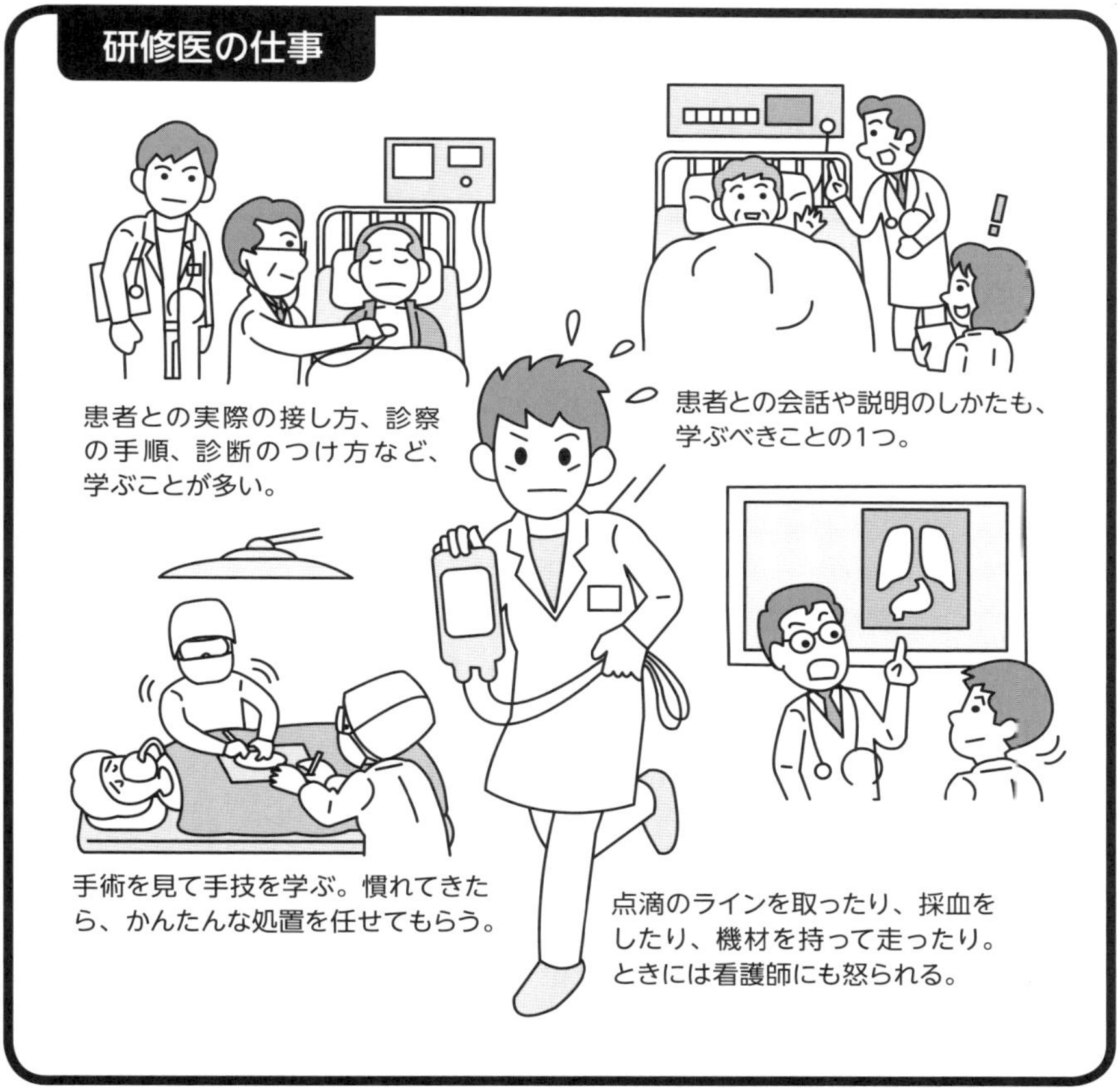
研修医の仕事
患者との実際の接し方、診察の手順、診断のつけ方など、学ぶことが多い。

患者との会話や説明のしかたも、学ぶべきことの1つ。

手術を見て手技を学ぶ。慣れてきたら、かんたんな処置を任せてもらう。

点滴のラインを取ったり、採血をしたり、機材を持って走ったり。ときには看護師にも怒られる。


ようになって一人前の医師として扱われます。給与も上がります。

後期研修医には診療以外にも大切な役割があります。それは、初期研修医の指導です。初期研修医にとって、後期研修医は年齢も立場も近く、ベテランの厳しいオーベンや上医よりも気軽に話せて質問や相談もしやすいため、頼りになる存在です。

＊オーベン…医師の間で使用される言葉で、研修医を指導する役割の医師のこと。上級医師のことで上医ともいう。

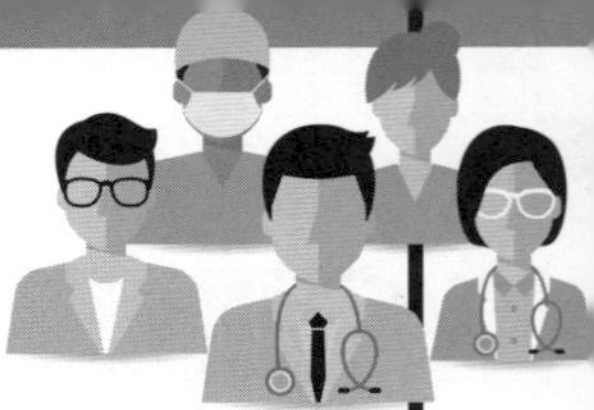

4. 看護師

看護師は医師の指示のもと、患者に対するさまざまな医療行為や身体的なケアなど多くの仕事を担います。また、医師の説明を補助したり患者の気持ちを医師に伝えるなど、医師と患者のコミュニケーションがスムーズに行くよう、手助けをする役割もあります。

患者に寄り添い、医師と患者の意思疎通を助ける役割も

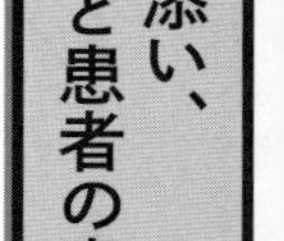

仕事の範囲が異なる看護師、准看護師、看護助手

看護師には大きく分けて、正看護師と准看護師がいます。

正看護師は看護師国家試験に合格し、厚生労働大臣から免許を受けた看護師、准看護師は都道府県知事による免許を受けた看護師です。准看護師は基本的に、自らの判断で患者の看護を行うことはできず、必ず医師や正看護師の指示を受けて行います。

また、看護助手は看護補助とも呼ばれ、シーツの交換や食事の後片付け、病室の掃除、患者が検査に行く際の付き添いなど、看護師を補助する役割です。

看護師の勤務は2交代制か3交代制

病院には入院患者がいるため、24時間365日の勤務が必要です。そのため看護師の勤務は、多忙な時間帯に十分な人員を配置できるようにシフト態勢となっており、基本的には2交代制または3交代制で行われます。

また、勤務を交代するときには必ず「申し送り」を行います。申し送りとは、次のシフトの看護師に各患者の状態や救急患者の受け入れ状況などを伝達し、交代しても滞りなく看護が継続できるようにする作業です。申し送りは入院患者がいる病棟だけでなく、外来や救急などでも、それぞれ行われます。

08

働く場所で異なる看護師の仕事

看護師の仕事は大きく分けて、医師の指示で行う注射や点滴などの医療行為、体位交換や清拭などのケア、カルテの管理や患者の状態の把握などの情報管理があります。また、病棟や外来、手術室や救急など、どこで仕事をするかによって、業務が異なります。

外来で仕事をする看護師を外来看護師、病棟で主に入院患者を担当する看護師を病棟看護師、手術で仕事をする看護師を手術看護師（オペナース）などと呼びます。

外来看護師は、外来で患者への問診やカルテの確認、患者が衣服を脱ぎ着する際の補助、医師の指示に従って注射や血圧の測定をするなどの診療行為を行います。

病棟看護師は、入院患者の検温や血圧測定、医師の指示で行う注射や点滴、処置、食事や排泄の介助、体位交換や清拭などのケア、また医師が回診をする際に、患者の状況を伝えるなどの仕事をします。

手術看護師は、手術室の準備や使用する器具の出し入れ、執刀する医師に器具を手渡すなどの作業を行います。

このほか、ＥＲや救命救急センターで働く救急看護師、ＩＣＵで働くＩＣＵ看護師など、看護師はさまざまな場所で活動しています。

場所別にみる看護師の仕事

外来看護師

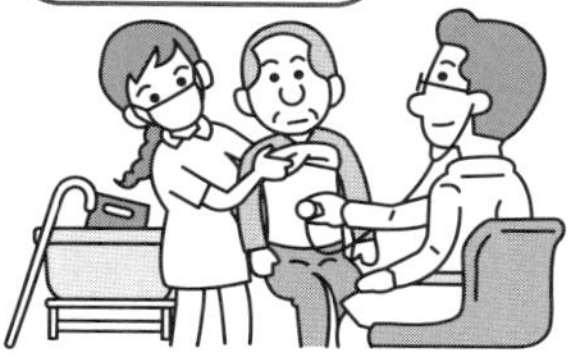

カルテを用意したり患者の服を捲り上げるなど、医師が効率よく診察できるようサポートする。医師の指示のもと、血圧測定や注射などを行う。

病棟看護師

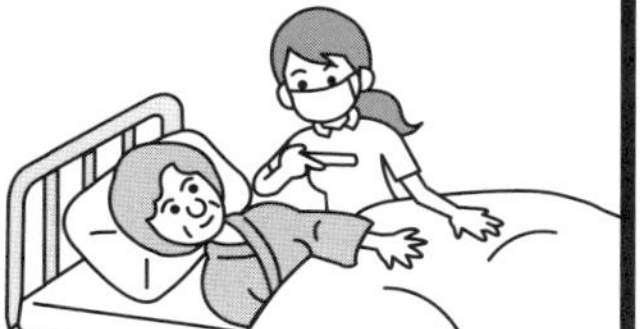

検温や食事・排泄の介助など、患者のケアを行う。患者と信頼関係を築いて相談に乗ったり、患者の状態を医師に伝えたりする。

手術看護師

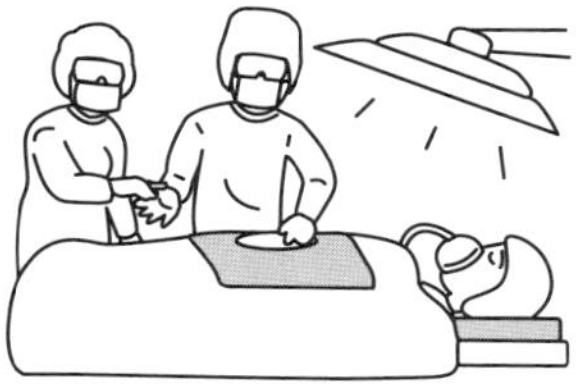

手術前の器具の準備や手術室の環境整備、手術中の器具の出し入れや医師への手渡しなどを行う。

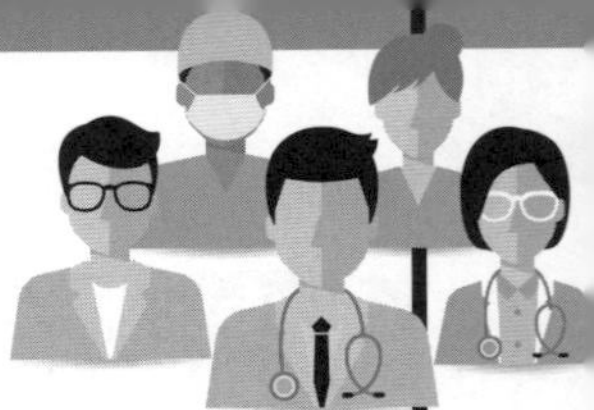

5.
専門看護師・認定看護師

病院では患者を中心とした医療の実現や、医師の負担を軽減するための多職種連携、チーム医療が不可欠です。その中で、豊富な医療知識と経験を持つ、専門性の高い看護師の役割が拡大しています。

高い専門性と豊富な経験を持ち より主体的な看護を行う

豊富な経験と高い専門知識を持つ看護師

看護師は医師の指示を受けて医療行為を行いますが、十分な経験と高度な知識をもった看護師がその専門性を活かし、より主体的な看護を行うことができる専門看護師と認定看護師という資格があります。

専門看護師は、看護系大学院の修士課程を修了した後、5年以上の実務経験を経て受験資格を得ます。また認定看護師は、5年以上の実務経験を持ち、所定の研修を半年間受けた後に受験資格を得ます。2つの資格とも、熟練した技術と高度な知識をもとに、水準の高い専門的な看護を提供することを目的としています。

専門分野に特化した高度な看護

専門看護師には、がん看護、老人看護、急性・重症患者看護、家族支援、在宅看護など11種類があり、2017年12月にはさらに遺伝看護と災害看護の認定が開始される予定です。これらの専門看護師は、各専門分野での高度な看護を提供すること、また同時に、他の看護師への教育など看護学の向上を図ることを目的としています。

認定看護師には、救急看護、緩和ケア、がん化学療法看護、認知症看護、感染管理など21種類があります。専門看護師と同様、各分野での熟練した看護技術と知識を元に、高度な看護の提供を行います。

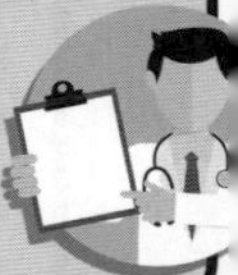

これらの専門看護師や認定看護師は、各分野でその専門に特化した水準の高い看護を実現するとともに、一般の看護師に対しても専門知識や技術の教育・指導を行っていくことが期待されています。

08 特定行為を担う看護師とは

厚生労働省は2015年10月から、「特定行為に係る看護師の研修制度」を開始しました。これは、人数の多い団塊の世代が全員後期高齢者になる2025年を前に、在宅医療の推進などを目的として、定められた38の特定の医療行為を行うことができる看護師を養成するための制度です。この看護師のことを便宜上、特定看護師と呼ぶことがあります（あくまでも便宜的な呼び方で「特定看護師」という資格はありません）。

特定看護師は、厚労省が指定した全国の研修機関で、共通科目315時間と区分別科目それぞれ15時間～72時間の研修を受けて認定されます。38の特定医療行為は呼吸器関連、循環器関連など21の区分に分けられており、高度な技能と知識が必要とされるものばかりです。

特定看護師がこれらの医療行為をする場合には、あらかじめ医師が患者の病状や診療補助の内容などを記述した手順書に従って行い、その結果を医師に報告します。

専門看護師／認定看護師の専門分野

専門看護師専門分野	認定看護師専門分野	
・がん看護	・救急看護	・乳がん看護
・精神看護	・皮膚・排泄ケア	・摂食・嚥下障害看護
・地域看護	・集中ケア	・小児救急看護
・老人看護	・緩和ケア	・認知症看護
・小児看護	・がん化学療法看護	・脳卒中リハビリテーション看護
・母性看護	・がん性疼痛看護	・がん放射線療法看護
・慢性疾患看護	・訪問看護	・慢性呼吸器疾患看護
・急性・重症患者看護	・感染管理	・慢性心不全看護
・感染症看護	・糖尿病看護	
・家族支援	・不妊症看護	
・在宅看護	・新生児集中ケア	
・遺伝看護（2017年12月誕生見込）	・透析看護	
・災害看護（2017年12月誕生見込）	・手術看護	

※公益社団法人日本看護協会ホームページより作成

6.

診療放射線技師

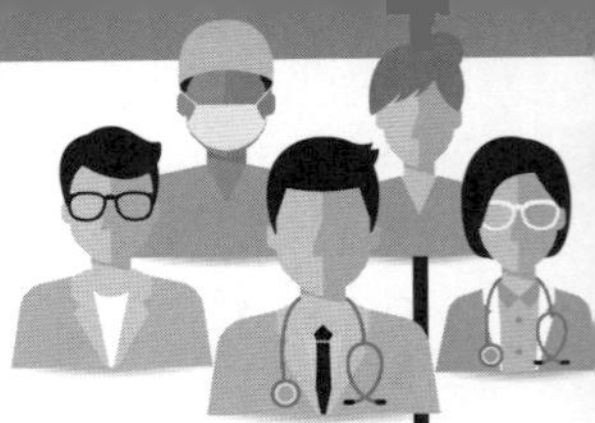

診療放射線技師は、X線やCTなど放射線を使った検査を行ったり、がんなどの放射線治療では医師の指示に従って放射線を照射します。また、検査機器の管理・保守や、事故防止・医療被爆の低減など、放射線の管理業務も担当します。

診断しやすい画像を撮影、見やすく加工することも大切な役割

画像の撮影から処理 機器のメンテナンスまで

診療放射線技師は、医師の指示のもとX線やCT、MRI（磁気を利用）、PET、マンモグラフィなど主として放射線を使用する検査機器を使って患者の体内を撮影し、その画像のデジタル処理を行い、より見やすく診断に役立つよう加工します。

また、がんなどの放射線治療では、医師の指示のもと、機器を操作して指定された線量の放射線を正確に患者に照射し、その量などを記録します。

検査機器の保守・管理や、正確な照射を行うための精度管理・線量測定なども含め、機器類を定期的に点検し動作確認などをしておくのも診療放射線技師の役割です。

進化する機器類 欠かせない情報収集

診療放射線技師には、放射線生物学や放射線物理学など放射線に関する知識に加え、画像の処理や解析に関する知識なども必要とされます。

検査機器の進化は早く、CTやMRIなどの機器も撮影精度の高い新機種が次々と出て、デジタル画像処理の技術も進んでいます。また、重粒子線や陽子線などを利用した最新の放射線治療を導入する病院も増えており、新しい機器の操作や治療法に関する情報収集・勉強が常に求められます。

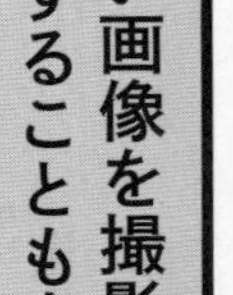

診療放射線技師の仕事

X線などでの撮影

X線など放射線を使う検査機器を用いて、患者の体内を撮影するのが主な役割。

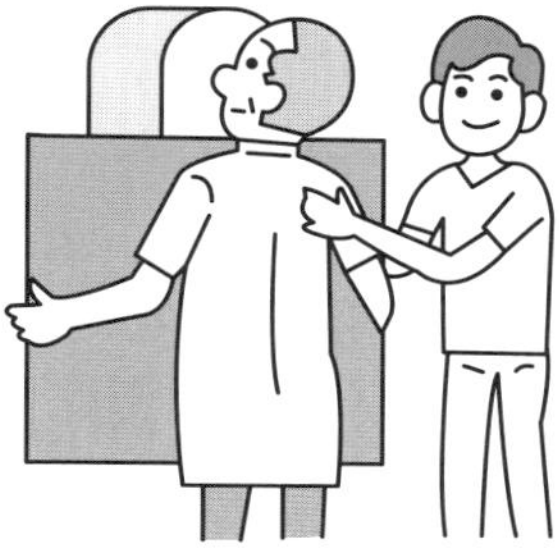

CTやMRIでの撮影

撮影した画像を医師が診断しやすいように加工する。

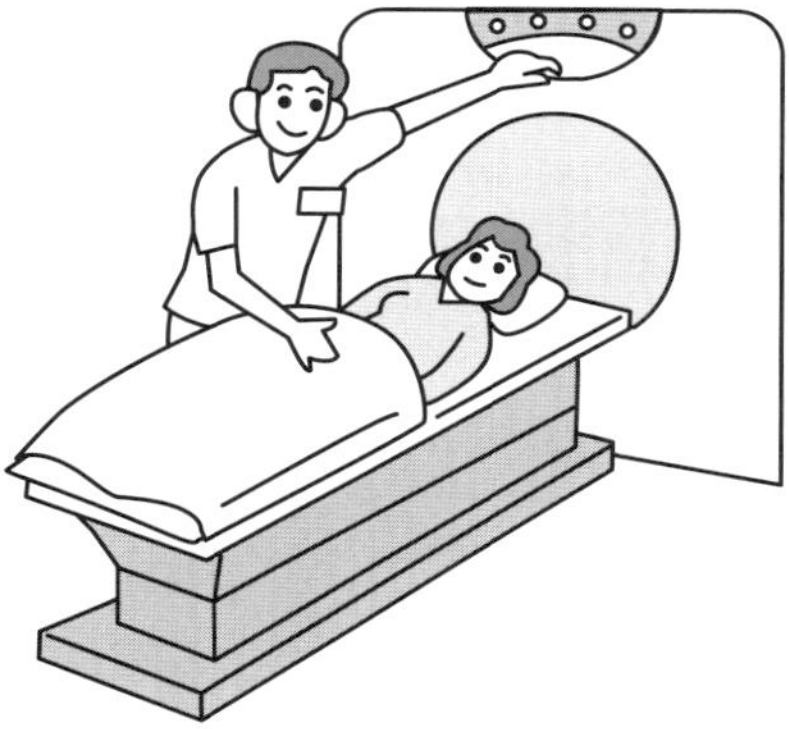

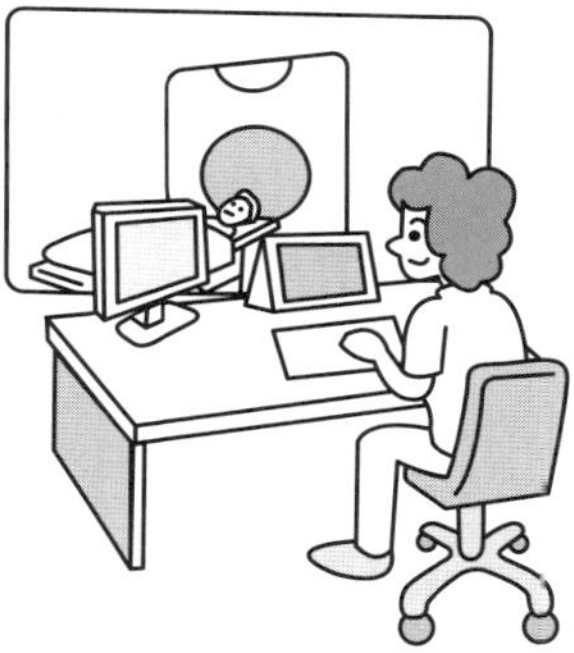

08 医師の読影に役立つ意見やコメント

画像の読影を専門に行う放射線科医が常駐していない中小規模の病院などでは、内科医や外科医など各診療科の医師が診療放射線技師の判断を参考にして読影し、診断を行うこともあります。

日々、大勢の患者の画像を目にしている診療放射線技師は、ちょっとした異常にも気付きやすく、気付いたことを医師に伝えたり、また医師から画像について意見を求められることもしばしばです。

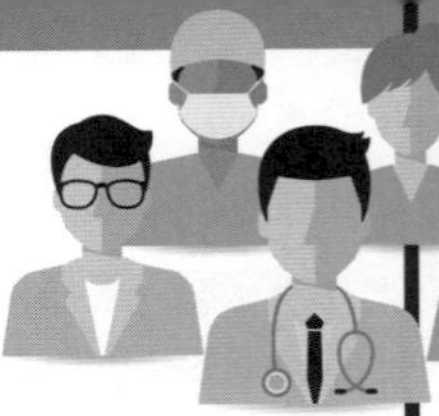

7. 臨床検査技師

臨床検査技師は、血液検査や尿検査、超音波検査や心電図検査など、病気のあるなしや進み具合、身体の状態を調べるさまざまな検査を担当します。

病気の早期発見に欠かせない検査結果の小さな異常

検査の種類は2つ 生理機能検査と検体検査

臨床検査技師が担当する検査には、大きく分けて生理機能検査と検体検査があります。

生理機能検査は、患者の身体に直接検査機器を付けて行うもので、心電図検査、超音波検査、呼吸機能検査、サーモグラフィ検査（熱画像）、脳波検査などがあります。

検体検査は、患者から採取した検体を使用して検査を行うもので、血液、尿、便の一般検査のほか、血液学的検査、生化学的検査、微生物学的検査、病理学的検査などがあります。

検査態勢は病院によってまちまち

大学病院や規模の大きな病院などでは、行う検査の数や種類も多く、臨床検査技師も大勢勤務しています。また、生理機能検査室や検体検査室も別々にあるところが多く、さまざまな検査機器が設置されています。とくに検体検査室では、詳細なデータを得るための自動分析器など、最新機器の導入も進んでいます。

臨床検査技師の数が少ない病院では、検査技師と看護師が協力して生理機能検査を行ったり、検体検査を外注している所もあります。

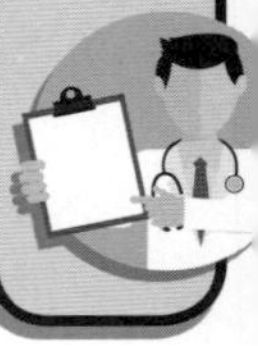

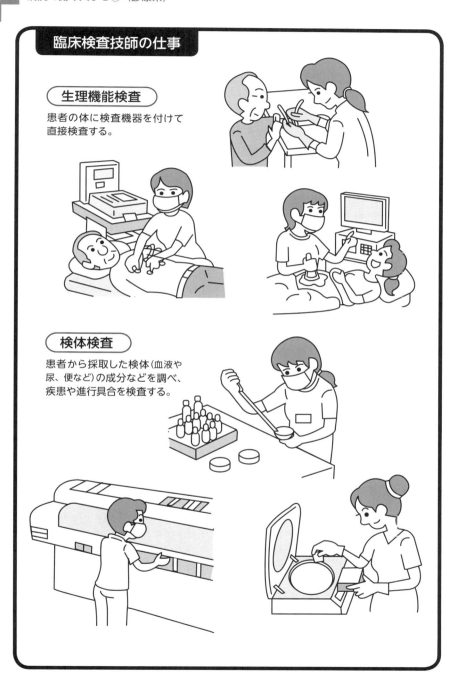

臨床検査技師の仕事

生理機能検査

患者の体に検査機器を付けて直接検査する。

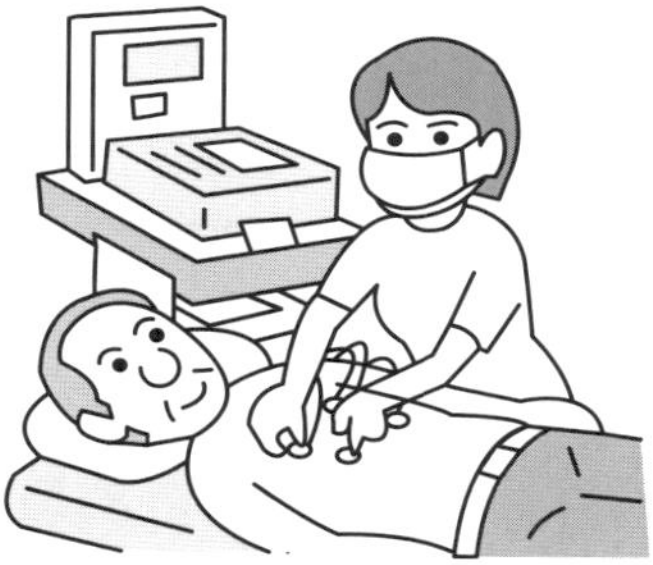

検体検査

患者から採取した検体（血液や尿、便など）の成分などを調べ、疾患や進行具合を検査する。

8.

臨床工学技士

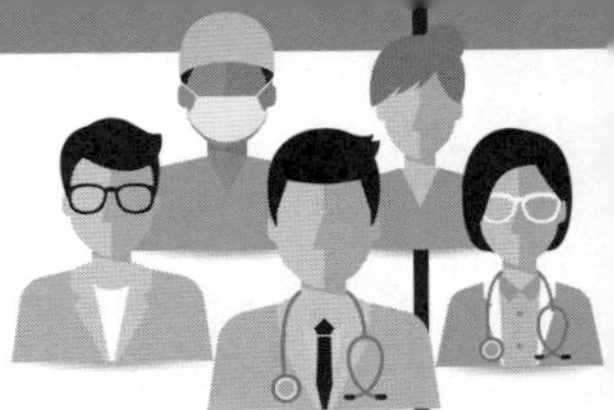

臨床工学技士は、患者の生命に関わる医療機器の操作を担当するとともに、機器類の保守や点検を行います。医学と工学、両方の知識が必要で、機器ごと、またその機器を使用する疾患ごとに認定される専門の資格もあります。

生命維持管理装置の組み立てから操作、保守管理まで

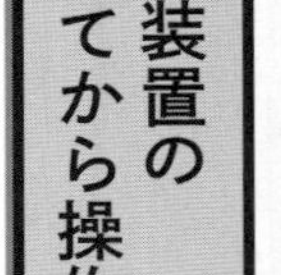

患者の命を支える3つの生命維持装置

臨床工学技士は医師の指示のもと、生命維持管理装置を操作します。

生命維持管理装置とは、人間が生命を維持するために必要な肺、心臓、腎臓の機能の一部を代行する機器のことで、人工心肺（血液循環）、人工透析、人工呼吸の3つがあります。

人工心肺は、心臓や大きな血管の手術などを行うために心臓を停止させる際、体外で心臓と肺の役割をして血液循環とガス交換を行う装置です。人工肺やPCPS(Percutaneous Cardio-Pulmonary Support：経皮的心肺補助装置）などがあります。

人工透析は、慢性腎臓病や糖尿病などで腎臓の機能が低下した際に、体内の老廃物や過剰な水分を排出するための装置で、人工透析装置や血漿交換装置などがあります。

人工呼吸は、心臓や肺などの疾患で呼吸が弱まり、身体に必要な酸素を十分に取り入れることができないときに使用するもので、人工呼吸器や高気圧酸素治療機器があります。

装置の組み立てから保守・点検まで

臨床工学技士は、機器の組み立て、操作、保守、点検を行います。

生命維持装置のほかにも、電気メスや輸液ポンプ、除細動器など、病院で使用される機器類の管理や操作を行ったり、看護師など他の医療スタッフに機器の操作などを教育する役割もあります。

臨床工学技士の仕事

機器の組み立て、保守、点検

患者の命にかかわる生命維持管理装置の、組み立てから保守、点検をする。

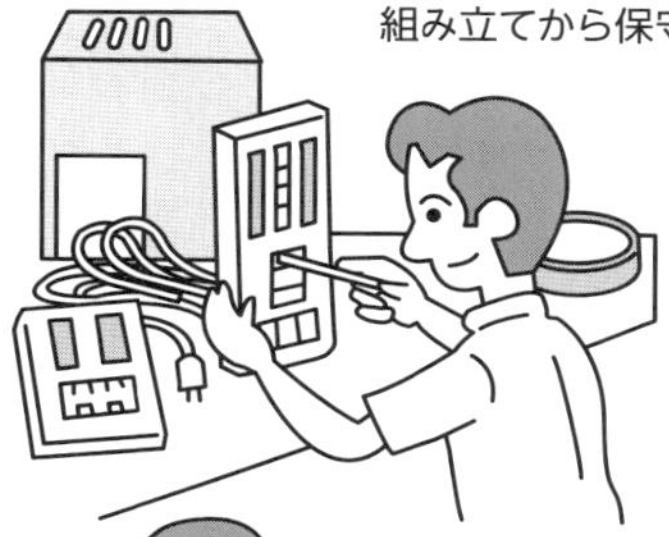

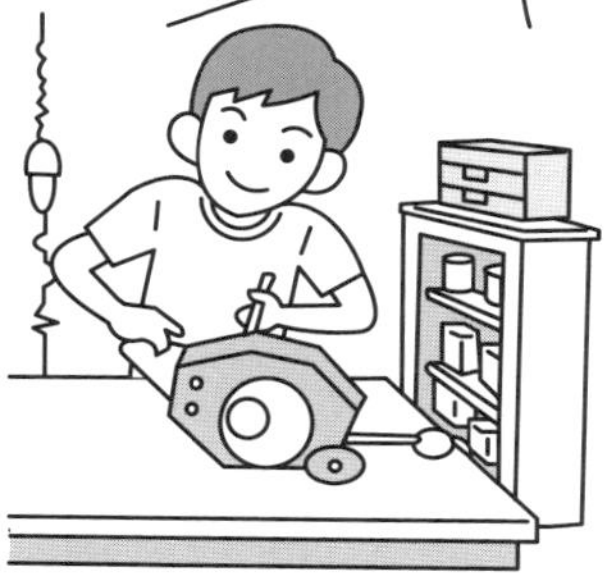

機器の操作

人工心肺や人工透析などの機器の操作。

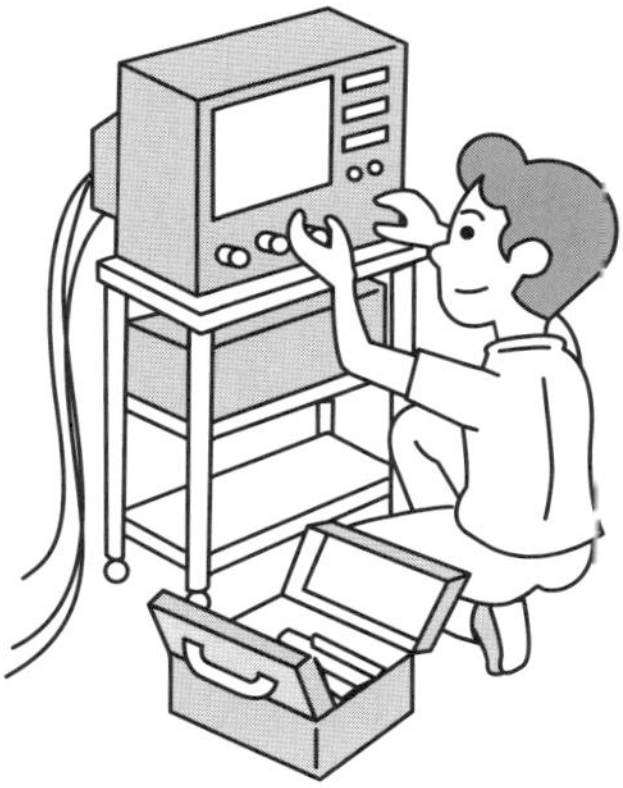

機器の使用法の教育

病院にあるさまざまな機器の使用方法を、ほかのコメディカルに教える。

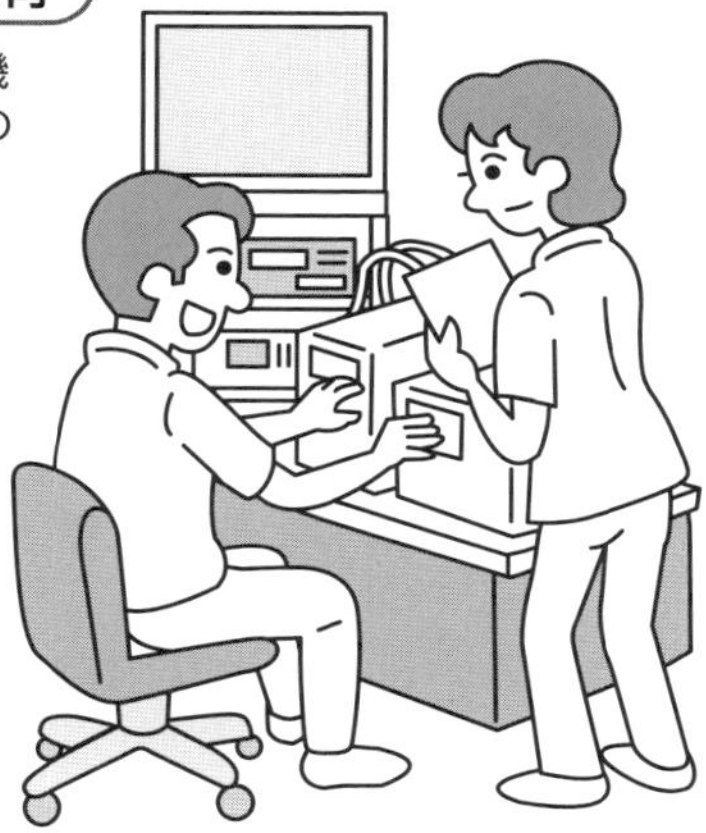

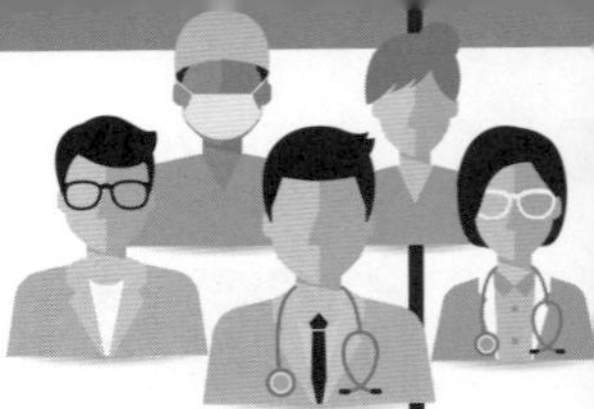

9. 理学療法士
（PT：Physical Therapist）

病気やケガで心身に障害を負ったり、大きな手術や長期間の入院で身体の機能が衰えた患者には、リハビリテーション（リハビリ、リハともいう）を行ってさまざまな機能の回復、改善をめざします。理学療法士は、主として身体的な基本動作の回復を担当します。

生活や仕事など社会復帰に必要な基本動作の回復をめざす

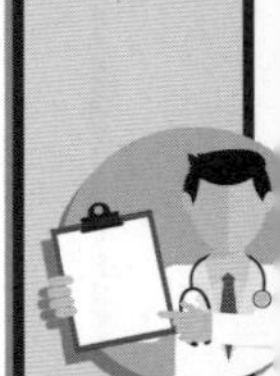

超高齢社会で重視されるリハビリ

超高齢社会となった現在では、脳卒中の後遺症や、心筋梗塞、呼吸器疾患などさまざまな障害や慢性疾患を持ちつつ生活する高齢者が増加しています。また、急性期病院での入院期間が短くなり、早い時期での退院や在宅での療養も増えていることから、機能の回復や改善、維持をめざすリハビリが不可欠になっています。

リハビリを担当する職種には、主として理学療法士、作業療法士、言語聴覚士などがあります。それぞれが単独で行うだけでなく、相互に連携して患者をサポートすることで、リハビリの効果も高まります。

理学療法士が行う3種類のリハビリ

理学療法士（PT）は、主として日常生活に必要な、基本的動作機能の回復・改善を目的とするリハビリを行います。運動療法、物理療法、日常生活動作訓練という3つの理学療法を使って、機能回復を目指します。

運動療法は、身体を動かすことで機能を回復させる方法です。関節のマッサージをしたり、身体を少しずつ動かしたり、ゆっくりと歩いたりして、関節の動きをスムーズにしたり、筋肉を付けたりします。

物理療法は、電気や超音波、熱などのエネルギーを使用して行います。患部を温める、冷やす、レーザーや

理学療法士が行うリハビリテーション

運動療法

体を動かして機能を回復していく方法。関節の曲げ伸ばし、バーにつかまって歩くなど。

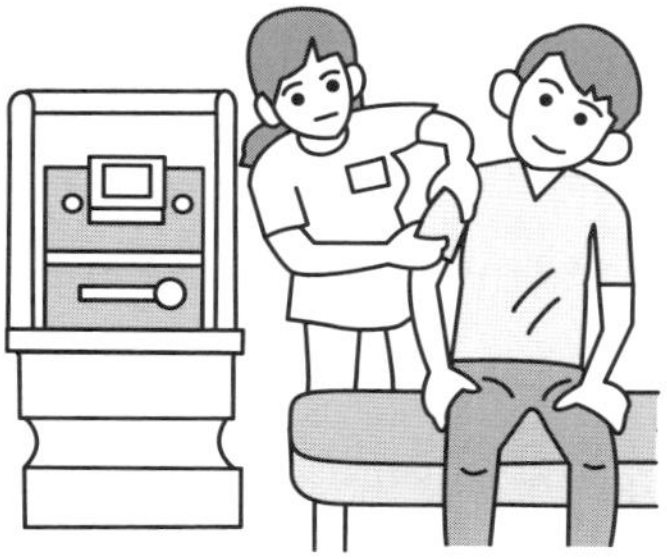

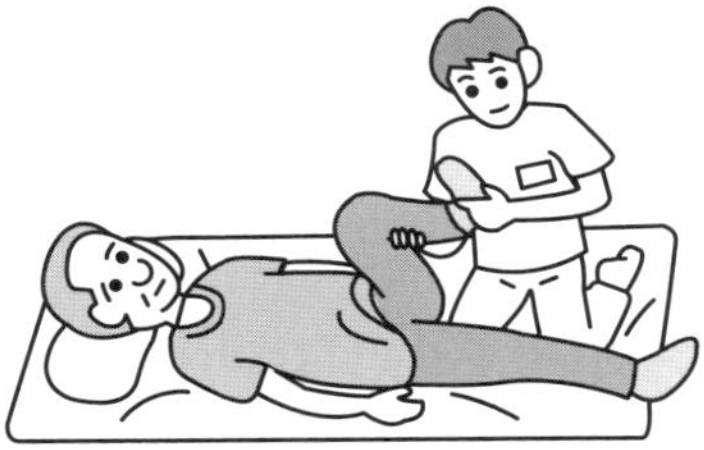

日常生活動作訓練

食事、更衣、排泄、入浴など、日常生活の基本的な行動ができるようサポートしつつ訓練する。

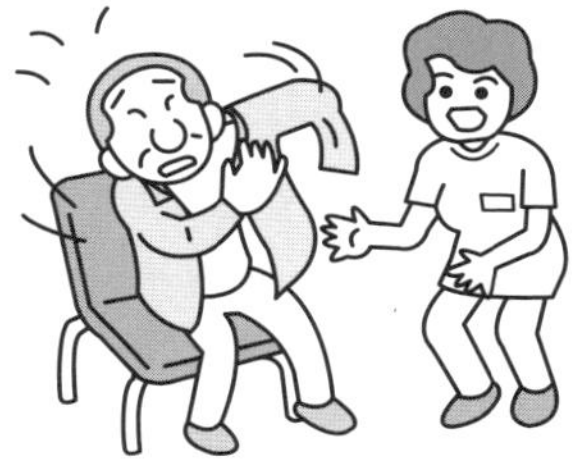

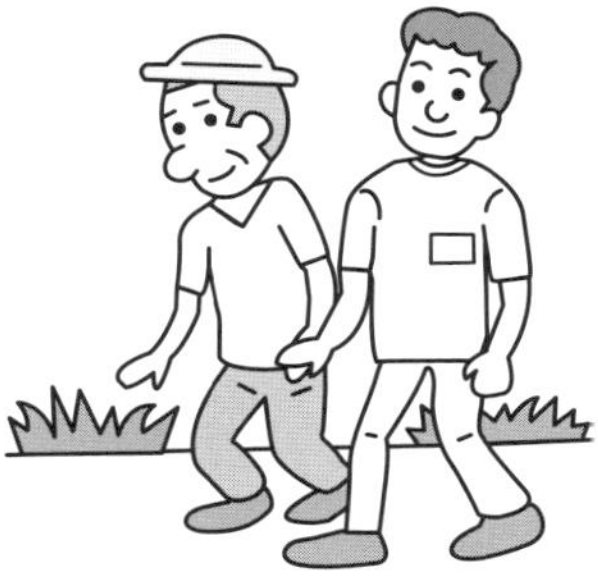

物理療法

部を温めたり冷やしたり、レーザーを用いたりして、鎮痛や回復の促進を図る方法。

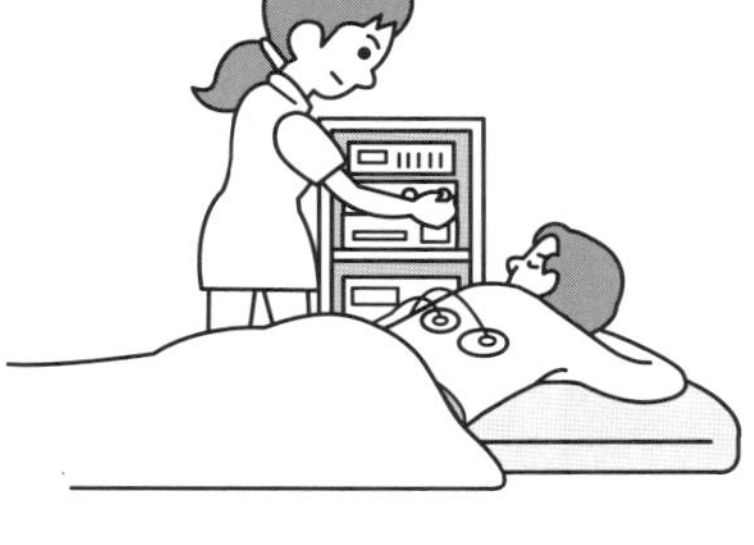

超音波を当てるなどの方法で、痛みやむくみなどを取ります。

日常生活動作訓練は、食事や排泄、入浴、移動、人とのコミュニケーションなど、日常生活に必要な基本的な動作（ADL：Activity of dairy living）ができるようになることを目的としています。

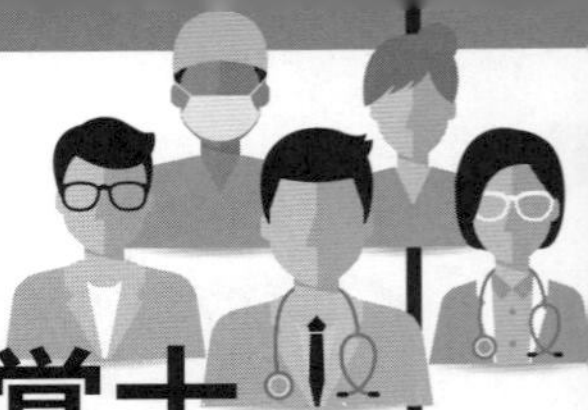

10. 作業療法士／言語聴覚士

（OT：Occupational Therapist ／ ST：Speech-Language-Hearing Therapist）

日常生活を送るのに必要な機能のリハビリを担当します。作業療法士は、より応用的な運動機能や精神的な能力の回復・改善、言語聴覚士は、口と耳に関する機能の回復・改善をめざします。

日常生活を送るのに必要となる さまざまな機能の改善をめざす

OT さまざまな作業を通じて心身の機能を回復させる

作業療法士（OT）は、さまざまな作業を通じて心と身体の機能の回復・改善をめざします。例えば、日常生活を送るのに必要な、箸を使う、買い物に行くといった動作、また、ものを作る、歌を歌う、スポーツをする、園芸をする、手芸をするなど患者が興味を持つような作業をしながら、以前と同じように生活したり、その人らしい生活が送れるよう、リハビリを行います。

精神障害を持つ人や認知症などの患者に対しては、患者が興味を持つゲームや歌、パズルなどで気分を安定させたり、1つの作業を継続して行う習慣が身につくような訓練も行います。

ST 聞く、話すから飲み込むまで

言語聴覚士（ST）は、話す、聞く、ものを食べる、飲み込むなど、主に口と耳に関する機能の回復・改善を目的としたリハビリを行います。

さまざまな病気やケガなどで言語や聴覚に障害があったり、発達障害や高次脳機能障害などで、話すことや聞くこと、相互にコミュニケーションを取ることが難しい患者に対し、1対1の面談や複数の患者とのグループワークなどを通じて、機能の回復・改善をめざします。

嚥下《えんげ》機能（ものを飲み込む機能）の衰えた高齢者や手術後の患者が、食べ物をうまく食べられるよう、舌

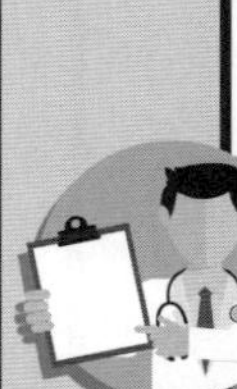

作業療法士と言語聴覚士の仕事

作業療法士

患者の趣味や興味のあるものを利用した活動で、さまざまな機能の回復をめざす。絵画やかんたんな手作業のほか、認知症などの患者に対しては、ゲームや歌を取り入れた活動なども行う。

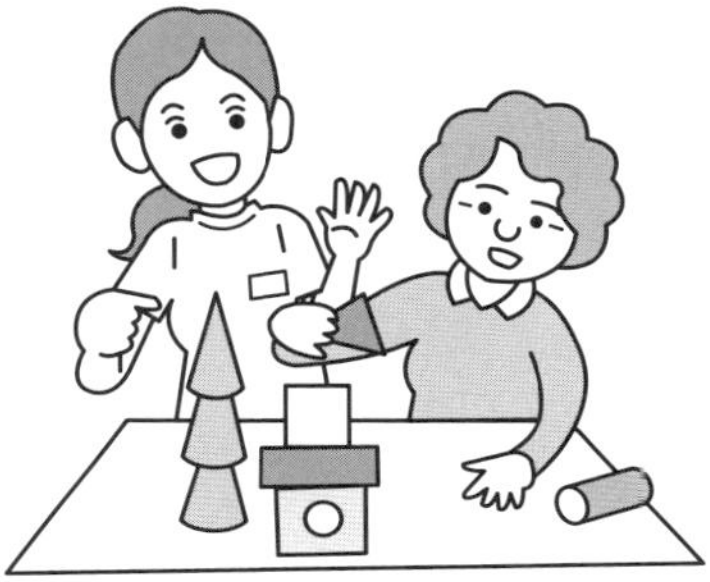

言語聴覚士

話す・聞くから食べるまで、口や耳に関する機能回復をめざすことから、その需要は大人から幼児まで幅広い。言語や聴覚に障害をもった人には、イラストを使ったり身振り手振りなどで対応する。

言葉の障害や自閉症をはじめとする、発達障害をもつ子どものコミュニケーション訓練や、家族への支援なども行う。

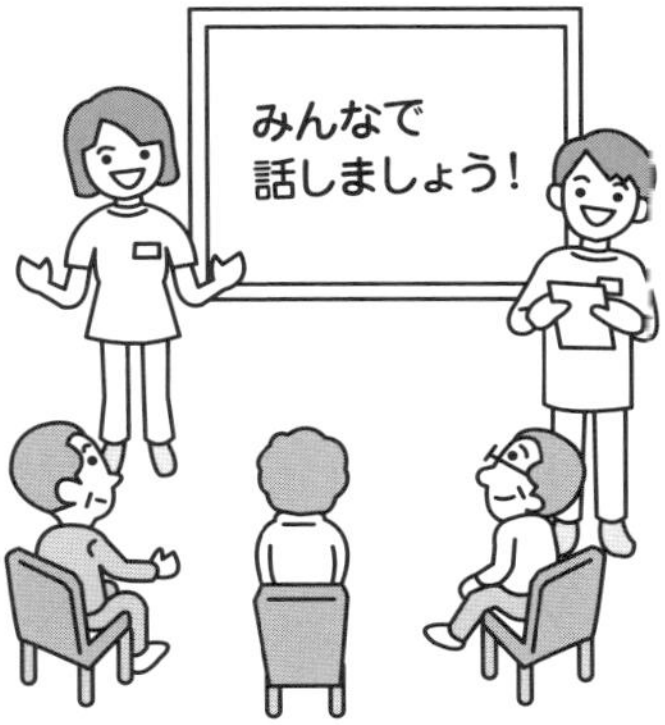

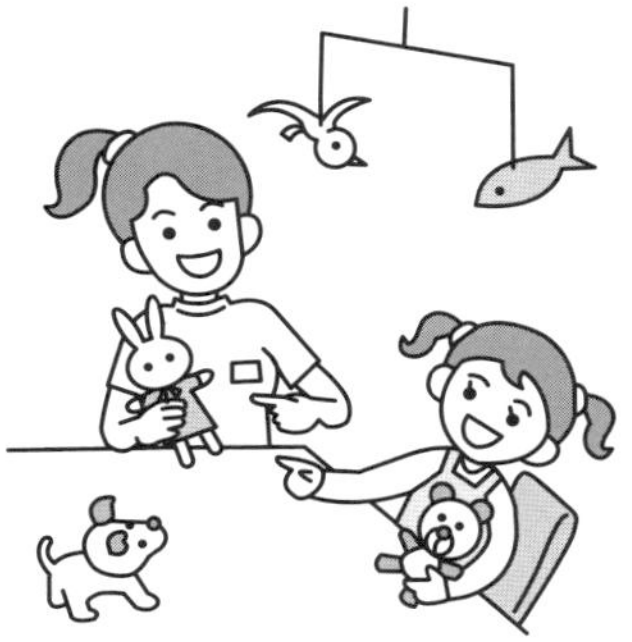

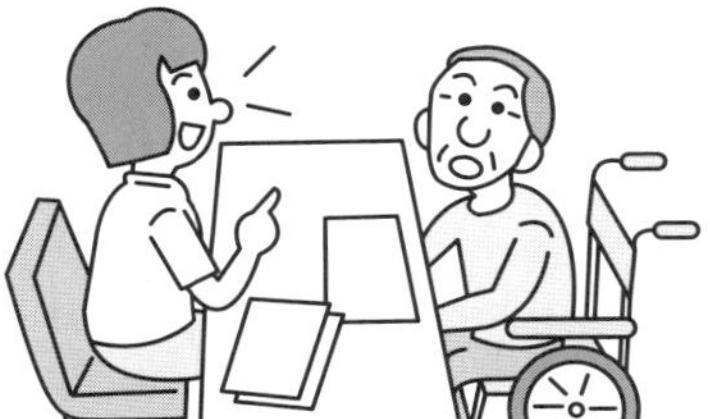

の動きや飲み込み方などの口腔機能を回復させるリハビリも行います。口からものを食べる機能を回復することは、患者の生きる力にもなり、病気やケガの回復に必要な栄養摂取という面からも、とても大切です。また、患者や家族に、軟らかく食べやすい食事作りを提案、指導するのも役割の1つです。

11. 管理栄養士

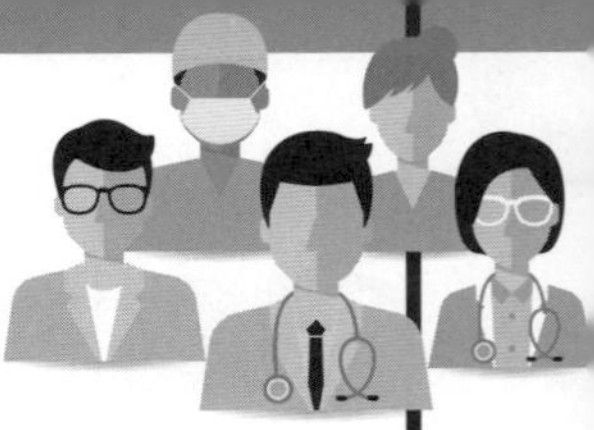

管理栄養士は医師の指導のもと、患者の栄養管理や、病気や病状に合わせた食事の献立作成、患者への栄養・食事指導などを行います。また、チーム医療の一員として医師や他の医療スタッフたちと協力して活動します。

患者への栄養指導や病院食の献立作成、NSTの活動も

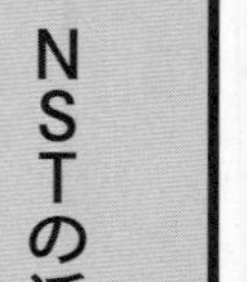

患者の病気や病状に合わせた栄養管理

管理栄養士は、栄養士の資格を取得後、国が指定する施設で一定期間の実務経験を経て国家試験を受け、資格を得ます。

１回３００食以上または1日７５０食以上の食事を出している病院では、１人以上の管理栄養士を置くことが義務づけられています（健康増進法施行規則第7条）。

管理栄養士の最も大きな役割は、医師の指示のもと、患者の病気や病状に合わせた栄養管理を行うことです。胃など消化器系の手術をした患者や糖尿病などで栄養のコントロールが必要な患者など、それぞれの患者の状況を把握し、必要な栄養所要量や食品構成を考えた献立作成などを行います。

食事は入院患者の数少ない楽しみの1つでもあり、また必要な栄養が摂取できないと病気やケガの回復にも影響があるため、おいしく食べてもらえるよう、味のバランス、色や形など見た目も工夫した献立を考えます。

また、患者への栄養指導や食事指導なども重要な役割です。病気によって特別食が提供されている入院患者には、病棟まで出向いて説明することもあります。糖尿病患者に対する糖質コントロールの指導や、高血圧患者に対する減塩教室のように、外来患者への指導も行います。

管理栄養士の仕事

病院食の管理

入院患者の栄養状態や病状などに合わせて病院食を調整するのは、管理栄養士の重要な仕事。

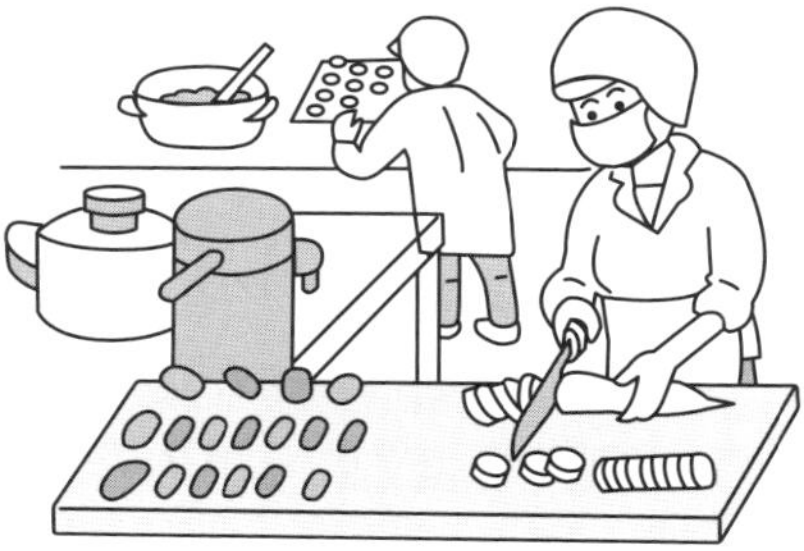

NST（栄養サポートチーム）

管理栄養士、医師、薬剤師、看護師、理学療法士などが連携してチームとなり、患者の栄養支援を行う。

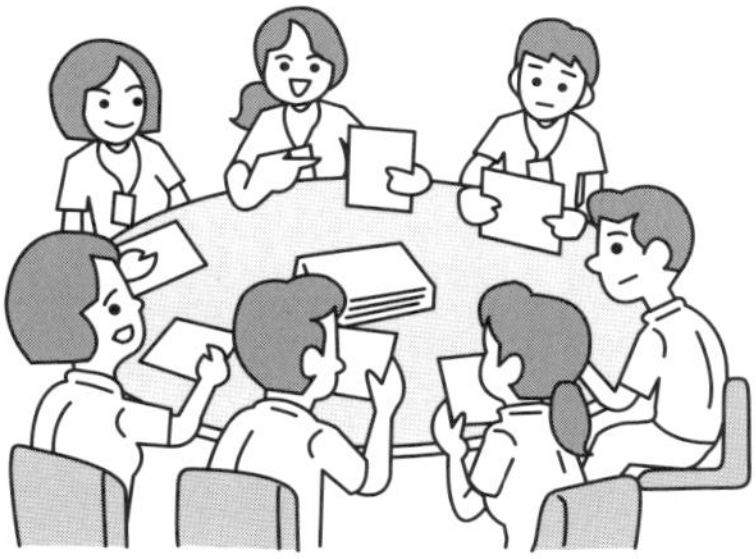

外来での食事指導

入院患者に対する退院後の食事指導や、外来患者への栄養指導を行う。

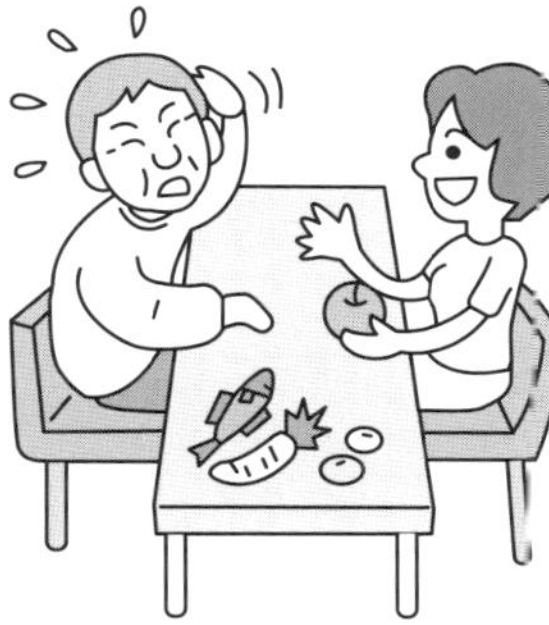

チーム医療でも力を発揮

NST（Nutrition Support Team）は栄養サポートチームと呼ばれ、医師や看護師、管理栄養士、薬剤師、理学療法士などが連携して行うチーム医療の1つです。医師を中心に、栄養管理や栄養支援を基本とし、薬剤の調整やリハビリの組み立てなどを行って、患者の全身状態の改善をめざします。

　患者の栄養状態は、病気やケガの回復や褥瘡（床ずれ）の発生・治癒などに直結するため、管理栄養士が行う栄養管理は非常に重要です。

12. 病院薬剤師

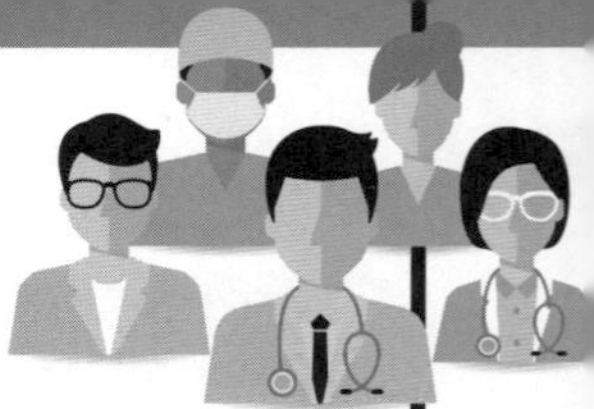

ドラッグストアや町の薬局にいる薬剤師と区別して、病院に勤務する薬剤師のことを特に「病院薬剤師」とも呼びます。病院薬剤師は、医師や看護師、管理栄養士やリハビリスタッフと連携し、チーム医療を担います。

調剤、服薬指導から薬剤の管理 医薬品情報の収集まで

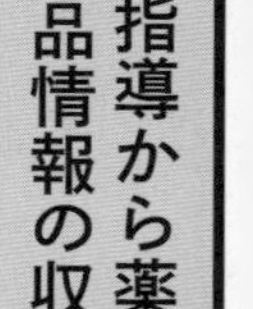

調剤は何度もチェック 医師への疑義照会も

病院薬剤師は、病院内で薬剤に関わる業務全般を担います。主な役割には、薬剤の調剤業務、患者への服薬指導、薬剤の管理と情報収集などがあります。

医師の処方箋に基づいて薬剤を調合することを「調剤」といいます。内服薬だけでなく、塗り薬や点眼薬などの外用薬、外来で抗がん剤治療などを受ける患者や入院患者への点滴薬や注射薬の調合も行います。

調剤をする際には、医師の処方箋に間違いがないか、薬剤の名前など紛らわしい書き方ではないかを確認するとともに、患者の薬歴や副作用の情報などをカルテでチェックします。処方に疑問があると感じた場合には、医師に直接電話をするなどして確認します。これを「疑義照会」といい、処方の間違いや飲み合わせ、副作用など薬剤で起きるさまざまな

調剤

医師の処方箋に基づいて、外来患者・入院患者への服用薬や注射、点滴などを調剤する。

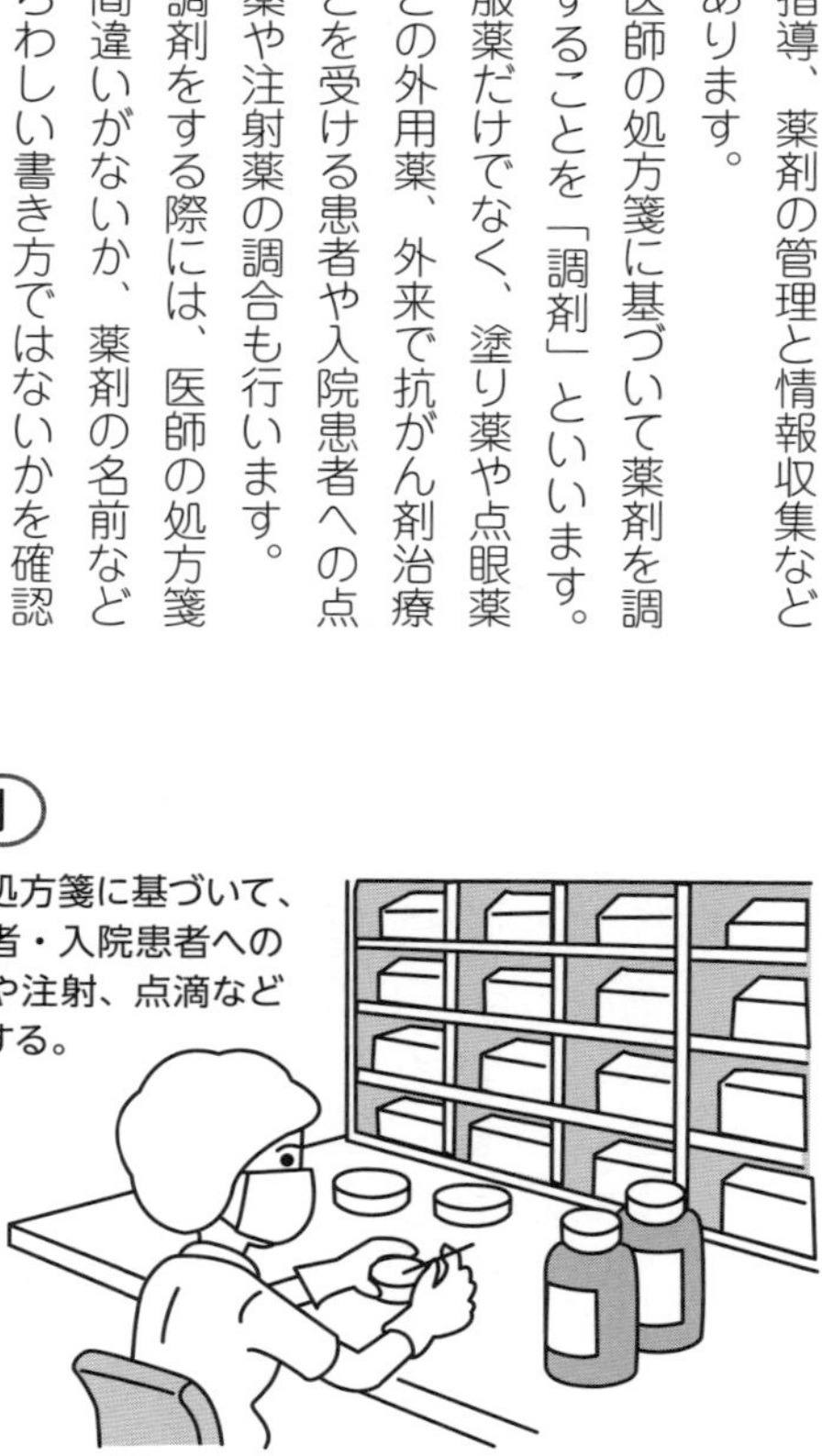

病院薬剤師の仕事

処方箋監査

医師が出した処方箋に間違いがないか確認をする。また、持ち出しに許可が必要な特別な薬や医薬情報などの管理も行う。

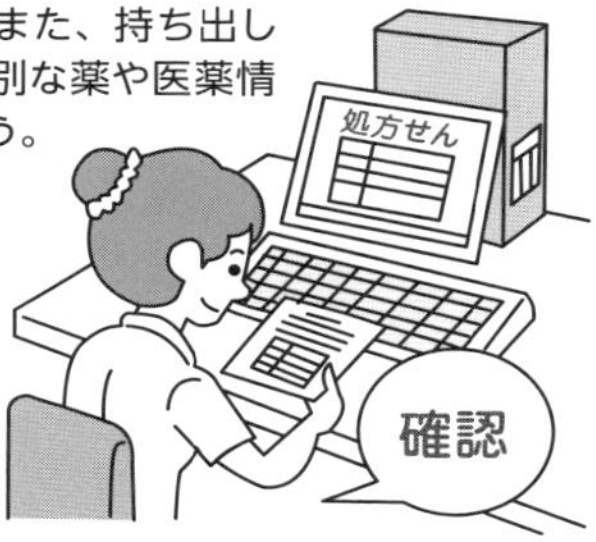

服薬指導

患者に対して、薬剤の服用方法や使い方、注意事項などを説明する。

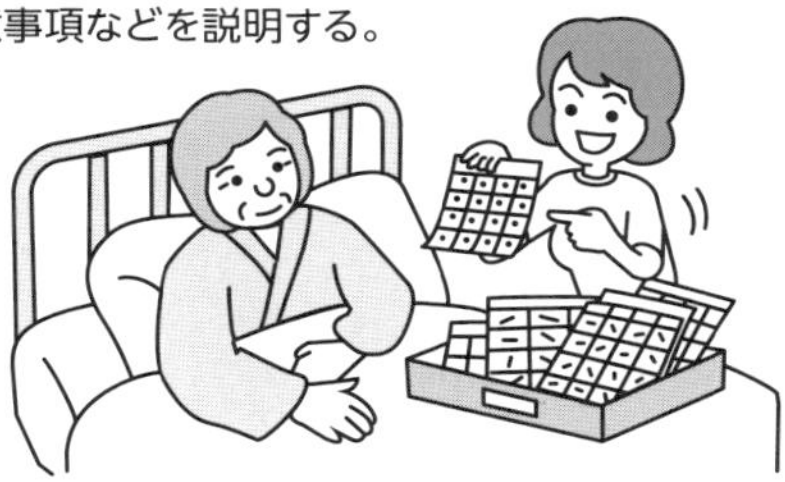

問題を防止するための、薬剤師の重要な役割です。

また薬剤師は、専門の知識や経験をもとに、医師に対して患者の薬剤の相談や提案をすることもあります。

病棟での役割は服薬指導

病院薬剤師は、病棟の患者に薬剤を届け、服薬指導を行います。服薬指導では、薬剤の説明をはじめ服用の仕方や服用時の注意、外用薬などの使い方をわかりやすく説明します。患者が説明をきちんと理解しているかどうかの確認、病気の症状やアレルギー、飲んでいる薬などの患者情報の収集、また、薬剤の効果や副作用を確認して医師や看護師に伝えるのも薬剤師の役割です。

薬剤の管理と医薬品情報の収集

病院薬剤師は、薬剤の在庫管理や発注業務なども行います。

病院には多くの薬剤が保管されています。医療用の麻薬や抗がん剤など、保管や取り扱いに注意が必要なものや持ち出しに許可が必要なものも数多く、各薬剤の特製に合わせた保管・管理が求められます。

また、医薬品に関するさまざまな情報を収集・管理したり、治験に参加する際の薬剤確認や副作用のチェックなどの業務を行う場合もあります。

08 専門に特化した認定制度も

近年、抗がん剤によるがんの薬物治療が増え、またチーム医療や地域包括ケアの中で薬剤師が果たす役割も大きくなったため、さまざまな学会や団体が薬剤師の専門性を認定する制度を整備しています。これらの制度には、例えば、日本病院薬剤師会が認定するがん薬物療法認定薬剤師、日本医療薬学会が認定する認定薬剤師、日本薬剤師研修センターが認定する漢方・生薬認定薬剤師などがあります。

コラム

「ポリファーマシー」について

高齢者では、高血圧や糖尿病、認知症、不眠、めまいなど複数の病気や症状を持つことが多く、数種類〜10種類以上の薬を服用している患者も少なくありません。このように1人の患者が多くの薬剤を服用している状態を「ポリファーマシー」といい、多剤併用と訳されます。

ポリファーマシーには、さまざまな問題点があります。生理機能が衰えた高齢者が、多くの薬を飲むことで副作用が発生しやすくなったり、薬剤の用法・用量を守ることができず過剰服用での傾眠や転倒などを起こしたり、服用しきれずに飲み残しが大量にあったりなど、いわゆる「薬剤による有害事象」が起きやすくなると言われています。また、同じ患者に似たような薬剤を複数の医療機関で処方するなど、適切でない薬剤の処方は医療費の増大にもつながります。

今後は、医師や薬剤師がポリファーマシーに対するきちんとした認識を持ち、患者に対して適切な処方と説明を行うと共に、患者の側も、不安だからとむやみに薬を欲しがったりしないといった、ポリファーマシーを防ぐための取り組みが必要です。

第5章

病院で働く人びと②（事務系）

病院では、直接診療には関わらない事務系の職種の人たちも働いています。人事や経理、診療報酬を請求する医事など、病院を運営するために欠かせない仕事を担当しています。

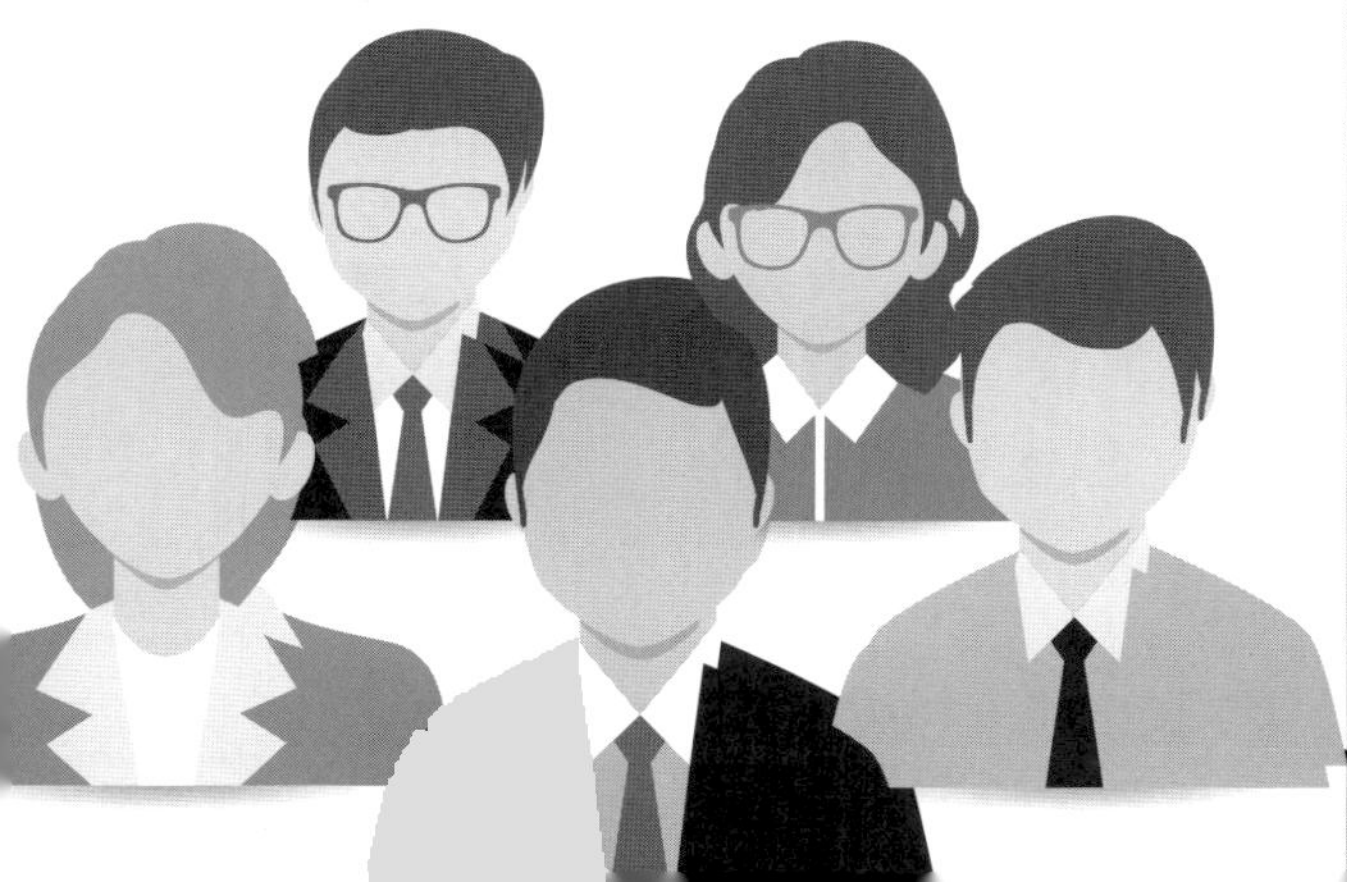

1. 事務長

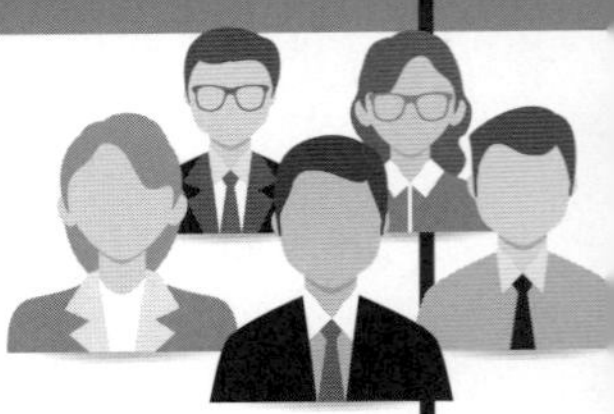

事務長は、病院運営の事務方を統括する存在です。組織の長で診療に関する最高責任者である病院長に協力し、病院がめざす医療を行うことができるよう、経営分野を中心とした実務を担います。

病院運営の実務の要として 院内調整や渉外業務に奔走

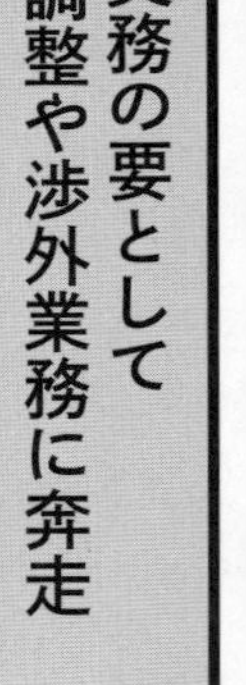

事務長のあり方は 病院によってさまざま

多くの病院や診療所には、事務長（事務局長ともいう）がおり、一般的に診療部門以外の事務関連を統括する責任者と位置づけられています。

事務長の仕事や役割は、病院の規模や開設主体、病院の理事長や病院長などトップが持つ病院運営の理念や方向性によって、大きく異なります。基本的には、理事長や病院長が望む医療や病院運営を実現するため、経理や人事、医事関連など病院経営に関わる実務を行います。

事務長には、さまざまな経歴の人がいます。病院の経理や医事の職員として経験を積んで事務長になった人ばかりでなく、財務や営業などの経験を見込まれて銀行などの一般企業から採用された人や、地元の自治体の医療担当部署から天下ってきた人などもいます。

院内マネジメントと 対外折衝が大切な仕事

事務長の重要な役割は、病院がめざす医療を実現するため、診療部門と事務部門（P.140参照）それぞれがお互いに協力し、十分に能力を発揮できるよう、調整することです。

院内の事務部門には、診療報酬請求を行う医事、職員の人事や給与、資金管理、病院の経営分析、薬剤や医療資機材の調達管理、収支会計、施設管理などがあり、各業務がスムーズにいくようマネジメントを行います。

事務長の仕事

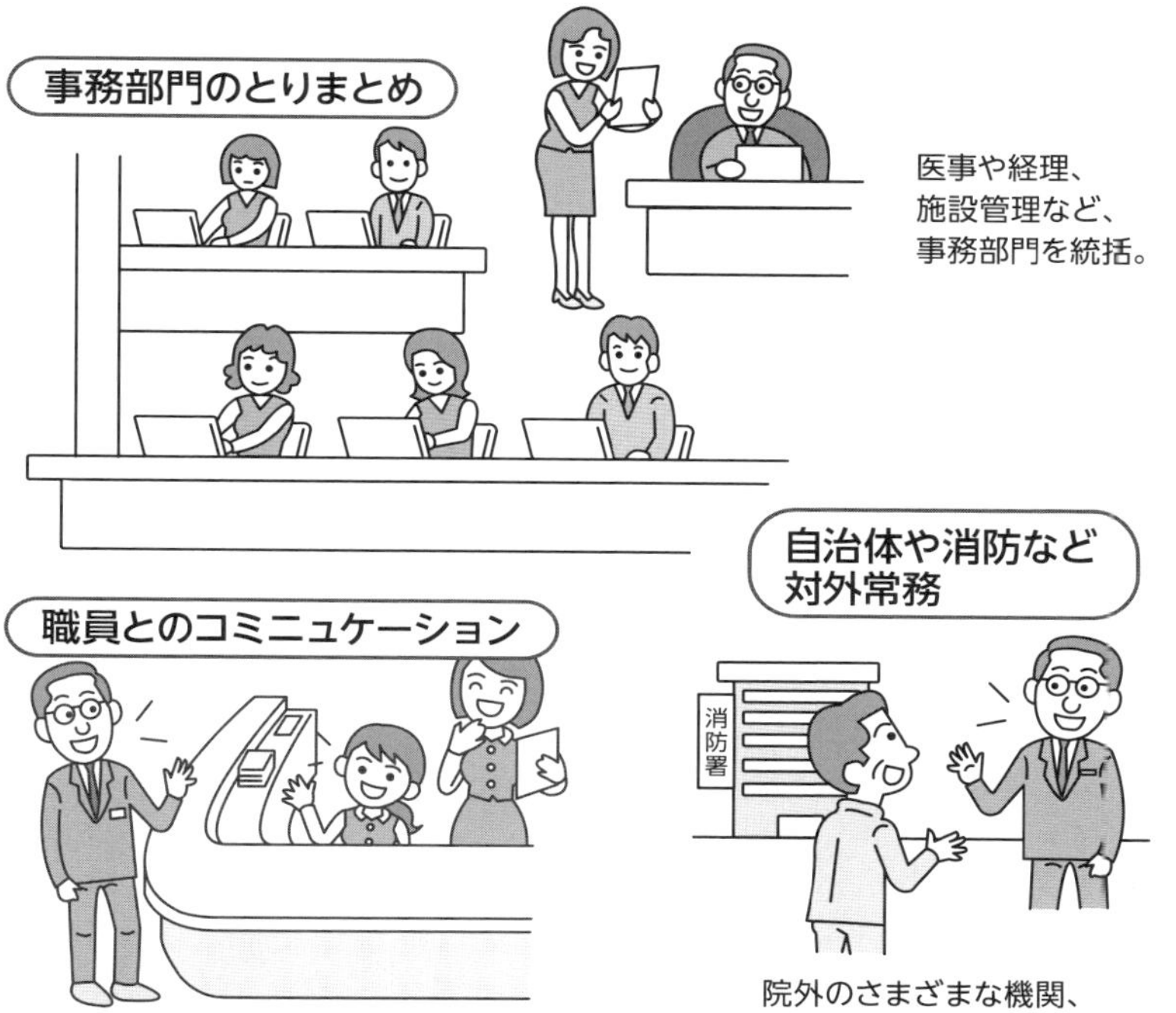
事務部門のとりまとめ
医事や経理、
施設管理など、
事務部門を統括。
自治体や消防など
対外常務
消防署
職員とのコミニュケーション
常にさまざまな職員とコミニュケーションをとり、調整役となる。
院外のさまざまな機関、
人々との折衝も重要な仕事。

また、病院のある自治体や地域の保健所、消防や警察などとの会議、地元医師会への出席、報告書の提出、病院に入る監査への対応など、対外的な業務も数多くあります。看護師などの医療スタッフを集めるため、大学や他の医療機関と交渉したり、資金繰りのため銀行に出向いて折衝をする場合もあります。

事務長は、病院内の事務職や医療職、また病院外のさまざまな立場の人たちなど、病院の内外で多くの人々と接し、折衝や調整を行って業務を円滑に進める、潤滑油のような存在です。

2.

事務系職員

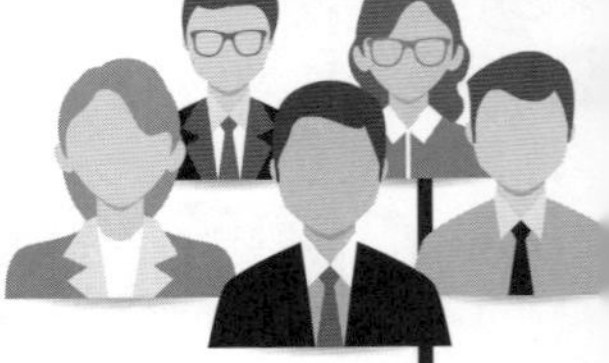

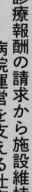

医療機関は、医師や看護師などの医療職だけで成り立っているわけではありません。経営の基盤である診療報酬の請求や、職員の人事、経理、広報、施設の管理など、さまざまな分野で専門の知識を持つ事務職員が働いています。

診療報酬の請求から施設維持まで病院運営を支える仕事を担う

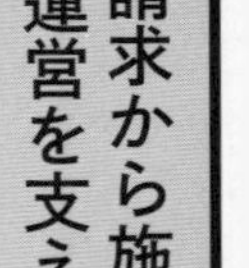

診療報酬請求を担う 医事部門

医事業務は、一般企業にはない医療機関特有の仕事です。患者に対して行った診察や注射、点滴、入院など、すべての医療行為の診療報酬請求に関する業務を担い、一般的には医事課、医事管理課といった部署名がついています。

日本には国民皆保険制度があり、現在、医療機関で行われる診療行為のほとんどは保険診療です（一部、保険外診療もあり）。医療機関の医療収入となるのは、患者が窓口で支払う一部負担金（1～3割）と、保険者から支払われる診療報酬が主体です。そのため、患者に対して行った1つひとつの診療行為について漏れなく診療報酬として請求する必要があります。

医事の担当者は、カルテなどの診療記録をもとに診療行為を洗い出し、レセプトと呼ぶ診療報酬請求書に記載して診療報酬支払基金などに請求します（P.156参照）。診療行為とその報酬である診療点数は非常に細かく設定されており、漏れなく正確に請求するには、医事の専門的な知識と経験が必要です。そのため近年は、医事部門全体を専門の業者に委託している医療機関も多く見受けられます。

難しい未収金の督促や回収

近年、医療費の未収金が大きな問題になっています。未収金とは、診

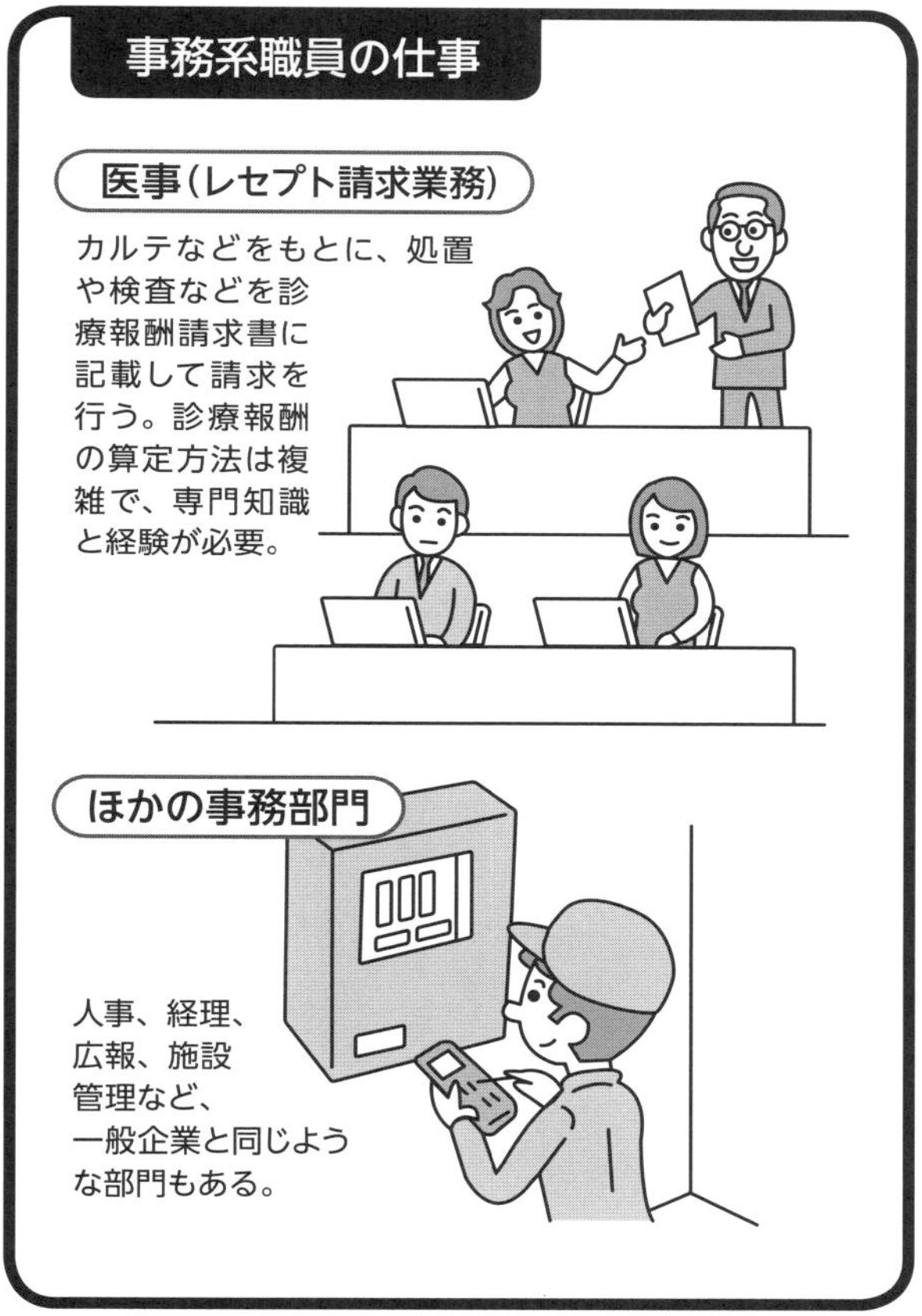
事務系職員の仕事
医事（レセプト請求業務）
カルテなどをもとに、処置や検査などを診療報酬請求書に記載して請求を行う。診療報酬の算定方法は複雑で、専門知識と経験が必要。
ほかの事務部門
人事、経理、広報、施設管理など、一般企業と同じような部門もある。

療を受けた患者がさまざまな理由から代金を支払わず、未収になっているお金のことです。医療機関によっては、未収金が1千万円を超える場合もあり、経営に大きな影響を及ぼしています。

未収金の督促や回収業務も医事の役割の1つですが、経済的な理由から保険料を支払えず保険証を持っていなかったり、悪意をもって支払いを拒否したりする場合も多く、回収は非常に難しいのが実情です。

組織を成り立たせる一般的な事務部門

医事以外の事務部門には一般の企業と同じように、職員の採用などを担当する人事、給与などの業務を担う経理のほか、広報、施設管理、受付、企画、地域連携などさまざまな業務を担う部署があります。

超高齢社会となり、医療機関では高齢の患者が激増しています。院内のわかりやすい案内や受付、車椅子などの手配、病院機能や診療情報の見やすい発信、地域包括ケアを支える地域社会との関係の構築など、事務系職員の活躍する場は広がっています。

3.

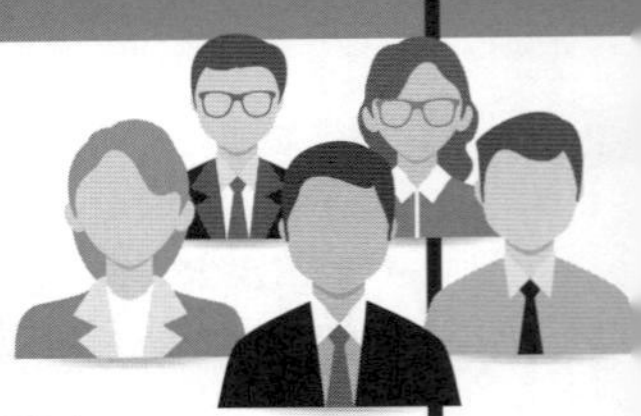

医療ソーシャルワーカー
（ＭＳＷ：Medical Social Worker）

医療ソーシャルワーカーは、転院先の病院や退院後の生活、治療費のことなど、患者や家族の相談に乗ります。また、連携する医療機関や地域のさまざまな部署とも連絡を密にし、良好な関係を構築します。

患者の退院支援や地域の医療機関などとの連携を担う

患者の強い味方 治療費や転院の相談も

ＭＳＷは、患者やその家族が生活やお金のことなど何か困っているとき、面談をして詳しい話を聞き、医師や看護師、また連携している医療機関や地域のケアマネージャーなどと相談・折衝して問題の解決をはかります。内容は治療費の支払いや、入院中の家族の生活、家事や育児、生活費の問題から生活保護の申請まで、生活全般に及びます。

また、最近は高齢者の入院も多く、治療が終わった後、リハビリや療養のために他の病院に転院する人も増えています。そのような場合には、医師や看護師、患者本人や家族とも相談し、適した転院先を選んで受け入れの交渉や手続きを行います。また、退院して在宅で医療や介護の支援を受けて生活する場合は、地域のケアマネージャーと連携して適切なケアプランが作成されるよう支援します。

地域包括ケアの中で ＭＳＷの存在は重要

人口の多い団塊の世代がすべて後期高齢者になる２０２５年を前に、国は在宅医療の充実を推進し、地域包括ケアシステムの構築に力を入れています（P.170参照）。

地域包括ケアシステムでは、地域の病院を中心として、在宅医療を担う診療所や、居宅介護支援事業所、訪問看護ステーション、ヘルパーステーションなどの介護系事業所など、

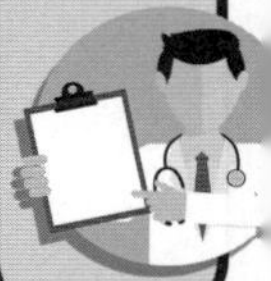

多職種が連携・協働し、患者が地域でその人らしい生活をしていけるよう支援します。

地域包括ケアの中で、患者を転院先や在宅での療養に送り出す側、あるいは受け入れる側である病院のMSWは、連携の要となる重要な存在といえます。そのため多くの病院では、地域医療連携室などの部署を置き、MSWによる各方面との連携強化に力を入れています。

精神的・社会的に患者を支えるMSW

患者や家族の相談に乗る

〈相談室〉

患者やその家族が、入院や治療について何か困っているとき、相談に乗って心理的に支える。また、問題解決のための支援も行う。

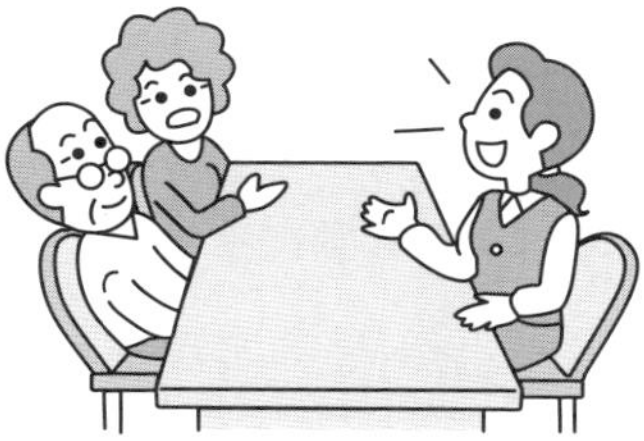

医師や医療機関などと連携をはかる

〈地域医療連携室〉

治療費の支払いや転院、在宅療養などで患者が問題をかかえている場合、医師や看護師、ほかの医療機関、地域のケアマネージャーなどと連携して解決をはかる。

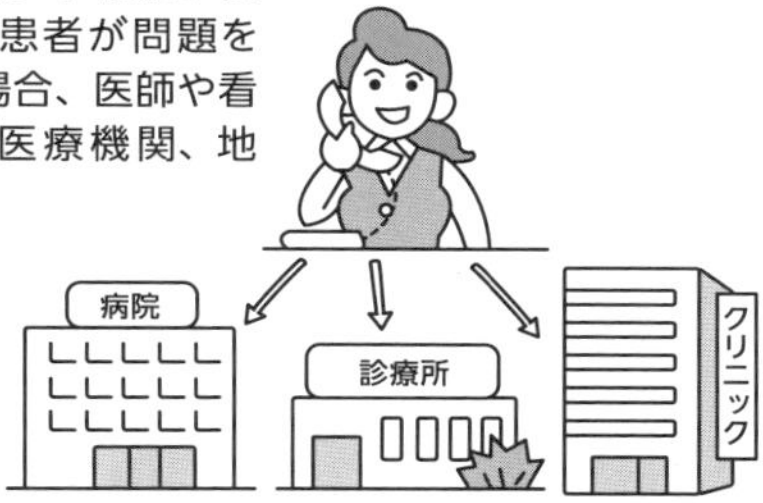

資格を持っていると診療報酬上有利に

病院でMSWとして働く場合、必須とされる資格はありません。ただ近年は、多くの病院で社会福祉士の資格を持っている人をMSWとして採用するケースが増えています。これは、高齢者が転院したり在宅での療養に移行する際の支援を行った場合、診療報酬を請求することができますが、その算定要件の1つに看護師、社会福祉士の資格を持つ専従者（MSW）がいることと定められているためと考えられます。

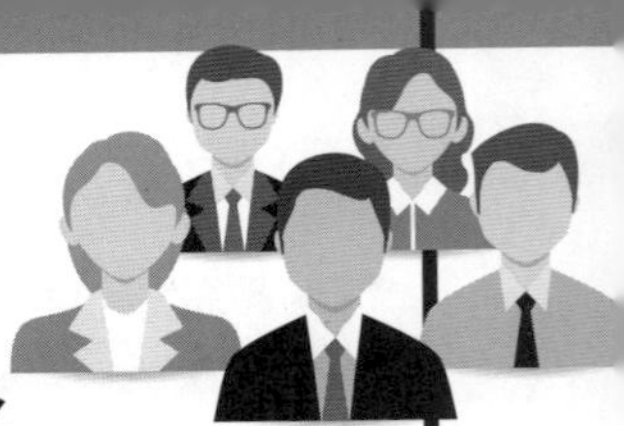

4. 医師事務作業補助者

（医療クラーク）

医師事務作業補助者は医師の指示のもと、カルテや処方箋の入力や診療情報提供書（紹介状）などの書類作成を代行し、医師や看護師の負担を軽減します。

書類作成など医師が行う事務的な作業をサポートする

医師の負担軽減のため書類作成業務を代行

医師事務作業補助者は、医師の業務負担の軽減と待遇の改善を目的に、医師の指示のもとで書類の作成業務などを代行します。２００８年の診療報酬改定で、診療報酬の対象になりました。

現場に配置されてからの6カ月間は研修期間とされ、その間に医療法などの法律や医療、病院で使用される専門用語、電子カルテの入力方法や予約システムなどについて32時間以上の研修を行うことが、診療報酬を算定する要件として定められています。

医師事務作業補助者は、病院によって医療クラークや医療秘書、メディカルアシスタント（MA）など、さまざまな呼び方をされています。資格はとくに定められておらず、民間の団体が行っている認定資格はありますが、必須ではありません。

カルテや処方箋の作成検査や再診予約の入力も

医師事務作業補助者は、医師の指示のもと、診療に関わる事務書類の作成を代行します。代行作成する書類には、カルテや診断書、処方箋、診療情報提供書、主治医意見書、入退院計画書などの診療に関わるものをはじめ、保健所や自治体などへの報告書、統計資料など、さまざまなものがあります。また、院内で行われる会議で使用する資料などの作成も担当することがあります。

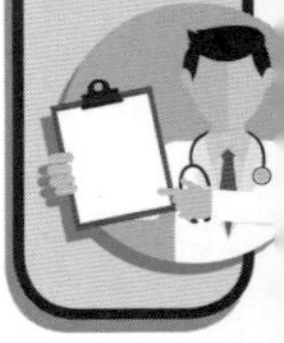

医師の負担を軽減する仕事

データ入力の代行

医師の指示に従って、診察した患者の電子カルテへの入力作業を代行する。検査や薬剤などのオーダーが電子化されている場合、その入力代行も行う。

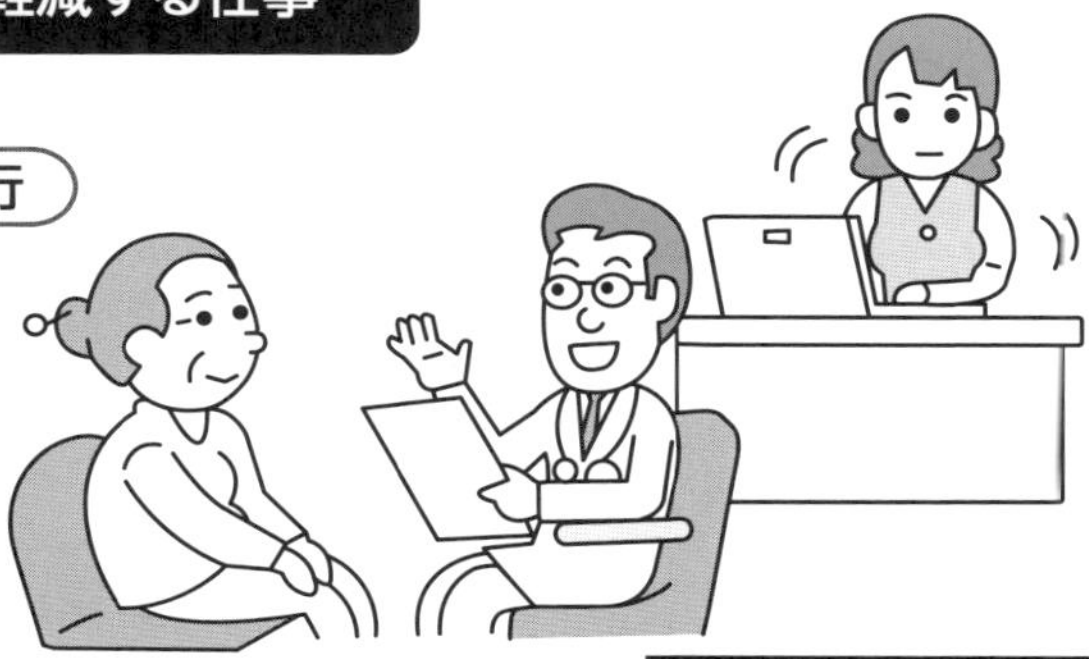

書類作成や伝票管理など

患者の入院手続き、食事や点滴などの伝票管理、入退院計画書の作成などを行う。

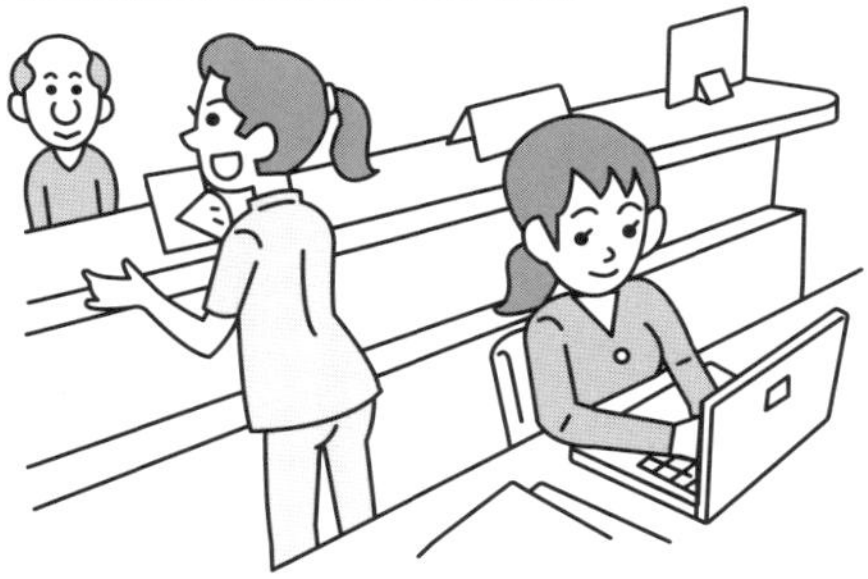

さまざまな書類の作成補助

医師の指示を受け、入退院計画書や行政への提出書類、処方箋、紹介状なども作成。

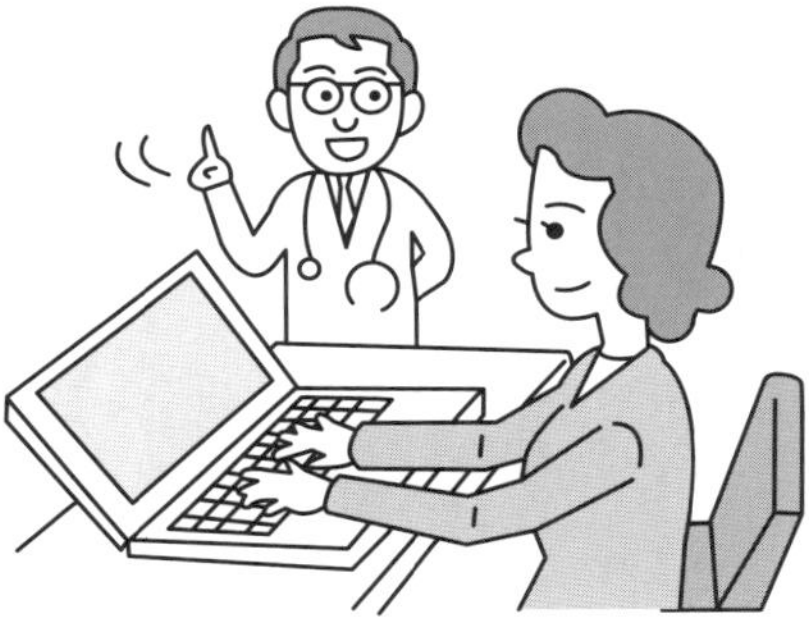

さらに、オーダリングシステムを利用した検査や再診の予約なども、医師の指示を受けて事務作業補助者が代行することができます。

このような事務作業は、以前はすべて医師や看護師が診療の合間を縫って行っており、大きな負担になっていました。補助者が代行することによって医師や看護師の負担が軽減し、休憩や休みが取れるようになるなど処遇の改善にもつながることが期待されています。

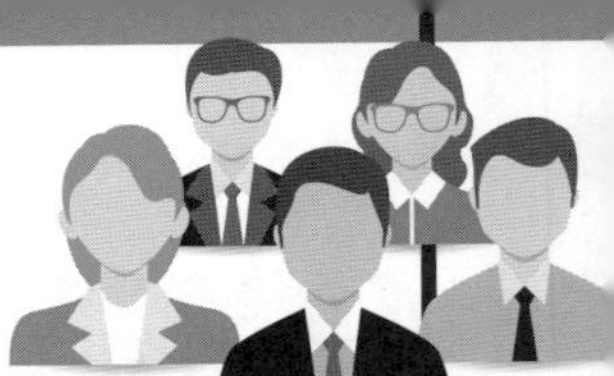

5.
診療情報管理士

診療情報管理士は、患者の診療記録（カルテなど）のデータを管理し、病院の運営や診療報酬の算定に役立つよう、さまざまな目的に応じて必要な情報を的確に提供します。

患者の診療情報を保管・管理し データベースを活用する

民間の認定資格取得者が増加

診療情報管理士は、四病院団体協議会（日本病院会／全日本病院協会／日本医療法人協会／日本精神科病院協会）と医療研修推進財団によって認定される民間資格です。

２０００年の診療報酬改定で、診療録（カルテなどの診療データ）の管理体制に対して診療報酬が付くようになり、その要件の1つに専任の診療記録の管理者がいることがあげられているため、診療情報管理士の認定資格を取る人が増えています。ただし、必須の資格ではありません。

データの保管と整理 データベース化も

カルテは医療法で5年間保存することが定められており、患者が来たとき、医師がカルテをすぐに参照できるよう、きちんと整理・保管されていることが必要です。

診療情報管理士の仕事にはまず、カルテの保管や情報の整理、記入された病名のコーディング（ＷＨＯの国際疾病基準分類（ＩＣＤ）に従って病名をコード化すること）などがあります。

病名のコーディングは、ＤＰＣ対象病院（P.158参照）ではデータ提出に不可欠ですが、ＤＰＣ病院でなくても疾患ごとのデータ収集（情報のデータベース化）や、*がん登録な

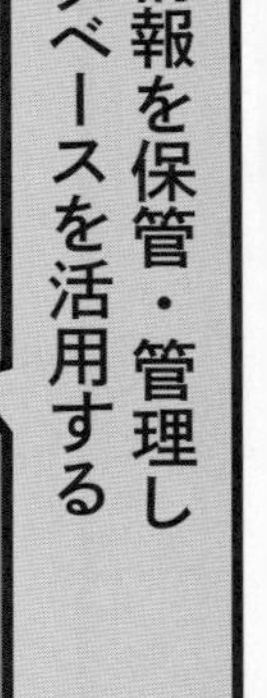

データベースを活用する診療情報管理士

疾患名のコーディングや登録

病名のコーディングなどを行い、診療情報を管理・整理するのが基本的な仕事。

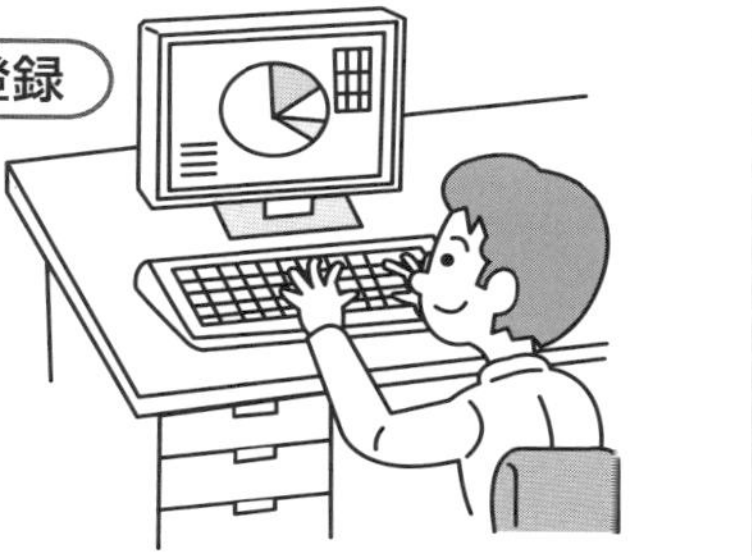

データを駆使した提案

情報をデータベース化し、分析して病院運営に役立てる。会議では、データを駆使した分析と広い視野からの提案が求められる。

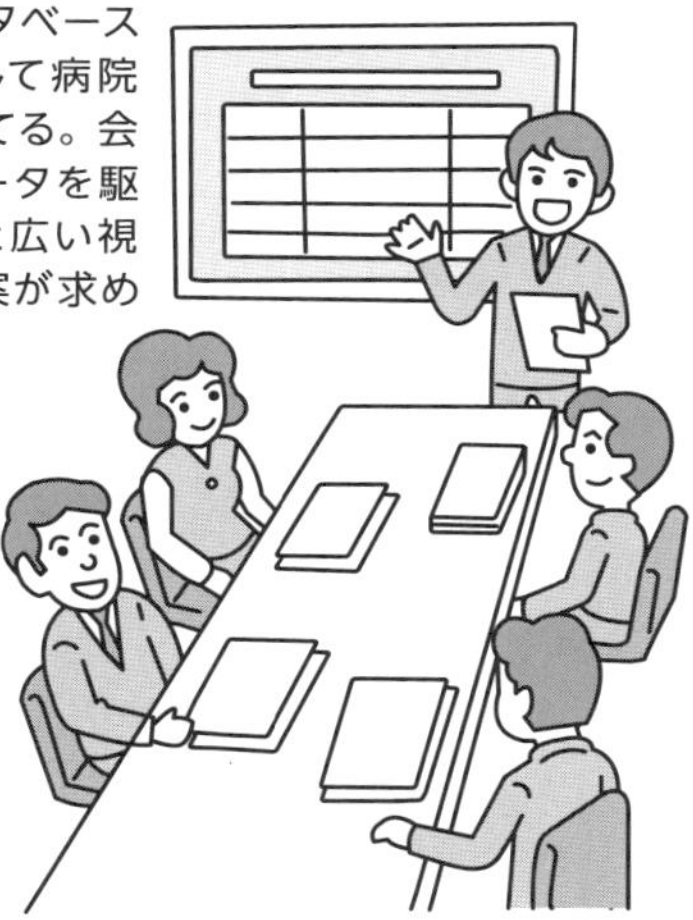

どにも必要になります。

データや情報の活用は病院運営に不可欠

診療情報管理士の重要な役割の1つに、情報やデータの分析と活用があります。

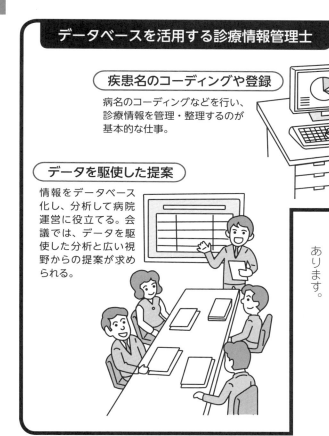

データベース化した診療情報やデータは、病院の大切な資源です。ただ収集・整理しておくだけでなく、分析することで病院を取り巻くさまざまな状況が明らかになります。例えば、地域における患者の動向や疾患の状況など、データから得られるさまざまなアウトプットを活用すれば、病院で行う医療や経営の向上にもつなげることが可能でしょう。

診療情報管理士には、目的に合わせた情報分析・活用と、それに基づいた病院運営に関する的確な提案なども期待されるところです。

＊がん登録…２０１６年１月に「がん登録推進等に関する法律」が施行され、全国がん登録の実施と院内がん登録の推進などが定められた。院内がん登録は、病院でがん医療の状況を的確に把握することを目的としている。

医療機関で使われている

知っておきたい医療機器 ②

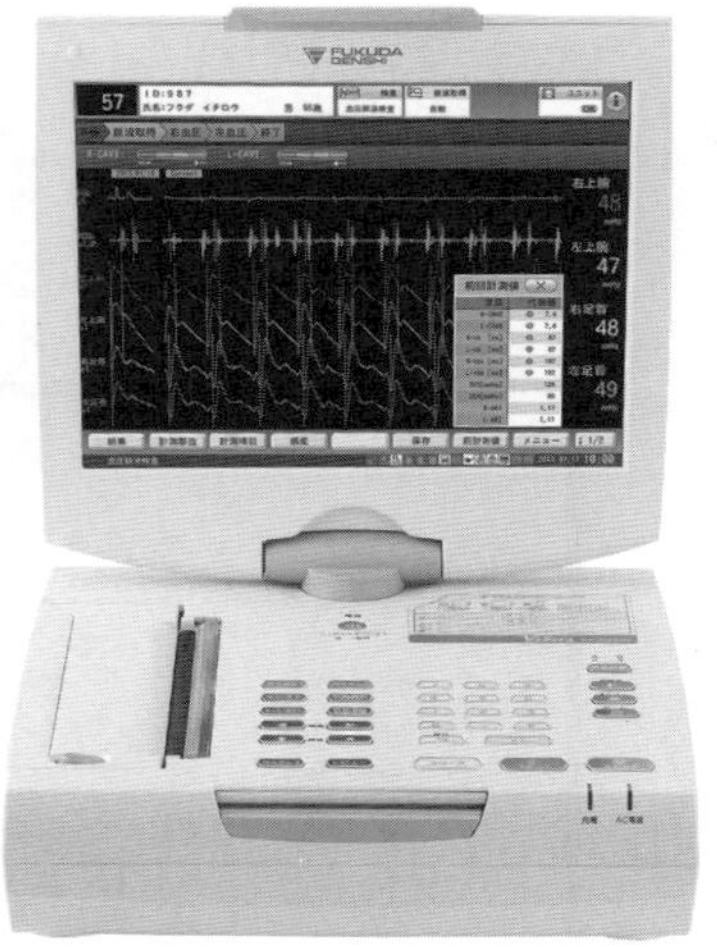

医療機器認証番号：224ADBZX00086000

血圧脈波検査装置

～血圧検査又は脈波検査用器具～

使用目的：

- 本血圧脈波検査装置は、四肢の脈波図、心電図、心音図、非観血血圧を同時に取得することにより、患者の動脈の伸展性および下肢動脈の血流障害の程度を検査することを目的として使用します。
- 心電図検査を追加した機種では、四肢誘導および胸部誘導を含む 12 誘導の心電図検査を行い、診療所、病院等で心電図および解析結果を記録して、心臓疾患のスクリーニング、一般の心電図検査を目的として使用します。

特 長：

- より見やすく､より操作しやすい大画面 15 インチタッチパネルカラー液晶。
- 検査結果は､210mm サーマルプリンタに加え､カラーレポートをプリンタから出力が可能です。
- 計測波形を手動で選択するフリーズ機能で、不整脈など波形の乱れが生じやすいデータでも適切な連続波形を選択し、計測することが可能です。
- SD カード、USB メモリ、CF カードには波形や検査結果を記憶させ、過去の検査データとの比較が可能です。

製品スペック：

- 寸法 :(幅) 360 (奥行) 375 (高さ) 450mm (LCD 開時)
- 重量 :10.5kg (バッテリパックを除く)
  ＊心電図付き機種の場合 10.8Kg

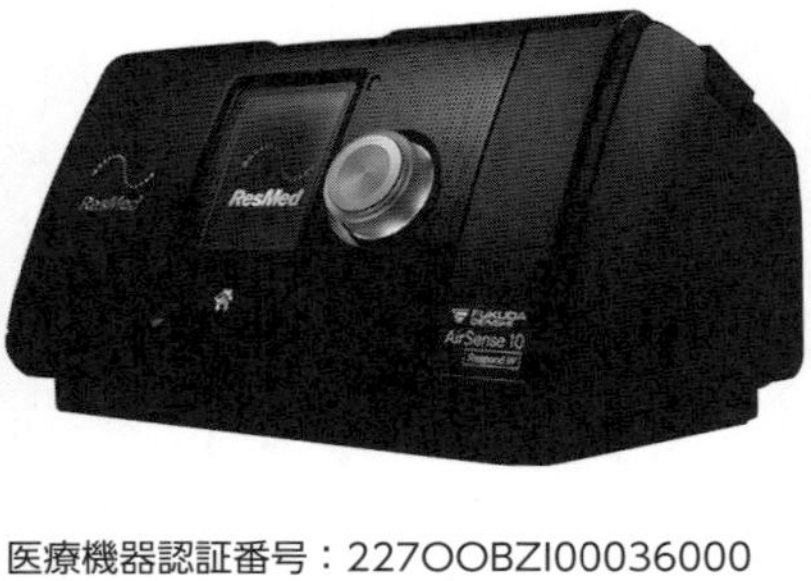

医療機器認証番号：227OOBZI00036000

持続的 自動気道陽圧ユニット

～呼吸補助器～

使用目的：

医療施設および在宅において、体重 30kg以上の患者に対して閉塞性睡眠時無呼吸の治療を目的として使用します。

特 徴：

- 遠隔データ管理システムに対応します。
- OSA、CSA を判別する FOT 機能。
- 加温加湿機能内蔵でより使い易くなります。
- 症状に合わせたモード設定が可能です。
- 入眠を検知して自動的に治療を開始するオートランプ機能搭載。

製品スペック：

- 寸法 :(幅) 205 (奥行) 150 (高さ) 116mm
- 重量 :1155 g

第6章

病院の組織

病院は病院長を頂点とした1つの組織で、いくつかの部署があり、さまざまな職種の人々が働いています。病院という組織の特徴は、営利を目的としたものではないこと、また、診療部門と事務部門の役割が明確に分かれていることです。

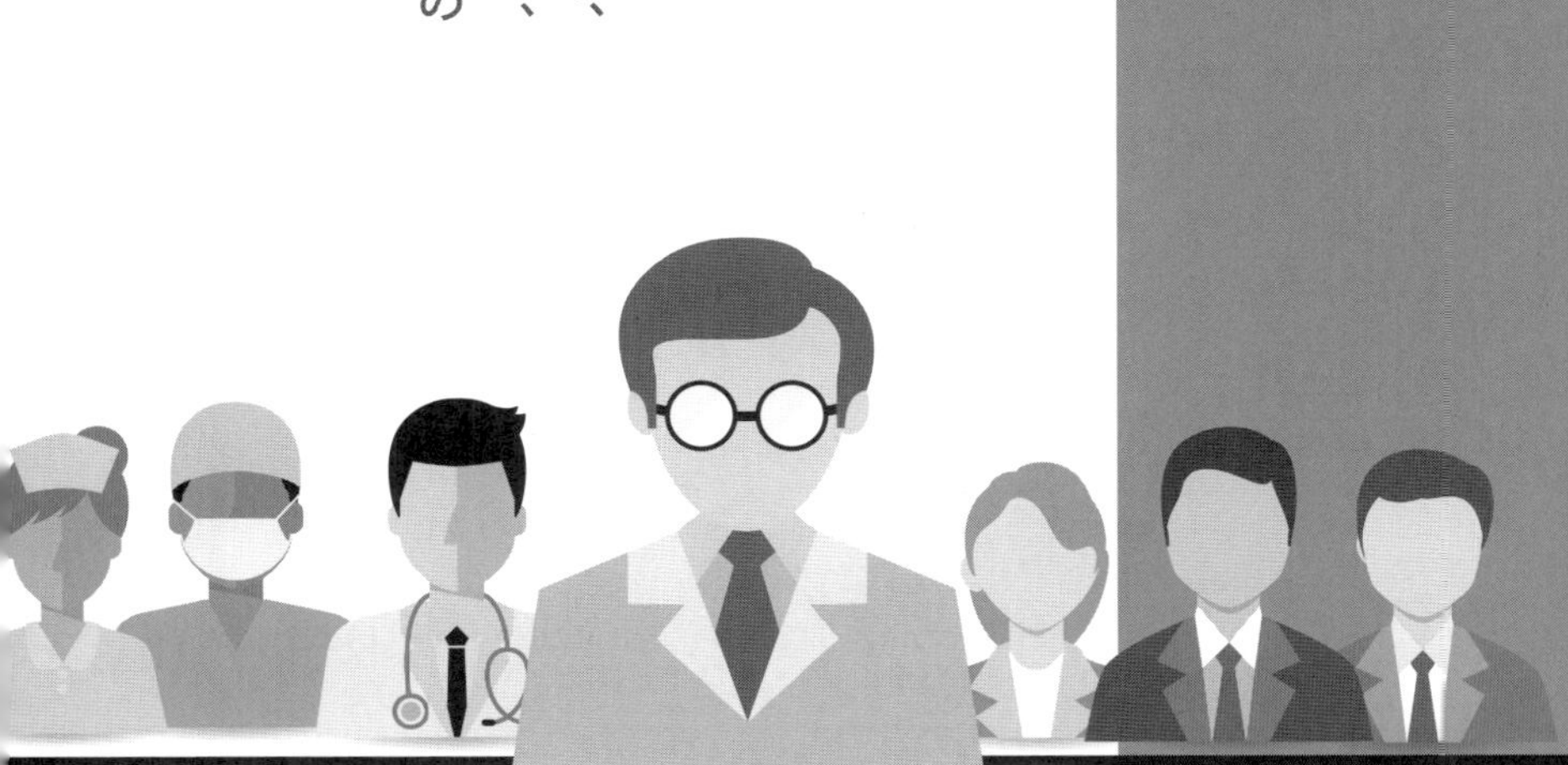

1. 病院の組織構造

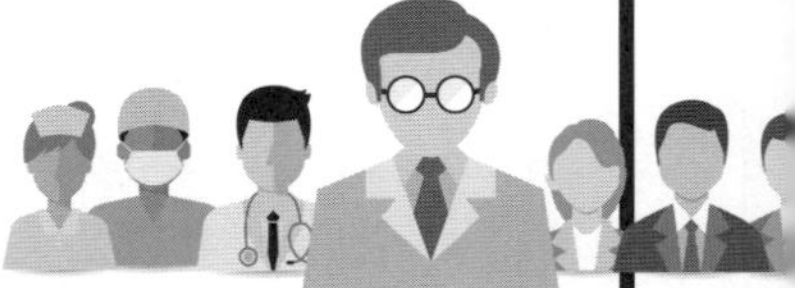

病院の組織は、公立病院か医療法人の病院かなど開設母体や、規模などによる違いがありますが、基本的には病院長を頂点としたツリー構造になっています。

病院長は病院で行われる医療についての全責任を負う立場

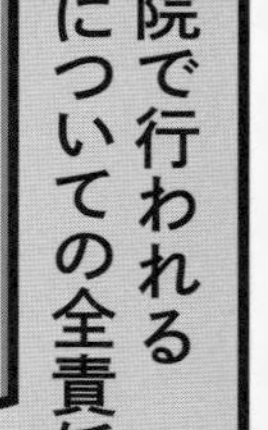

病院長は必ず医師でなければならない

医療法によって、病院長は医師でなければならないと定められており、病院長は病院が行う医療行為について、すべての責任を負います。病院で医療事故や院内感染など、何か医療上の問題が起きた場合には、最高責任者として対処し、メディアの前での記者会見などにも応じます。

また病院長は組織の長として、病院の運営にも責任を持ちます。その病院のビジョンを立て、それにあった医療を行いつつ、組織をまとめ、経営的にも成り立たせるという役割があります。

病院によっては、病院長の上に理事や理事長がいる場合があります。理事や理事長は必ずしも医師である必要はありませんが、医師でない人が理事長に就任する場合には、都道府県知事の認可が必要になります。

病院長の下には一般的に、副院長が置かれます。最近では、複数人の副院長がいることが多く、各部門を統括する医師や看護部長などが、副院長として運営に関わるケースが多く見られます。

診療部門と事務部門に分かれる

病院の組織で最も特徴的なのは、患者の診療に直接関わる診療部門と、病院を運営するさまざまな事務的な業務を担う事務部門が明確に分かれていることです。

診療部門には、医師をはじめ看護

病院のオーソドックスな組織図の例

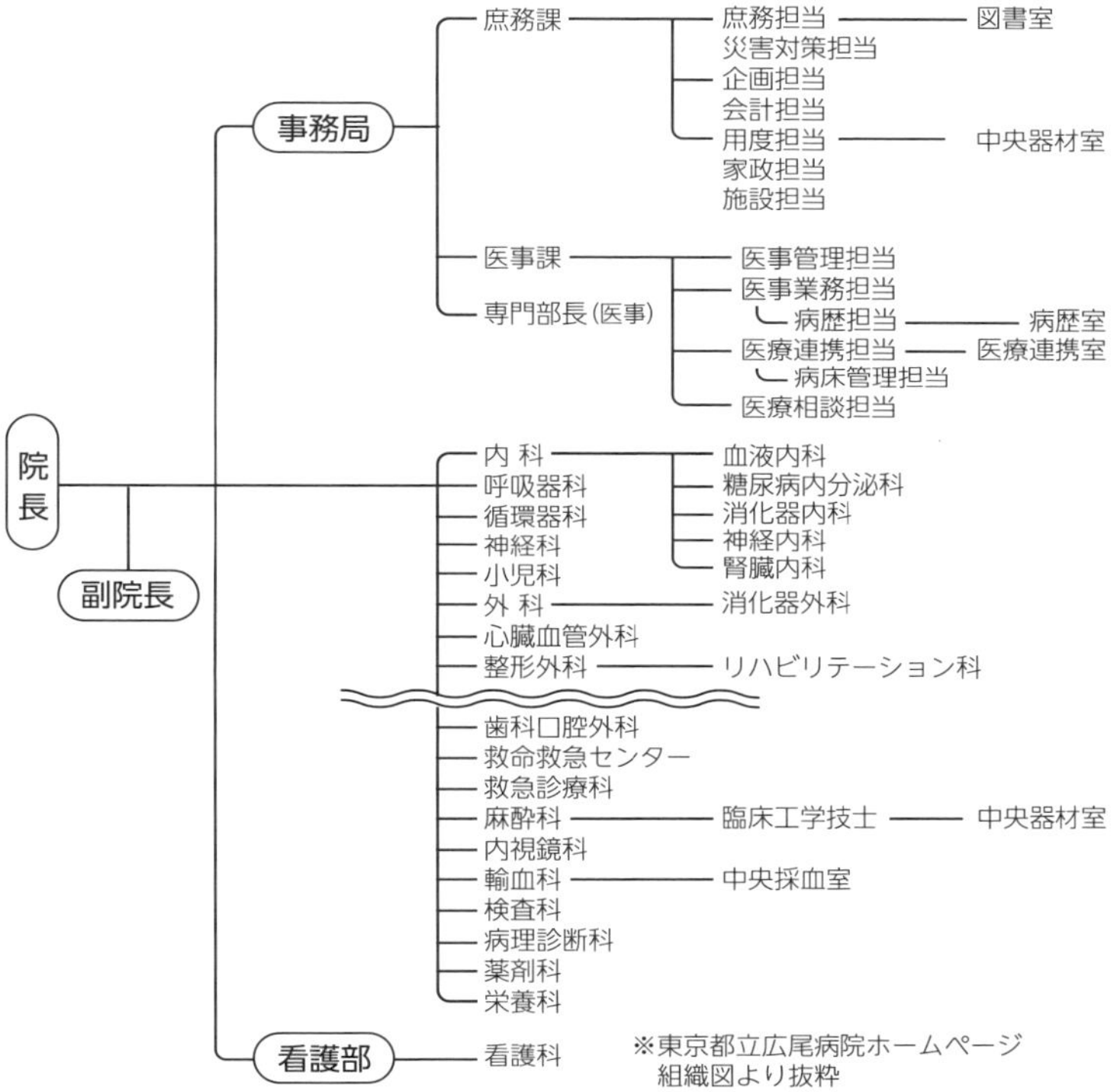

※東京都立広尾病院ホームページ
組織図より抜粋
（巻末資料「病院の組織図」参照）

師や検査技師、薬剤師、理学療法士など医療専門職の人々が所属しており、医師は専門科ごとに、医師以外の医療専門職は職種ごとに、所属が分かれています。また、事務部門には医事や経理、人事などの事務職員が属し、それぞれの課や係に分かれて業務を行っています。

CEO、COOなどの新しい組織体系も

多くの病院では、病院長—副院長／事務長—各所属長といったオーソドックスなツリー構造ですが、中にはCEO（理事長や病院長）やCOO（総務部長）、CFO（財務部長）といった役職を採用し、各部門の役割と責任を明確化するなど、企業の経営概念を取り入れている病院もあります。

2. 診療部門と事務部門

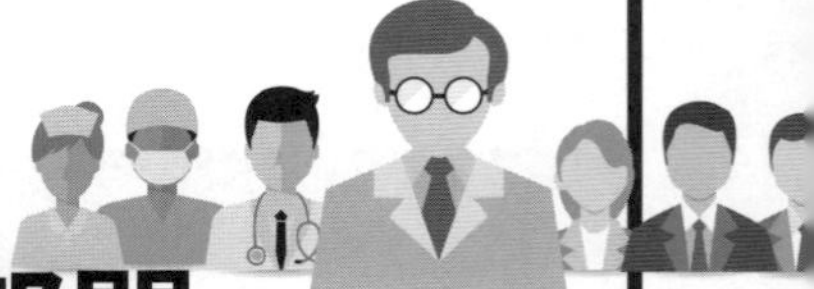

診療部門では医師を中心として、看護師や薬剤師などの医療専門職が患者の診療を担い、事務部門では事務長のもと経理や医事などの各課が病院の事務的な運営業務を担当します。

医師を中心とする診療部門と事務長が統括する事務部門

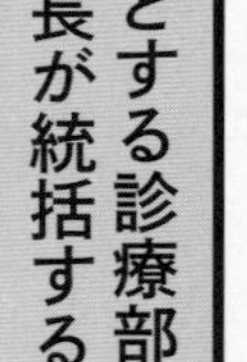

医療専門職は医師の指示を受けて診療を行う

診療に関わる部門には、医療専門職の職員が所属しています。

医療専門職には医師、看護師、薬剤師、診療放射線技師、理学療法士などさまざまな職種がありますが、医師と医師以外の医療専門職では、立場が異なります。

医師以外の医療専門職を総称してコメディカルと呼びます。医師以外の医療専門職は英語でparamedical staffと呼ぶため、日本でも以前はパラメディカルと呼んでいました。しかし、「para」という接頭語に「補助的な」という意味があることが嫌われ、現在は「共同（協働）の」という意味の「co」を使用してコメディカルと呼ばれています。看護師は場合によってコメディカルの中に含まれない場合もありますが、一般的には看護師も含めてコメディカルと呼んでいます。

コメディカルの人々は、必ず医師の指示を得て、患者の診療を行います。独自の判断で患者を診療することはできません。

組織体系の中では一般的に、医師たちの所属する診療科、看護師の所属する看護部、薬剤師が所属する薬剤部などが独立し、そのほか放射線技師は放射線科に、理学療法士などのリハビリに関わる職種はリハビリテーション科に、といった所属が多く見られます。

08 病院運営を支える事務系の業務

　病院は患者の診療を行う施設ですが、組織として運営される以上、一般の企業と同じように経理や人事といった事務的な業務が不可欠です。また、日本の医療はそのほとんどが国民皆保険制度によって公的な保険で賄われており、診療報酬の請求には医療機関特有の医事業務を行う必要があります。

　事務部門を統括する役職は、一般的に事務長（あるいは事務局長）と呼ばれます。事務長は、病院の運営を担う業務部門の責任者です。

　事務部門には、一般企業と同様に人事や経理を担当する部署のほか、施設や機材の管理、企画・広報、受付・会計などの庶務、診療報酬請求を行う医事、地域の医療機関との連携を担当する部署など、病院によってさまざまな課が設置されています。

　中でも医事課は、医療機関に特有の部門です。公的保険による保険診療では、治療費を保険者からの診療報酬という形で得るため、月に一度、その請求のための診療報酬請求明細書（レセプト）を提出する必要があります。医事課では、このレセプト作成業務を主に行います。

　レセプト作成には診療報酬のしくみや、1つひとつの診療項目と点数、施設や人員配置によって異なる加算点数など、細かい専門知識と経験が必要とされます。そのため、役所の人事で職員が短期で異動する公立病院などでは、医事課の医事業務全般を外部の業者に委託しているところも多く見られます。

診療部門と事務部門のスタッフ

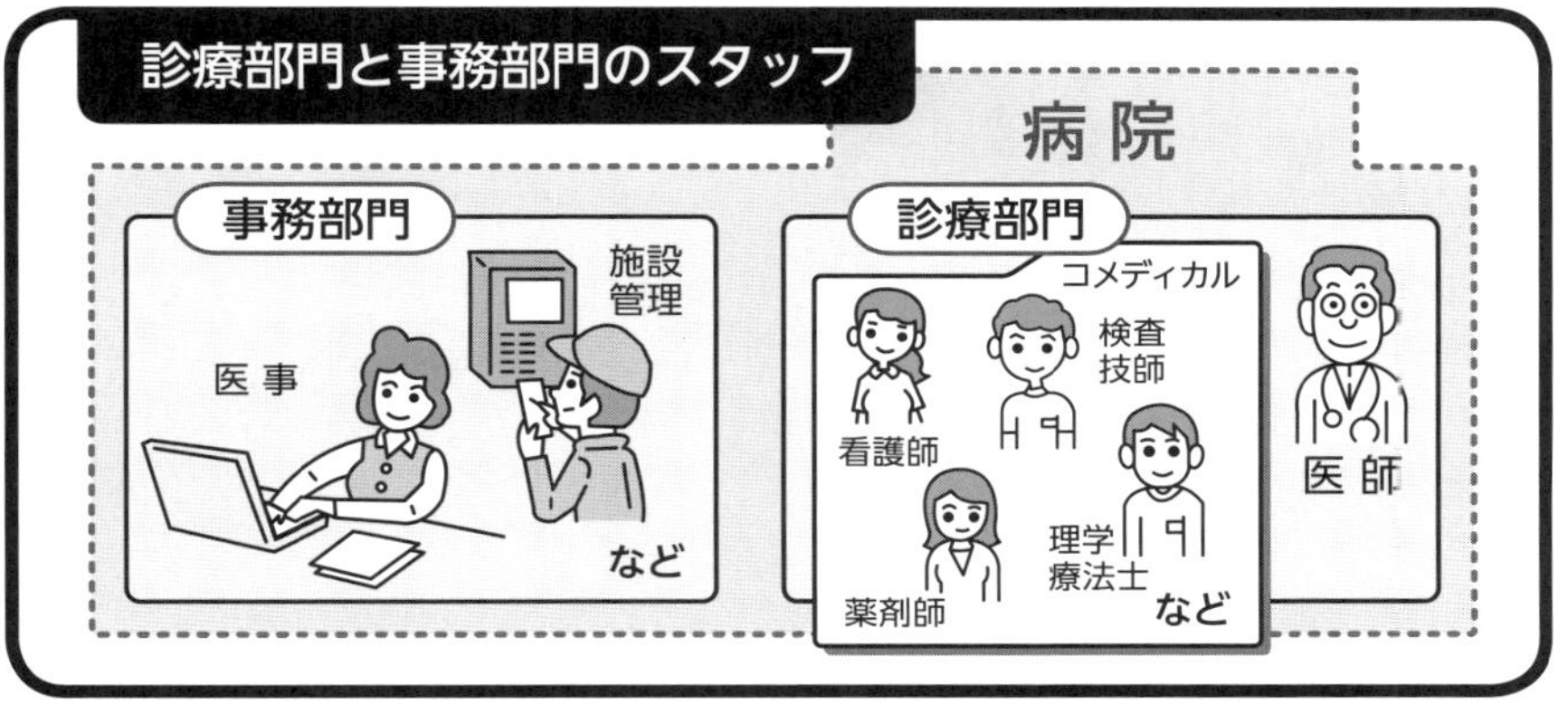
病院
事務部門
施設管理
医事
など
診療部門
コメディカル
検査技師
看護師
薬剤師
理学療法士
など
医師

3.

意思決定の流れ

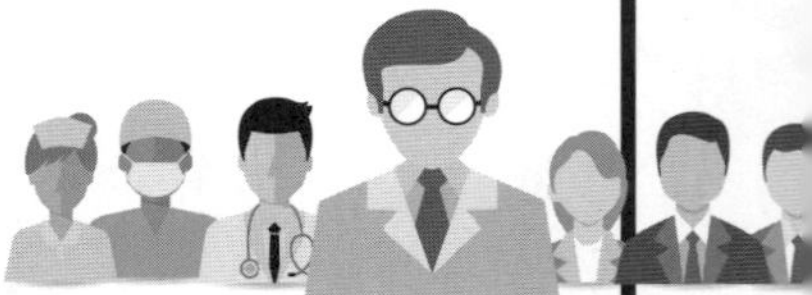

病院における意思決定の形は、病院の開設者や規模、組織の構成、法人の運営展開などによって異なります。また、病院の中だけで決められる場合と、他の施設や自治体などとの協議などが必要な場合があります。

ツルの一声から複数の院内会議が必要なものまで方法はいろいろ

薬剤や医療機器の選択、病院ビジョンまで

病院で行う意思決定には、使用する薬剤や医療資機材の導入から、病院の将来や地域での役割を考慮した病棟や病床の選択まで、さまざまな事項があります。

　病院は一般企業と違い、営利を目的とした組織ではありません。しかし、健全な運営をして経営的にもしっかりとした基盤を築かないと、病院がめざす医療を行うことができません。病院としてどのような医療サービスを提供し、地域の保険・医療にどう関わっていくのか。そのためには、どのような医療機器が必要なのか。患者を引き寄せるには、どのようなシステムが必要なのか。病院という組織ならではのさまざまな意思決定をしながら運営を行っていきます。

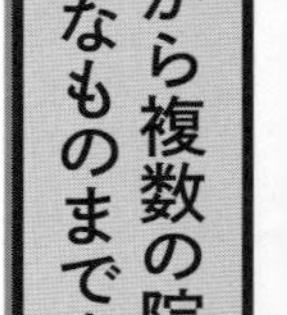

意思決定の流れは病院によって異なる

意思決定の流れは、病院の開設者や規模、医療法人の業務展開などによって異なります。

　例えば、自治体が運営する公立病院の場合、病院の予算には議会の承認が必要ですが、民間病院では組織内で決定することができます。

　また同じ民間病院でも比較的規模の小さな病院の中には、理事長や病院長のツルの一声ですべて決めたり、病院長と副院長、事務長など数人の幹部によって決定される病院もあります。

　一方、病院以外にも診療所や高齢者施設など別の施設を運営するよう

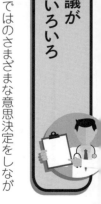

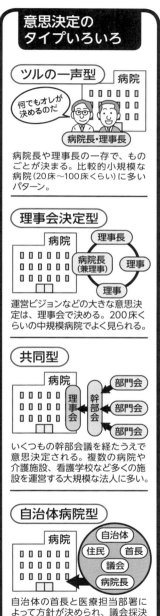

な規模の大きな法人では、いくつかの会議を経たうえで意思決定されるところがほとんどです。

　また、医療資機材や薬剤などの購入についても病院ごとに異なりますが、各診療部門の希望を事務長が取りまとめて購入予定を立てたり、診療系の幹部会議で決定するといった形が多く見られます。

事例：ある中核病院の意思決定の流れ

　1つの事例として、都市部にある200床ほどの中核病院で行われている意思決定の流れを紹介します。

〔事例〕

**　A病院は医療法人が運営する急性期病院で総職員数は500名ほど、病院長は理事でもあり、高齢の父親が理事長を務めています。理事にはほかに、病院長代理の医師や看護部長、事務統括者など病院幹部が含まれます。**

**　A病院の場合、病院としての全体的な運営ビジョンの決定は、理事会で行われます。運営ビジョンは10年に一度程度、時代の趨勢に即した形に見直されます。病院長はそのビジョンに沿って毎年、年間の行動計画書を作ります。行動計画書は全職員の活動の基本となります。**

**　医療資機材の購入については、各セクションから要望を聞き取り、部長会や幹部会などで優先順位を決め、予算に応じて順次購入します。また薬剤は、院内で毎月開く薬事審議会で購入品を決定します。**

意思決定のタイプいろいろ

ツルの一声型

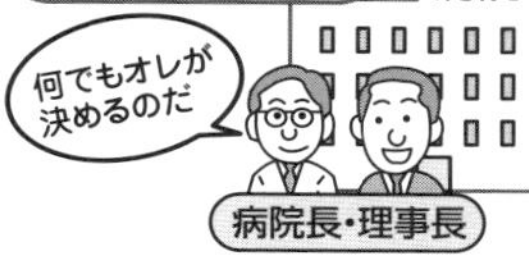
病院
何でもオレが決めるのだ
病院長・理事長

病院長や理事長の一存で、ものごとが決まる。比較的小規模な病院（20床～100床くらい）に多いパターン。

理事会決定型

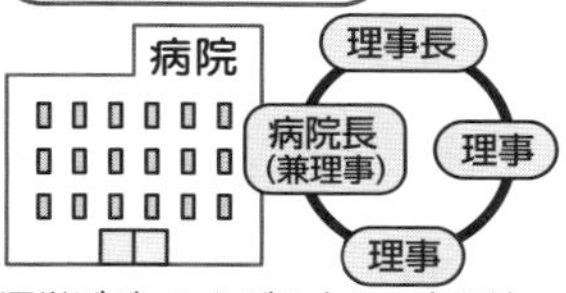

運営ビジョンなどの大きな意思決定は、理事会で決める。200床くらいの中規模病院でよく見られる。

共同型

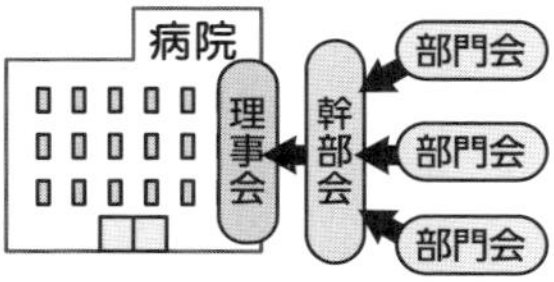

いくつもの幹部会議を経たうえで意思決定される。複数の病院や介護施設、看護学校など多くの施設を運営する大規模な法人に多い。

自治体病院型

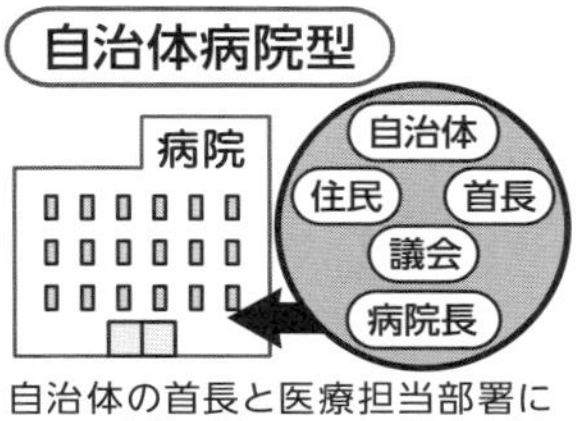

自治体の首長と医療担当部署によって方針が決められ、議会採決を経て決定。

4.
職員の採用

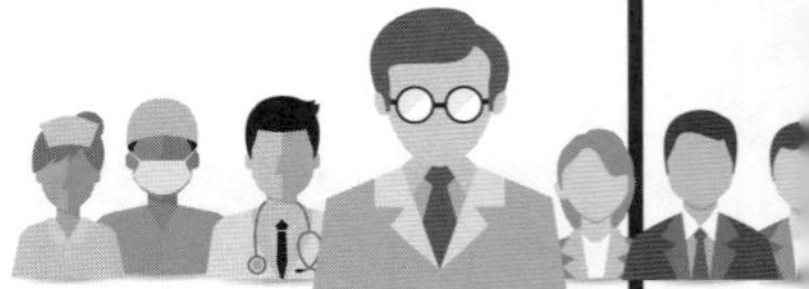

病院職員の採用方法は、基本的には病院によってさまざまです。病院の開設者や規模によって異なり、また、事務職種と医療職種では採用の条件や時期なども異なります。人材の不足や偏在から、医師、看護師の採用は困難な状況が続いています。

一般的に事務系は一斉採用、医療系は個別採用、教育はＯＪＴで

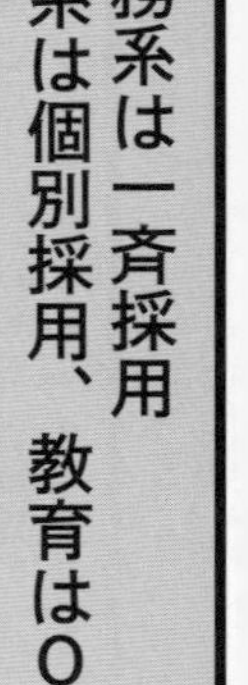

事務職と医療職で異なる採用方法

病院職員の採用は一般企業の就職活動のように時期や方法が決まっているわけではなく、個々の病院のやり方に任されているのが実情です。

看護師や事務職員など、採用数が比較的多い職種については４月に定期採用を行う病院も多く、業者が行う病院説明会などに参加しブースを出すところもあります。また、職員募集に向けた病院説明会を個別に開催する病院もあります。

職員を採用する時期は、事務系職員の場合には一般企業と同様、４月の入職に向けた一斉採用が多く見られます。また医療専門職の場合は職種によって異なり、看護師のように人手が不足しがちで常時募集しているもの、理学療法士や薬剤師のように、欠員が出たときに募集するものなどさまざまです。

一般企業では企業に就職することを入社といいますが、医療機関の場合には「入職」といいます。入職後の教育は、医療専門職も事務職も、各現場でのＯＪＴによって行われることがほとんどです。

病院の規模による採用方法の違い

職員を採用する方法は、病院の規模によっても異なります。

１００床以下の小規模病院などでは、多くの場合、医療職種は院長や副院長、事務職種は事務長が、直接面接をして採用を決めます。

200床を超える中規模病院などでは、事務長や各診療科の部長など各部門の担当者に、募集や試験、面接などの採用業務が任されます。応募者がある程度絞られた段階で、理事長や院長、事務長などの幹部が面接し、最終的な決定を行います。

さらに規模の大きい病院では、一般職員の採用は各部門に任されることがほとんどです。看護師や事務職員の定期採用など大規模な募集を行う際には人事担当部署が採用業務を担当する場合もありますが、それ以外の各職種に関する採用は基本的に各部門で行います。

08 開設者による採用形態の違い

公立病院と民間病院では、職員の立場が異なります。

民間病院の場合、職員は病院に採用されて入職しますが、自治体が開設する公立病院の場合、とくに事務系の職員は自治体の職員（公務員）として役所に採用されたうえで、改めて病院に配属される形になります。事務長や医事課など専門の知識が不可欠な職員でも、役所の人事ローテーションによって短期間で異動するため、病院の運営に支障が出ることも少なくありません。

医師や看護師などの医療専門職は、公立病院も民間病院と同様に大学から派遣を受けるなど外部から採用しますが、立場としては公務員になります。

民間病院の場合は、基本的に一般企業と同様、その病院や法人として職員を採用します。複数の施設を運営している法人では、法人全体として募集・採用する場合と、各施設で個別に募集・採用する場合があります。

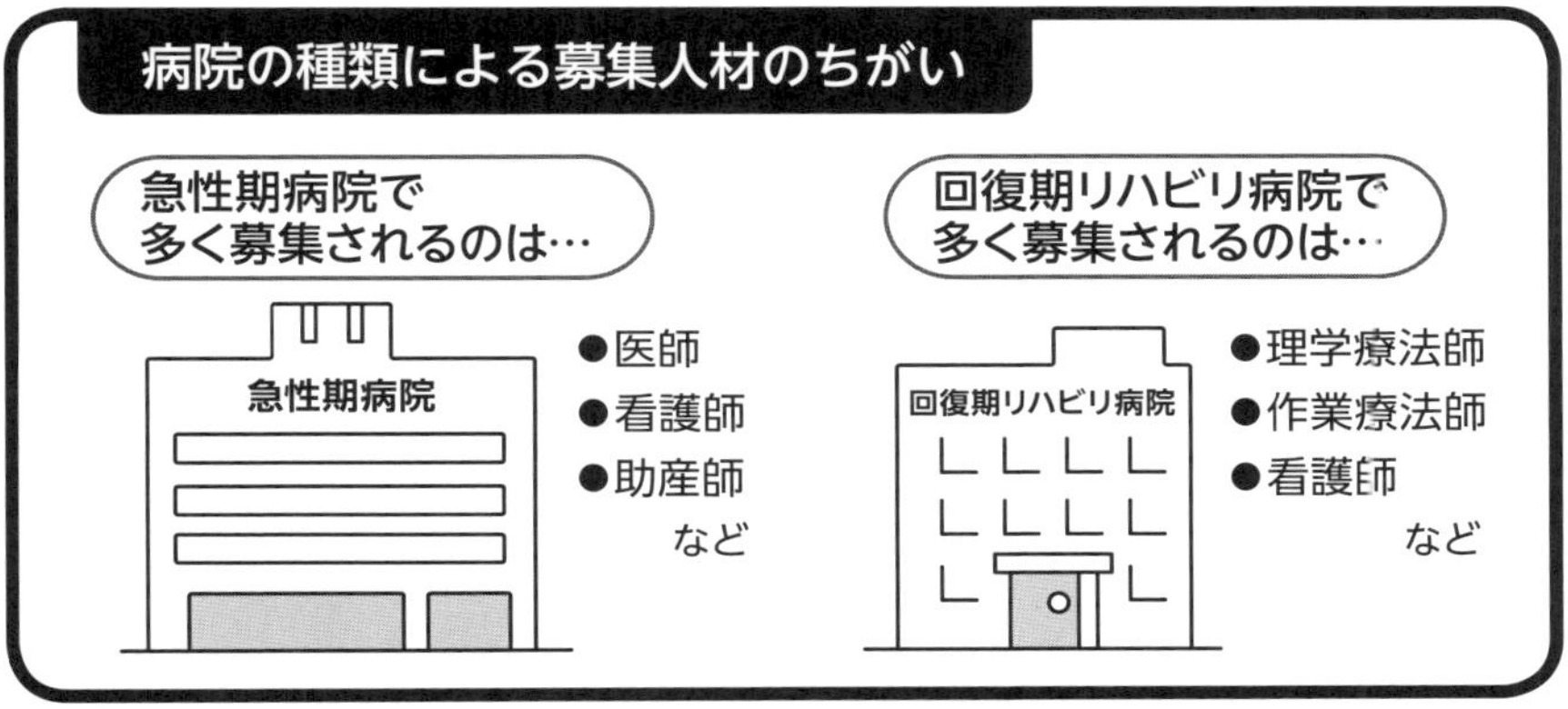

また、例えば公的病院の1つであるJA厚生連の病院では、基本的に事務系の職員は各県の厚生連本部が募集・採用し、医療系の職員は各病院が独自で募集・採用しています。

08 医師の採用は至難の業

医師を養成する大学病院以外の病院では、関連する大学病院の医局から医師を派遣してもらったり、*臨床研修病院として初期研修医、後期研修医を募集して採用します。しかし、臨床研修病院になっていない病院や、地方、過疎地域の病院などでは、医師の採用が厳しいのが実情です。

2004年に新臨床研修制度（P.71参照）が施行されて以降、大学病院で臨床研修を行う医師が減って、関連病院に派遣していた医師を呼び戻したり、派遣を取りやめるところも出てきました。そのため、従来から医師不足に悩む交通の便がよくない地方や過疎地域では、慢性的な医師不足がより加速しています。加えて、小児科や産科など労働条件の厳しい診療科を希望する医師が減っており、都市部の病院でも診療科による医師の偏在が問題になっています。

また、大学病院からの派遣や研修医の募集以外の医師の採用は、困難を極めます。以前に比べれば、医局に所属せず就職する病院を自由に選択する医師が増え、また医師の転職をサポートするサイトなども増えてはいますが、病院の理念にあった質の良い医師を採用するのは簡単ではありません。

多くの場合、病院長自らが自身の大学の後輩や懇意にしている教授などを訪ね、医師の派遣や紹介を依頼するなど人的なネットワークを駆使して何とか集めているというのが現状です。地域や自治体などでも、医師確保のためのさまざまな対策が行われていますが、その効果は限定的なもので、医師採用の根本的な対策にはなっていません。

＊臨修研修病院…一定の要件を満たし、基本的な知識と技術を身につける卒後2年間の初期研修の場として、厚生労働省から認可を受けた病院のこと。

看護師の新人研修例

看護部新採用者研修プログラム

1日目	2日目	3日目	4日目	5日目
入社式 ●看護技術 ◆フィジカルアセスメント	●看護技術 ベッドメイキング・寝衣交換 ◆フィジカルアセスメント 呼吸の観察・酸素療法	◆フィジカルアセスメント 血圧測定・抹消循環障害の観察など ●看護技術 清拭・陰部洗浄・おむつ交換・ベッド上排泄	●看護技術 口腔ケア・食事セッティング・麻痺患者の介助 ◆フィジカルアセスメント 尿管理・インスリンの取り扱い・血糖測定	◆フィジカルアセスメント 意識レベル、瞳孔・麻痺の見方 ●看護技術 ストレッチャー・車椅子 （点滴・酸素、実施中）
6日目	**7日目**	**8日目**	**9日目**	**10日目**
●看護技術 応用編 ◆フィジカル 腹部・ドレーン類の管理	病棟オリエンテーション	配属部署	配属部署	◎一週間の振り返り ●16時より自由な語らいの場
11日目	**12日目**	**13日目**	**14日目**	**15日目**
配属部署	配属部署 採血研修	配属部署	配属部署	◎一週間の振り返り ●16時より自由な語らいの場
16日目	**17日目**	**18日目**	**19日目**	**20日目**
配属部署	配属部署	配属部署	配属部署	◎一週間の振り返り ●16時より自由な語らいの場

※成田赤十字病院看護部ホームページより抜粋

5.
多職種連携とチーム医療

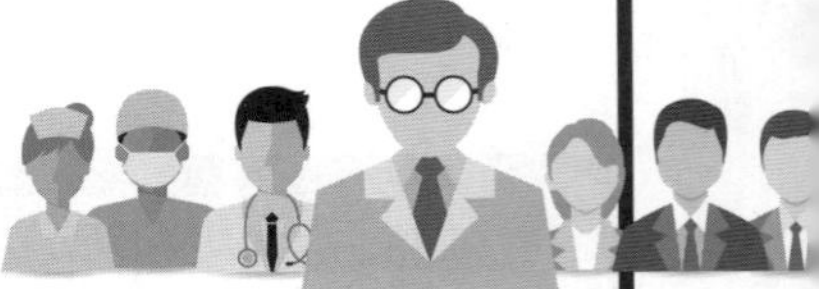

病院で行われる医療はすべて医師の指示により行われますが、医師と他の医療専門職や事務系職員などとの連携が、医師の労力の軽減や、より効率の良い医療の提供に繋がります。

医師と多職種との連携で より質の良い医療を提供する

多職種連携は 診療報酬でも評価

　患者の診療を主とする病院では、医療はすべて医師の指示を得て行われるため、他の職員はともすれば、医師の指示に従うだけ、という姿勢になりがちです。しかし、医師と他の職員が連携、協働することによる医療の質の向上や作業の効率化が注目され、また、診療報酬でも評価されるようになったこともあって、多職種連携やチーム医療の推進が図られています。

目的は医師の負担軽減と 医療の質の向上

　多職種連携とは、医師以外の医療専門職（コメディカル）や管理栄養士、医療ソーシャルワーカー（MSW）、医療クラークなどが、医師と連携してさまざまな業務を担うことをいいます。主な目的は「医師が行う診療以外の業務を軽減し、医師の疲弊を防いで医師不足を補うこと」で、診療上の業務を連携して行うものと、書類の作成など医師が行う事務的な作業での連携があります。

　診療における連携では、看護師やリハビリ担当のスタッフ、管理栄養士などが医師の指示のもと、協力して患者のサポートに当たります。例えば、看護師外来や助産師外来、管理栄養士による栄養指導などがあります。看護師外来は患者からの相談や問い合わせなどに対し、主治医の管理の下で看護師が対応します。また助産師外来では、助産師が妊婦の

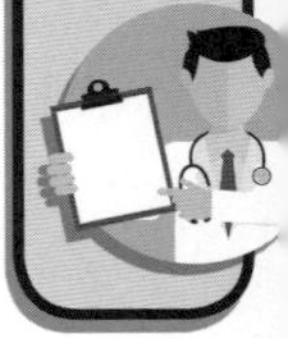

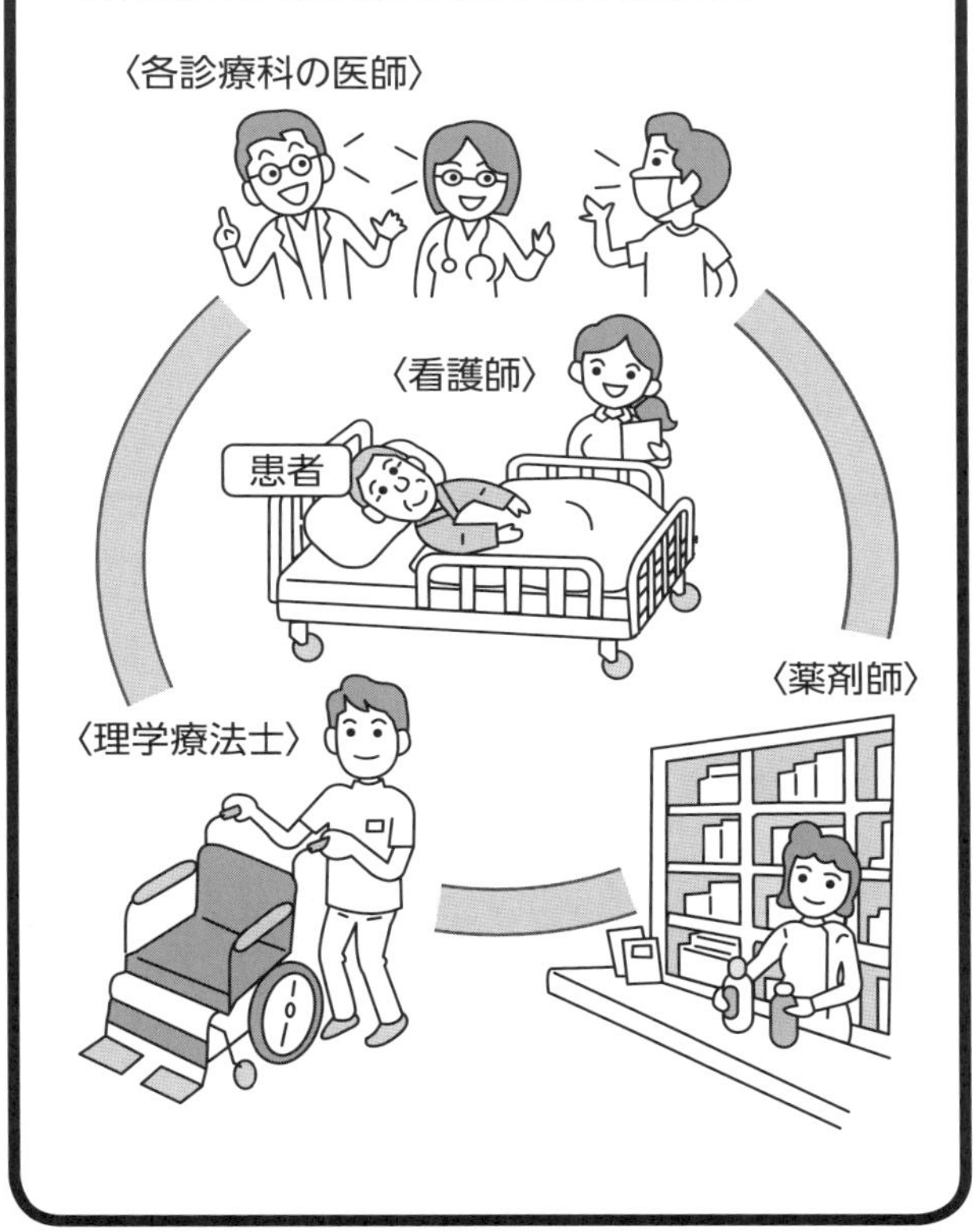

連携が求められるチーム医療

相談を受けるとともに、とくに異常のない分娩の場合、医師の管理の下で助産師が行うこともあります。

また医療クラークやMSWは、診療時のカルテなどの入力補助、診療情報提供書や紹介状など多種の書類作成業務など医師の事務作業の労力を軽減するとともに、患者の退院支援や地域連携のサポートなどを連携して行います。

患者を中心としたチーム医療

チーム医療では、病気の治療方針や急性期を脱した後のリハビリ、在宅での療養などについて、医師を中心に看護師や薬剤師、リハビリスタッフ、管理栄養士、MSWなど多職種が連携し、患者やその家族にとって最も良い形で医療が受けられるよう、共同して取り組みます。

また、がんなどの重大な疾患や、複数の疾患を併せ持つ高齢者への医療などでは、診療科を超えた医師の連携が不可欠です。例えば、がんの治療では、全身状態を診る内科医や腫瘍内科医、手術や放射線治療などを担当する外科医や放射線科医、精神的なケアを担当する心療内科医など、多くの診療科の医師がチームになって取り組みます。

6. 医療の質を高める取り組み

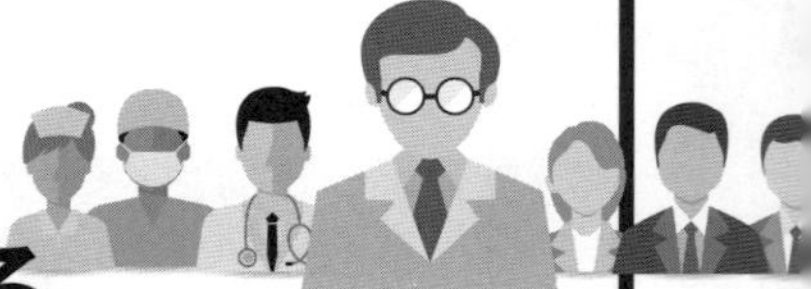

病院という組織の大切な役割は、患者に質の良い医療を提供することです。医療の質にはいくつかの要素があり、病院として質の向上に取り組むことが不可欠です。

良い医療を提供するための取り組みは組織としての重要な役割

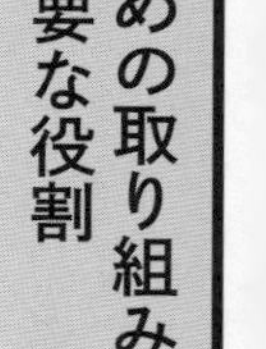

医療の質にはさまざまな要素がある

医療の質というとき、とくに患者という立場では診療技術に関することのみを考えがちです。もちろん、患者にとって診療の技術が高いことは大切な要素ですが、病院が提供する医療の質はそれだけではありません。一般的には次のような要素が、質を評価する際のポイントと考えられています。

- **診療技術の質**
- **病院の設備や医療機器の質**
- **インフォームドコンセントなど情報提供の質**
- **接遇など患者サービスの質**
- **組織の運営、感染防止、安全対策など医療提供体制の質**
- **費用対効果などの経済性の質　など**

病院には、これらの要素をバランス良く向上させ、医療の質を確保することが求められます。

質の評価は相対的なもの

医療に求められるものは時代や制度によって、また、それぞれの患者によっても異なるため、質の評価はとても難しいといわれています。しかし近年では、医療の質を評価する仕組みが色々と整えられています。

その1つが、臨床指標（クリニカル・インディケーター）です。臨床指標は、入院患者数、平均在院日数、救急搬送受入数などの病院機能や、手術の実績、がんの放射線治療数など診療の状況に関するさまざまなデータのことをいい、ホームページで公表している病院も多く見られます。患者は、臨床指標を参考にしてかかりたい病院を選択することも可能です。

病院の質を全体的に評価するものとしては、公益財団法人日本医療機能評価機構が行っている病院機能評価があります（P．152参照）。

また最近は、組織としての運用体制や業務フローなど、マネジメントの国際規格であるISO9001（P．152参照）や国際医療機関認証であるJCI（Joint Commission International）を取得する病院も増えています。

08 組織として取り組む安全管理や臨床指標

病院として医療の質の向上を図ることは、理念にかなう医療を行ううえでも、また患者や地域のニーズに応え、安定した経営を継続するためにも非常に重要なことです。

現場では医療の質向上のため、各種委員会が活発に活動するなど、さまざまな取り組みが行われています。例えば、安全委員会では事故を防ぐためのインシデント／アクシデントリポートの提出、ヒヤリハット報告などの徹底を図る、感染防止委員会では、院内感染防止のための啓発活動や身だしなみ対策を実行する、といった活動が行われます。

病院機能評価やISO9001などの取得、更新をめざす場合には、指定されたさまざまな項目をクリアするための努力が不可欠です。そのため、医療の質の向上に対する病院職員全員のモチベーションが上がり、結果として組織が活性化したといった意見も聞かれます。

クリニカルインディケーターの種類

病院全体の指標 平均在院日数、病床利用率など	**栄養に関する指標** 栄養指導件数、NST活動件数など
診療科目に関する指標 疾病別患者数など	**看護に関する指標** 褥瘡発生率、患者・家族のケア満足度など
手術に関する指標　診療科別手術件数など	**医療安全に関する指標**　転倒・転落率など
がん医療に関する指標　放射線治療件数など	**地域連携に関する指標**　紹介・逆紹介患者率など
救急医療の指標 救急患者数、救急搬送受入数など	**医療サービスに関する指標** 患者満足度など
放射線および検査に関する指標 CT、MRIなどの検査人数など	**医師・看護師・コメディカルの資格に関する指標**
薬剤に関する指標 服薬指導件数、ジェネリック使用率など	

コラム

「医療の質」を評価する目安

病院機能評価

病院機能評価は、公益財団法人日本医療機能評価機構が行っている事業の1つで、「日本の病院を対象に組織全体の運営管理および提供される医療について、中立的、科学的、専門的な見地から評価を行い、病院の質の改善活動を支援する」ことを目的としています。2017年現在、日本には約8400件の病院があり、そのうちの約2200件が認定病院になっています（同機構ホームページより）。

認定を受けるには、受審の説明会から書面での審査、サーベイヤー（評価調査者）による訪問審査など、多くのプロセスを経る必要があります。病院管理や運営、安全対策、患者サービス、診療体制など病院の機能や診療、組織に関わる詳細な評価項目があり、不備が指摘された場合には改善と再審査が必要です。また、認定を継続するためには、5年ごとに再審査を受ける必要があります。

ＩＳＯ９００１

ＩＳＯ９００１とは、一貫した製品とサービスを提供し、顧客満足を向上させるための国際的なマネジメントシステム規格のことをいいます。日本に50ほどある認証機関によって、要求事項と呼ばれる基準を満たしているかどうかの審査が行われ、基準を満たしていれば認証証明書（登録証）が発行されて社会にも公開されます（一般財団法人日本品質保証機構ホームページより）。

ＩＳＯ９００１は病院に特化した規格ではありませんが、病院も企業と同じように、1つの組織としてのマネジメントを確立したいという考えから、取得をめざす病院が増加しています。

第7章 病院の収支

病院は、一般の企業のように営利を目的としたものではなく、医業で得た収益のほぼすべてが人件費、医療機器、資機材や薬剤の購入費など、病院を運営していくための資金となります。健全な経営を行って収益を上げることが、より良質な医療の提供につながります。

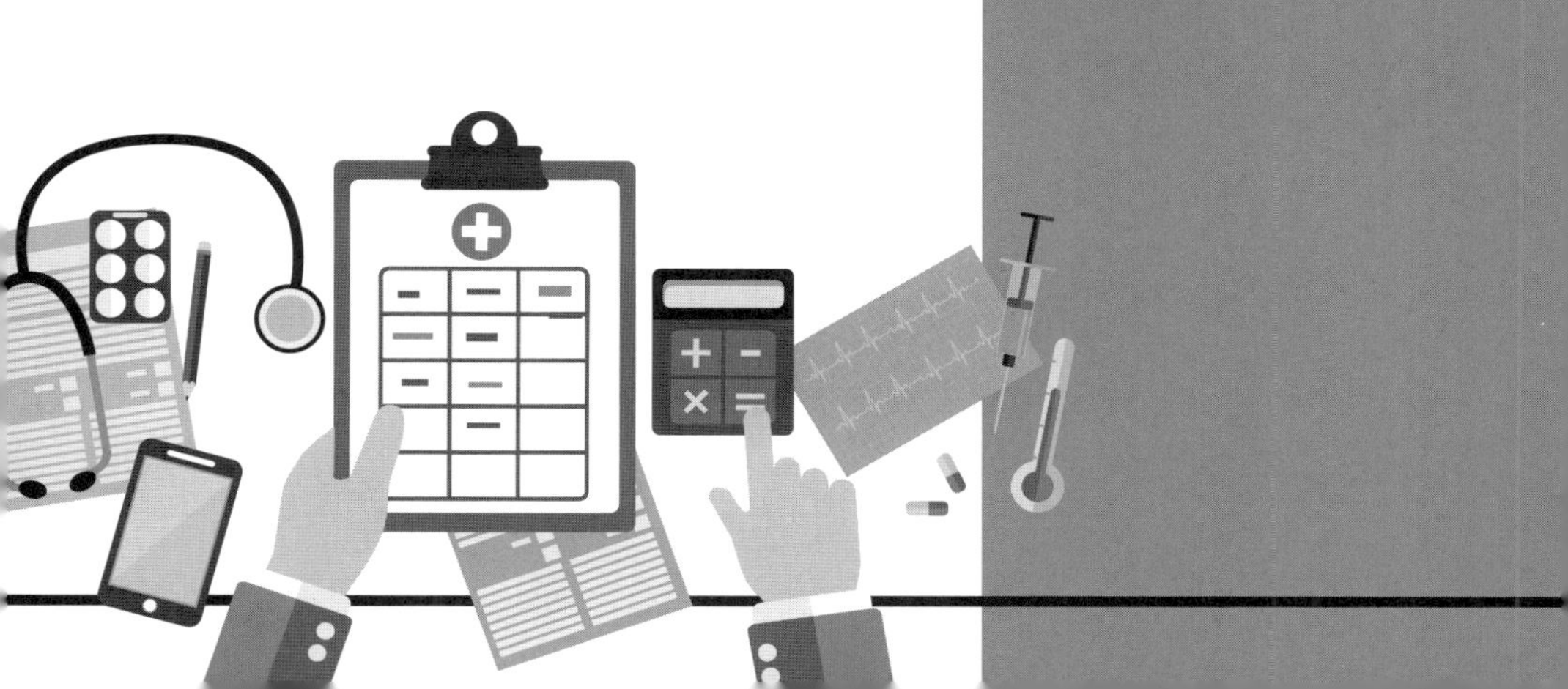

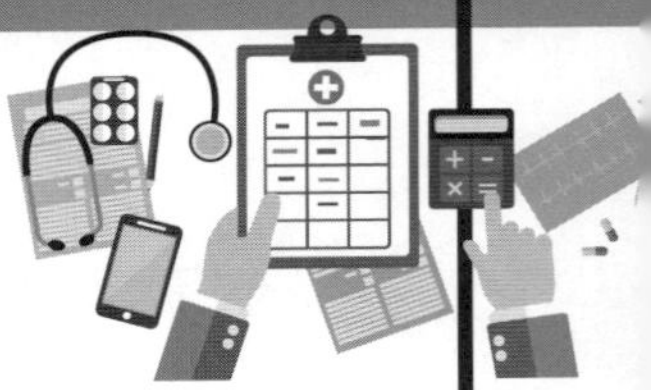

1. 病院の収入と支出

医療機関が行う医療行為を「医業」といいます。病院は、医業により公的保険から支払われる診療報酬で運営します。医業による収入を「医業収入」、運営するための支出を「医業費用」といいます。

公的保険制度の日本の病院は診療報酬が主な収益

医業収入は入院と外来が中心

病院の収入は、医業による収入（医業収入）がほとんどです。医業収入の主なものは外来と入院で、とくに入院による収入が大きな割合を占めます。また医業収入には、保険診療によるものと保険外診療によるものがあります（P．162参照）。

日本には国民皆保険制度があり、国民のほぼ全員が公的な医療保険に加入しています（強制加入）。公的医療保険による保険診療を行う医療機関は、「保険医療機関」として地域の厚生局の指定を受けることが義務づけられており、ほとんどの病院が指定を受けています。現在の日本では、保険診療と保険外診療の混在は原則として認められていないため（P．162参照）、保健医療機関である病院の医業収入の大部分は、保険診療によるものです。

保険診療による病院の収入には、患者が窓口で支払う自己負担分（一部負担金：原則として治療費の3割）と、健康保険組合などの保険者から支払われる診療報酬の2つがあります。

保険外診療では治療費の全額を患者が負担するため、窓口で支払われる金額が病院の収入になります。基本的に診療報酬請求は行われません。

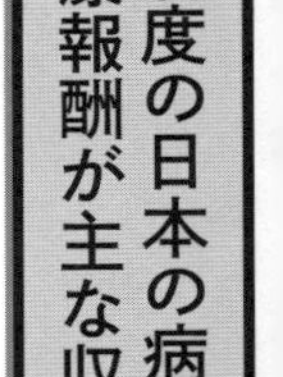

病院は専門職が多く人件費がかかる

病院が医業を行うために必要な費用（支出）を「医業費用」といいます。医業費用の中で最も大きな割合を占

医業収入と医業費用の内訳

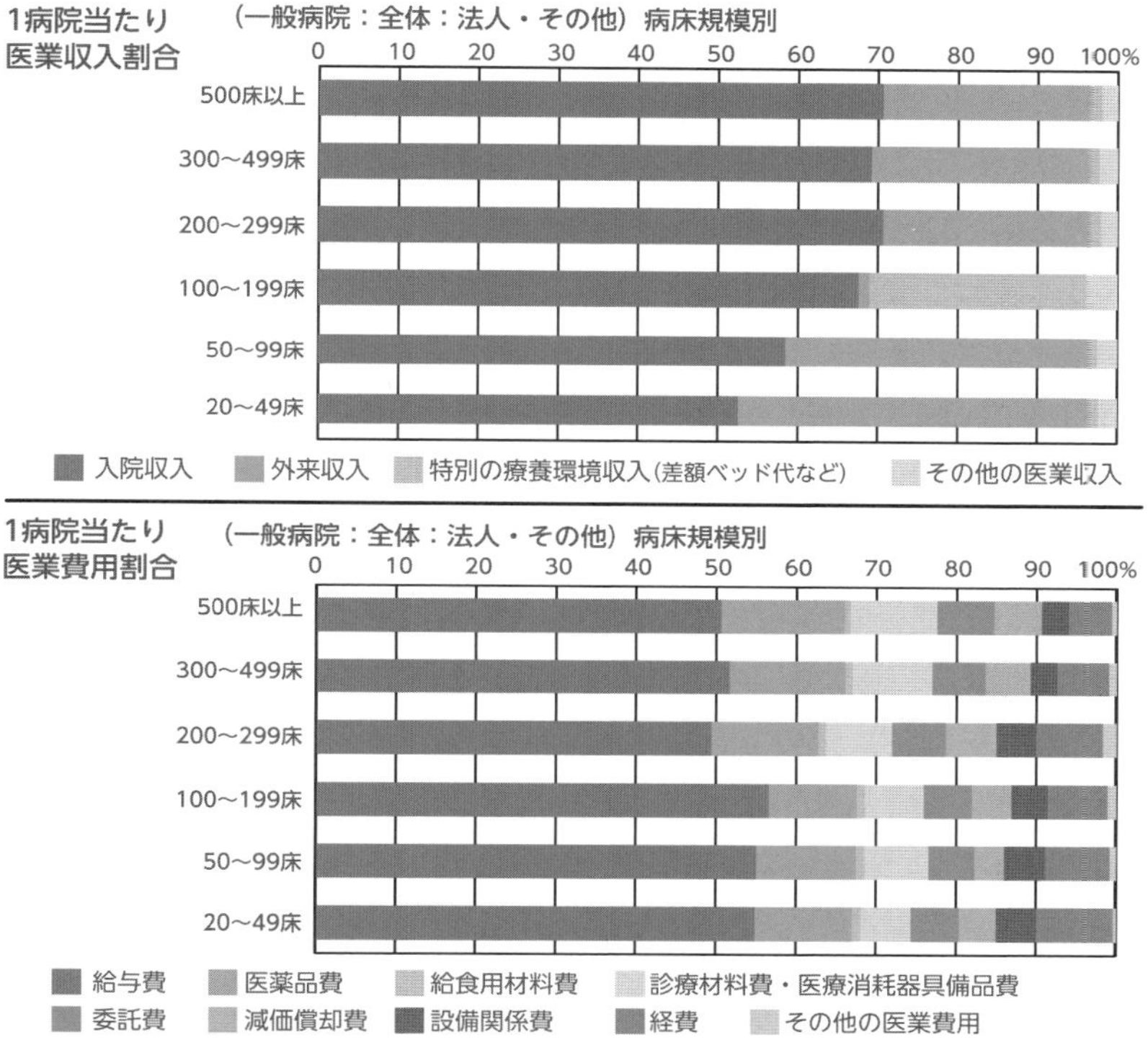

※平成19年第16回医療経済実態調査報告より作成

めるのは人件費（給与）です。

病院は医療を行う場所であり、入院医療などでは十分な人手が必要です。また、運営に必要なスタッフは医師をはじめ、看護師や薬剤師、理学療法士など専門職がほとんどで、事務職種などと比較すると一般的に給与単価は高額です。経験が重視されることもあって勤続年数も比較的長く、とくに公務員である公立病院では、事務職・専門職にかかわらず定年まで勤務することが多いため、基本給もその分、増加していきます。このようなことから、人件費率が高いのは病院という施設の宿命ともいえます。

人件費以外の医業費用には、診療に必要な医薬品や医療資機材（消耗品）、入院患者の給食用材料費、設備費、また高額な医療機器や病院施設の減価償却費などがあります。

2.

診療報酬について

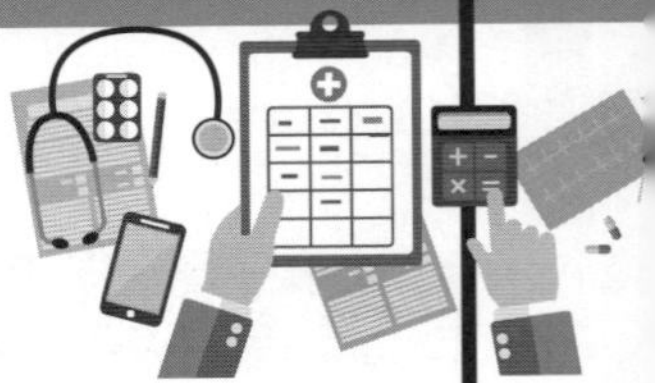

病院が行った医療行為に対して、公的保険の保険者が支払う診療代を「診療報酬」といいます。診療報酬は、時代の状況や国の医療政策を反映して、2年に1度改定されます。

診療報酬は厳しい審査を経て公的保険の保険者から支払われる

すべての医療行為は1つずつ点数換算される

病院で行われる医療行為は、非常に細かく分類されています。初診、再診、入院、救急などはもちろん、さまざまな検査や投薬、注射や手術などの処置、病理診断、処方箋、リハビリ、さらには患者への指導や管理など、あらゆる診療行為の1つひとつがその範囲や軽重ごとなどに分けられ、それぞれに点数が設定されています。これを診療点数といいます。

診療点数は、1点10円で換算されます。例えば、熱傷処置（やけどの治療）の項目では処置をした面積により、100平方㎝未満では135点（1350円）、100平方㎝以上500平方㎝未満では147点（1470円）といったように、点数が設定されています。この診療点数と使用した薬剤の薬価点数を合わせて、診療報酬になります。

支払基金への請求の後、審査を経て支払われる

診療報酬の請求は、月ごとに行います。診療報酬の審査と支払いを行うのは主に、「社会保険診療報酬支払基金（支払基金）」や「国民健康保険団体連合会」という機関です。

病院の医事部門では、月に1度、その月に行った医療行為1つひとつをすべて洗い出して集計し、レセプトと呼ばれる診療報酬明細書を作成して、診療報酬請求書を添付し支払基金に提出します。

レセプトは支払基金内の審査委員

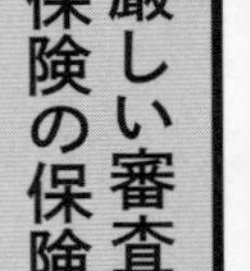

会で、適切に請求が行われているかや、記載事項に誤りや虚偽がないかなどを厳重に審査されます。不適切と判断されたレセプトについては、病院に差し戻して再請求を求めたり、診療した担当者（医師など）に対して詳細を聞く面接や、懇談が行われます。

これらの厳しい審査を経て、ようやく診療報酬が病院に支払われます。

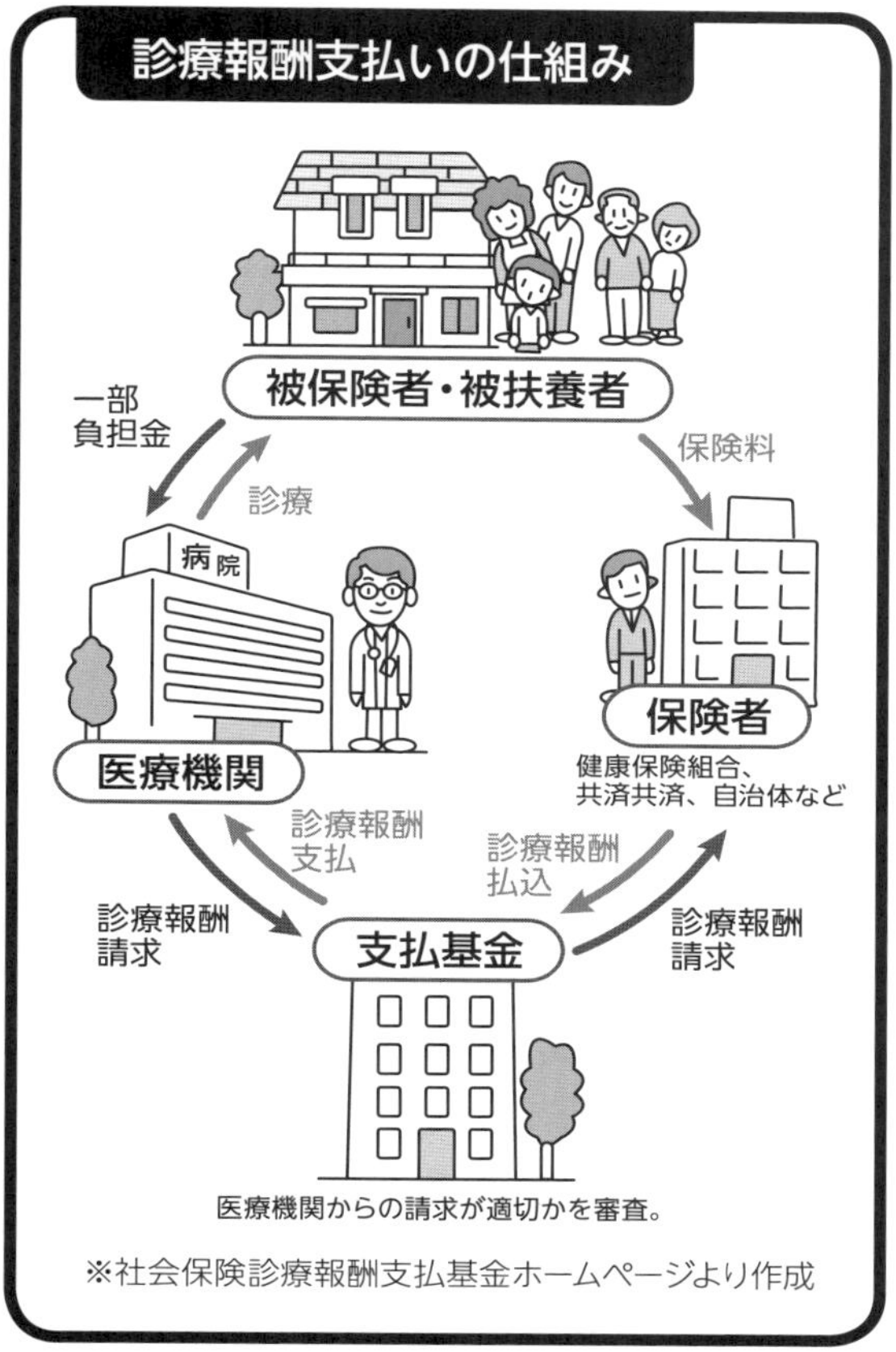

健全な経営には漏れのない請求が不可欠

診療報酬請求の業務は、非常に細かく複雑な仕事です。診療そのものの点数だけでなく、入院患者数に対する看護師数などの人員配置や、病院の施設基準、地域医療や救急への取り組みなど、さまざまな事項に関する点数の加算なども多くあります。また、診療報酬は2年ごとに改定が行われ、国の医療政策に合わせて新しい加算項目なども増えていきます。

病院の経営には、これらの診療項目や加算項目をすべて把握し、行った医療行為の診療報酬を漏れなく正確に請求して支払いを受けることが、不可欠です。請求が漏れていれば、その分、病院側の持ち出しになってしまいます。そのため病院の医事部門には、診療に関する詳細な知識と改定に伴う加算など情報収集能力、確実なレセプト作成能力などが必要とされます。

3.

DPCについて

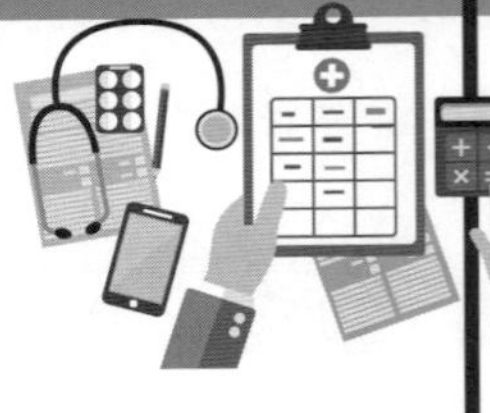

急性期病院の入院医療では、診療報酬にDPCという包括支払制が導入されています。DPCを採用している病院をDPC対象病院（またはDPC病院）と呼びます。

急性期病院の入院医療は病気によって診療報酬が決まっている

診療報酬は基本的に出来高だが包括もある

診療報酬は、基本的に病院で行った診療行為1つひとつを点数化して請求し、支払いを受ける出来高制です。ただし入院医療に関しては、医療情報を標準化・透明化し、病院管理を改善することを目的として、2003年からDPC／PDPS（またはDPC）と呼ばれる包括支払制が導入されました。DPC／PDPSは、Diagnosis Procedure Combination/Per-Diem Payment Systemの略で、診断群分類と訳されます。

DPCでは、治療に必要な検査、投薬、注射、画像、医師や看護師などのマンパワーなどをもとに疾患グループが分けられており、各グループには14ケタの番号（DPCコード）が付けられています。このコードごとに点数が付けられ、診療報酬が支払われるという仕組みです。ごく簡単に言えば、病気ごとに1日当たりの基本的な入院費用が決まっている、ということです。これを入院費用の中の包括評価部分といいます。

包括部分と出来高部分を合わせた入院費用

包括の中に含まれていない、患者ごとに異なる手術や内視鏡検査、リハビリなどの費用に関しては、従来通り出来高で算定して請求します。これを出来高評価部分といいます。

つまり、DPC病院に入院した患者の入院費用は、「包括評価部分＋

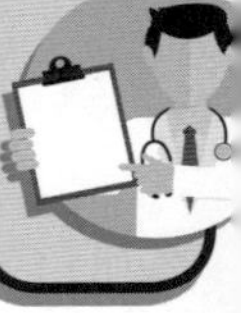

出来高評価部分＋食事代＋差額ベッド代などの自費分」となります（P.161参照）。またDPC分類に入っていない疾患の場合には、従来通り、すべて出来高での請求を行います。

基準の要件をクリアして DPC対象病院に

2003年から開始されたDPCは、まず82の特定機能病院（P.64参照）から導入されました。その後、対象範囲が拡大し、2016年には1667病院がDPC対象病院となっています。

DPC対象病院となるには、まず厚労省が募集するDPC準備病院になり、DPCに参加する直前の2年間、決められたデータを提出するなどの基準をすべて満たさなければなりません。その準備期間を経たうえで、DPC病院として決められた要件をクリアすれば、DPC対象病院となります。

また、DPC対象病院になったものの指定されている要件を満たせなくなり、そのまま3カ月間が経過した場合には、DPC対象病院から退出しなければなりません。

出来高制とDPC それぞれの懸念

出来高制では、患者の状態に応じた治療が柔軟にできますが、診療報酬を多く請求するため、必要のない過剰な診療が行われる懸念があります。一方、DPCの場合には、疾患ごとに包括で定額とされているため、必要な診療を行わず経費を抑えて収入を多くしようとする過小診療が懸念されます。

また、急性期病院では入院日数が14日を超えると、1日当たりの診療報酬が減額されます（病気やケガが発生して間もない急性期の期間の目安は14日間）。そのため、15日より長く入院する患者に対して、希望しない退院を求められたり、他の病院への転院を迫られるのではないか、という指摘もあります。

しかし急性期病院は、急性期の診療を行うための病院です。病院の機能を十分に活用するには、急性期を脱したら回復期や療養型の病院への転院、または退院後の在宅・施設での療養や、社会復帰に備えるための他病棟への移動などが、患者にとっても望ましいと考えられます。

その際には、患者の状態に適した転院先病院の選択や移動がスムーズに行われるよう、患者への退院・転院支援が欠かせません。そのため、地域医療連携室やMSWの役割がとても重要になります。

DPC対象病院数の変遷

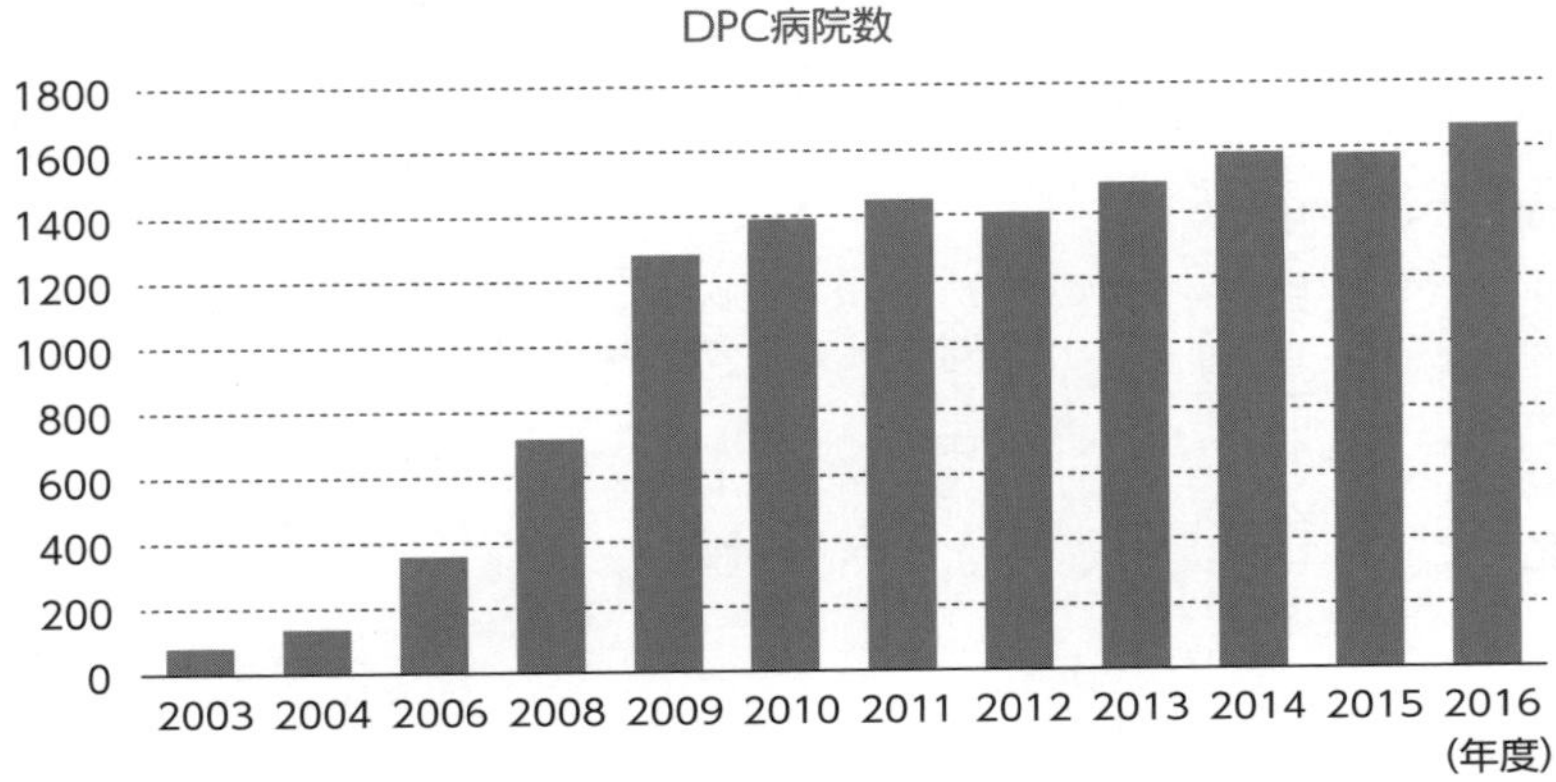

年 度	100床未満	100床以上 200床未満	200床以上 300床未満	300床以上 400床未満	400床以上 500床未満	500床以上	合 計
2003	0	0	0	0	1	81	82
2004	1	9	11	18	8	91	138
2006	5	33	40	76	42	164	360
2008	41	106	131	135	84	221	718
2009	135	256	258	227	136	270	1282
2010	156	288	282	244	149	271	1390
2011	170	314	293	251	150	271	1449
2012	181	335	301	265	149	174	1405
2013	179	338	304	252	153	270	1496
2014	200	373	318	262	155	277	1585
2015	215	381	302	263	151	268	1580
2016	243	420	314	272	152	266	1667

※厚生労働省DPC評価分科会「DPC対象病院の現況について」平成28年5月より作成

入院費用 出来高計算と DPC との比較例

出来高での計算（出来高方式）

行った診療をすべて１つひとつ算定

すべて出来高

- 入院料
- 検査料
- 画像診断料（X線やCTなど）
- 投 薬
- 注 射
- 処置料（診療点数が1000点未満のもの）
- 内視鏡検査
- 処置料（診療点数が1000点以上のもの）
- 手術や麻酔
- 放射線治療

など

＋

自費部分

食事代や差額ベッド代

＝

入院費用合計

DPCでの計算（包括評価方式）

DPCで設定された包括点数を基本として計算

包括部分

１日の包括評価点数 × 入院日数

（入院料、検査料、画像診断料、投薬、注射、1000点未満の処置料などを含む）

＋

出来高部分

- 内視鏡検査
- 処置料（診療点数が1000点以上のもの）
- 手術や麻酔
- 放射線治療

など

＋

自費部分

食事代や差額ベッド代

＝

入院費用合計

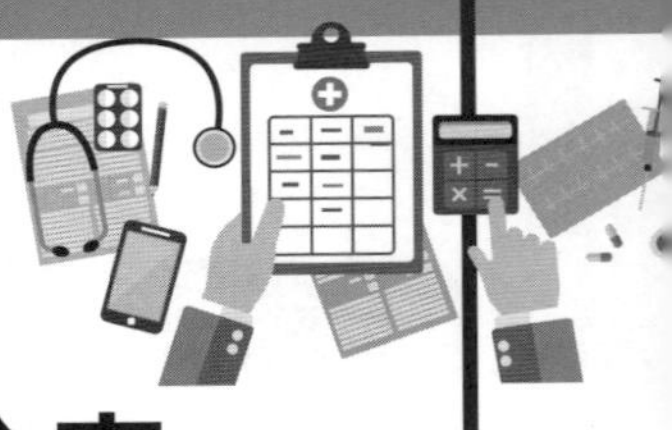

4. 保険診療と保険外診療

医療機関で受ける診療には、公的な医療保険が適用される保険診療と、適用されない保険外診療があり、両方を併用することは原則として禁止されています。

公的な医療保険が適用される診療と適用されない診療がある

公的保険が適用される診療、されない診療

医療機関で受ける診療には、公的保険の対象となるものとならないものがあります。公的保険の対象となるもの（公的保険がきくもの）を保険診療、対象とならないもの（公的保険がきかないもの）を保険適用外診療（保険外診療、または自由診療）といいます。

病院のほとんどは公的保険による診療を行う保健医療機関の指定を受けており、そこで行われる診療の多くは保険診療です。

保険外診療の主なものには、妊娠・出産、経済的な理由による人工妊娠中絶、美容整形手術、レーシックなどの視力矯正治療、健康診断や人間ドック、予防注射や疲労回復の注射などがあります。また、未承認の薬剤による治療やがんの免疫療法、*代替医療なども保険診療の対象にはなりません。

保険外診療を受ける場合には、診療代はすべて患者の負担となります。また保険外診療の診療代は医療機関が自由に設定できるため、比較的高額になるのが一般的です。

保険診療と保険外診療の併用は原則禁止

一連の診療の中で、保険診療と保険外診療を併用して行うことを「混合診療」といいますが、医療保険制度では、混合診療は原則として禁止されています。

例えば、病院が保険診療で行って

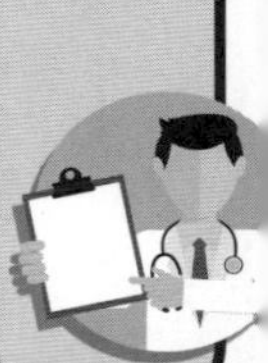

いる一連のがんの治療の中で、保険外診療である未承認の抗がん剤免疫療法を併用することは混合診療となり、原則として行うことができません。

　このような混合診療を行った場合、病院は保険外診療の費用を患者に請求することができないため病院側が負担するか、もしくは患者が保険外診療の部分だけでなく保険診療の部分もすべて自費で支払わなければならず、莫大な治療費がかかります。

　ただし、厚生労働大臣が定める「評価療養」と「選定療養」という特別な診療に関しては、保険診療と保険外診療を併用することができます。

08 評価療養と選定療養は例外的に併用できる

　保険診療と保険外診療の併用は原則として禁止されていますが、厚生労働大臣が定める「評価療養」と「選定療養」という保険外診療に関しては、併用が認められています。患者は評価療養・選定療養の部分は自費で支払いますが、その他の診療には保険が適用されます。

　評価療養とは、新しい薬剤や治療法について保険適用すべきかどうかを評価するための診療で、高度先進医療や医薬品・医療機器の治験、薬機法（薬事法から改称）承認後で保険適用されていない薬剤や医療機器の使用などが含まれます。

　また選定療養とは、患者が選択して受ける診療で、入院の環境（差額ベッドなど）や時間外診療、大病院の初診や予約診療などが含まれます。

　例えば、かかりつけ医などの紹介状を持たずに200床以上の病院にかかりたい場合（患者がその病院での診療を選択＝選定療養）、初診の際には保険診療での診療代のほかに、選定療養費として5000円程度がかかります（金額は医療機関によって異なります）。

＊代替医療…「現代西洋医学領域において科学的に未検証・臨床未応用の医学・医療体系の総称」と定義される。（日本代替補完医療学会）

保険外診療と代替医療の例

主な保険外診療（費用は患者がすべて負担）

- 出産
- 経済的な理由による人工妊娠中絶
- 美容整形手術
- 視力矯正手術（レーシックなど）
- 健康診断・人間ドック
- 予防注射・疲労回復の注射
- 西洋医学以外の代替医療　など。

主な代替医療

- 中国医学（中薬療法、鍼灸、指圧、気功）
- インド医学、免疫療法（リンパ球療法など）
- 免疫療法（リンパ球療法など）
- 薬効食品／健康食品（抗酸化食品群、免疫賦活食品、各種予防・補助食品など）
- ハーブ療法／アロマセラピー／ビタミン療法／食事療法／精神・心理療法／温泉療法／酸素療法　など。

※日本補完医療学会ホームページより作成

5.

院内処方と院外処方

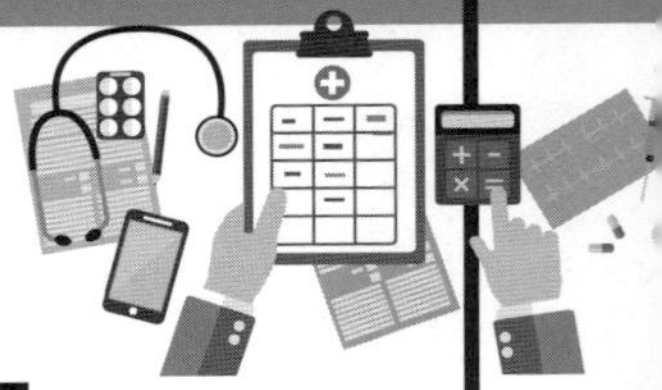

病院の中の薬局で薬を受け取ることを院内処方、病院外の薬局に出向き、処方箋を渡して薬をもらうことを院外処方といいます。院外処方は医薬分業を目的としていますが、メリットとデメリットがあります。

医薬分業による院外処方にはメリットとデメリットがある

国が推進する院外処方

院外処方は、薬を処方する医師と処方箋に従って調剤する薬剤師という二重のチェックによって、安全性を確実にし、薬剤の効果を高めることが目的とされています。この仕組みを「医薬分業」といいます。

欧州各国では、医師と薬剤師がその役割を悪用しないよう相互を監視する仕組みとして、13世紀頃から医薬分業が行われていました。

しかし日本では、古くは医師のことを薬師（くすし）と呼んでいたように、薬は医師が調合するものと考えられていました。また、医薬品を扱うことによる医療機関の利益（*薬価差益）も大きかったため院内処方がほとんどで、医薬分業はあまり普及しませんでした。

１９９０年代頃から、国の医療政策として医薬分業を推進するため、薬価の改定や診療報酬改定で処方箋料の引き上げなどを行いました。その結果、医薬分業は少しずつ進み、２０１６年には全国の医薬分業率の平均が、初めて70％を超えています。

ただ、その割合は都道府県によってばらつきがあり、最も普及している秋田県では85％近くに達している一方で、最も低い福井県では約50％程度に留まっています（厚生労働省）。

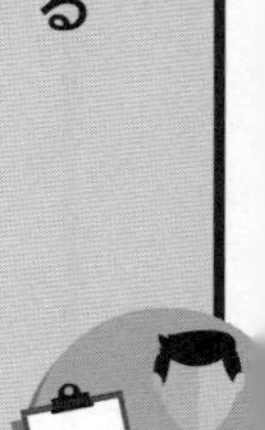

医薬分業のメリットとデメリット

医薬分業には、メリットとデメリットがあります。

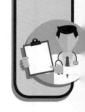

医薬分業率推移グラフ

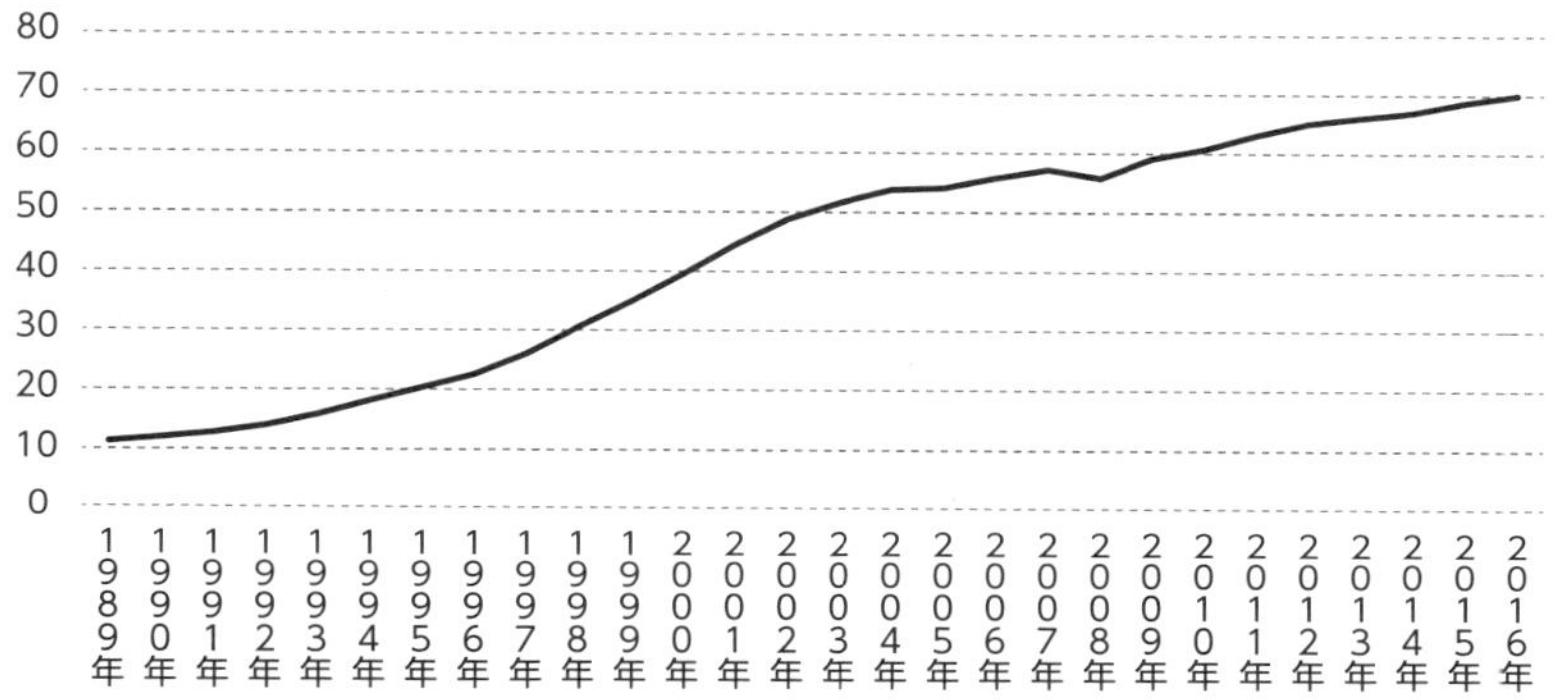

※公益社団法人日本薬剤師会ホームページより作成

メリットとしては医薬分業のそもそもの目的にあるように、処方箋を出す医師と調剤を行う薬剤師の双方がチェックを行うことで、薬の重複や合わない薬の除去などができ安全に服用できることや、薬剤師から薬の飲み方や使い方、副作用などの説明が丁寧に受けられることです。

しかし、患者が複数の医療機関にかかり、別々の薬局で薬やお薬手帳をもらっていて重複がわからなかったり、薬局によっては必ずしも適切なチェックや説明が行われていないことがあります。

また薬剤師には、医師の処方に疑問を感じたときには電話などで直接、疑義照会を行い、確認するという重要な役割がありますが、医師との力関係によっては薬剤師が医師に遠慮するなどして、十分な疑義照会が行われない懸念もあります。

デメリットとしては、まず、患者が病院と薬局という2カ所に出向かなければならないことがあげられます。さらに、薬局で調剤料や薬剤管理指導料、薬剤情報提供料などが別途かかり、患者が支払う金額が院内処方のときよりも高額になることなどもあります。

＊薬価差益…薬剤の仕入れ値と請求できる金額との差が、医療機関の利益になる。

医療機関で使われている

知っておきたい医療機器 ③

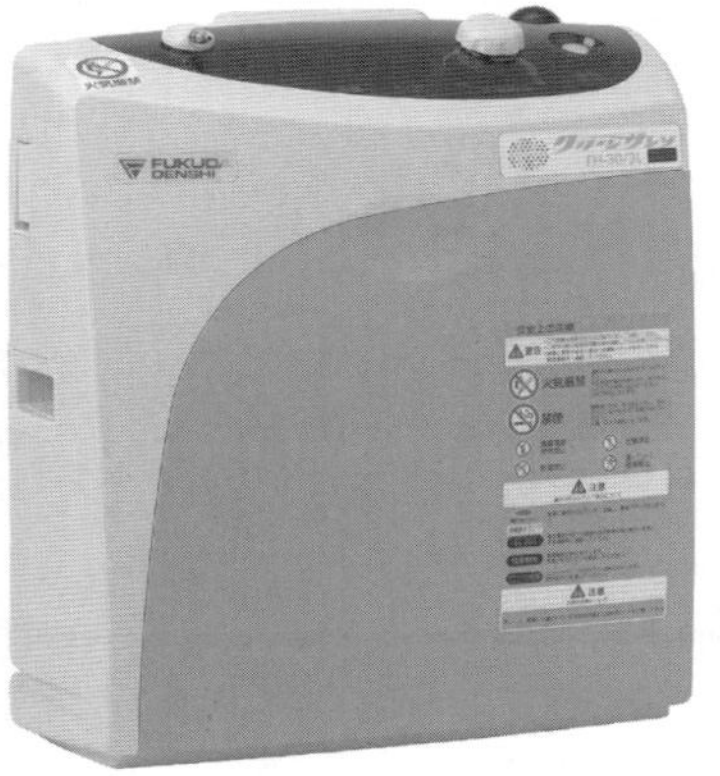

医療機器認証番号：220ADBZX00135000

酸素濃縮装置

～呼吸補助器～

使用目的：

本製品は、吸着筒を用いて室内空気から窒素を分離し、高濃度酸素ガスを作り出し、主として慢性閉塞性肺疾患等の呼吸障害を有する在宅患者へ供給する事により、患者の呼吸を補助することを目的として使用します。

特 長：

- 清掃の手間を省略するフィルタ自動掃除機能。
- 音声案内機能を取り入れてよりわかりやすく。
- お手元で簡単操作ができる赤外線リモコン標準装備。
- 精製水不要な自動加湿機能。
- どなたにでもより快適に使いやすいよう表示部や取扱説明書等にユニバーサルデザインを採用。

製品スペック

- 寸法：(幅) 470 (奥行) 230 (高さ) 500mm
- 重量：約 18kg

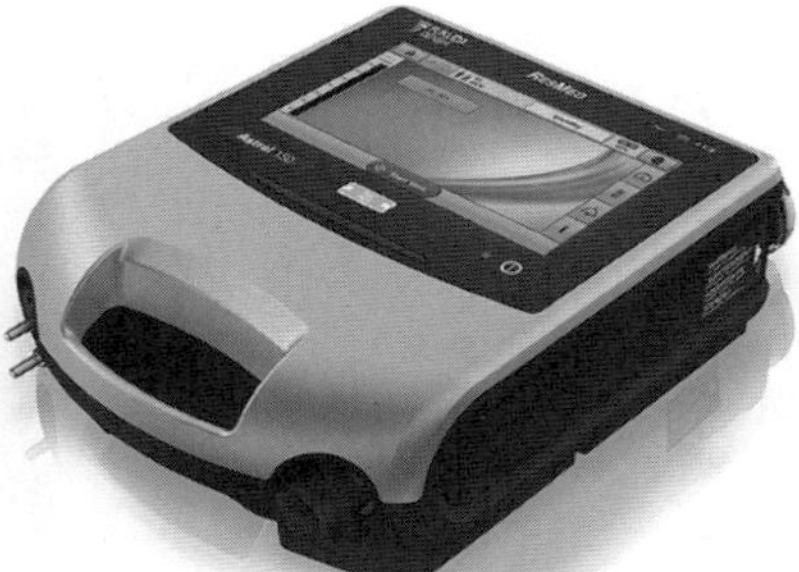

医療機器認証番号：226OOBZI00018000

汎用人工呼吸器

～呼吸補助器～

使用目的：

本装置は、器械的人工呼吸による換気を必要とする体重5kg 以上の患者に対し、継続的または間欠的な換気を行う。医療施設や在宅において、侵襲的および非侵襲的換気を目的として使用します。

特 徴：

- 3.2kg で 8 時間の内蔵バッテリを搭載し、優れた携帯性を実現。さらに外部バッテリを加えることで最大24 時間のバッテリ駆動が可能。
- 最大 30L/min の酸素添加による高 FIO_2 を実現。
- バイレベルから SIMV まで幅広い換気モードを搭載。
- 従圧式において換気量を確保する保障一回換気量が設定可能。
- 日本語表示で見やすく、直感的な操作が可能な 7 インチタッチスクリーンを採用。
- 5kg 以上の小児に対応した細かな設定が可能な小児モードを搭載。

製品スペック

- 寸 法：(幅) 215 (奥行) 285 (高さ) 93mm
- 重 量：3.2kg

第8章 地域における病院

世界で最も高齢化が進んでいる日本では、歳を取っても住み慣れた地域で自分らしく生きるための、地域包括ケアシステムの構築が進められています。病院には地域の医療の要として、診療所や介護・福祉の分野と連携し、地域の環境や状況に適した体制作りのリーダーシップを取ることが求められています。

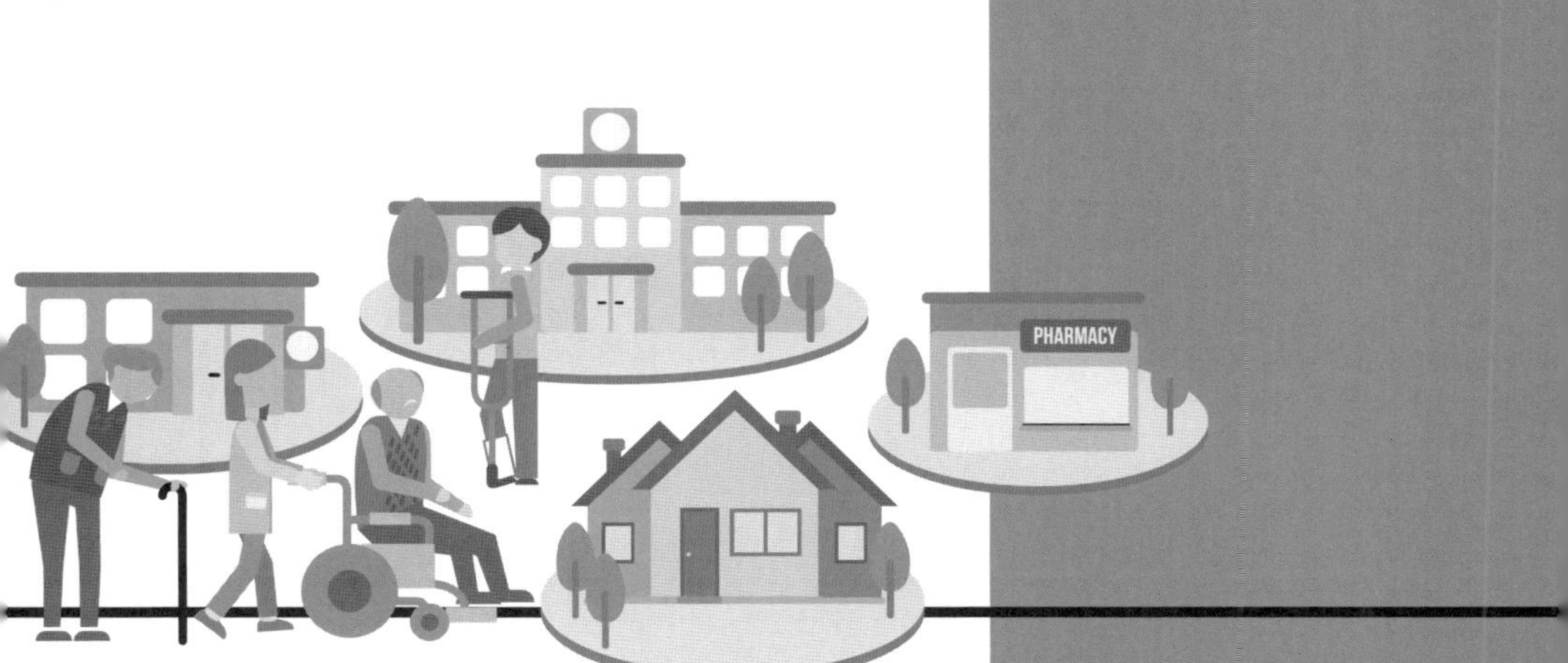

1. 病院と地域の関係

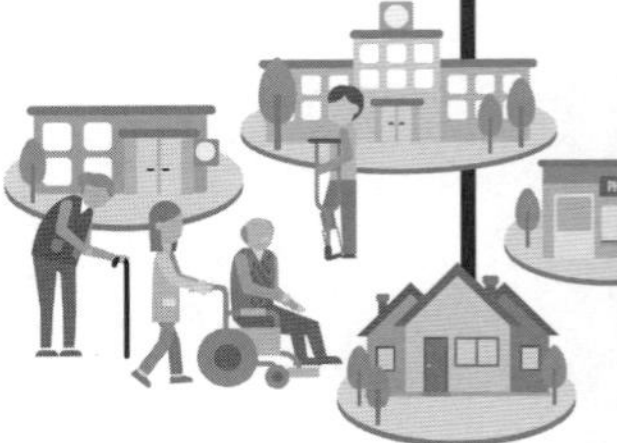

病院は、単なる医療施設として単体でそこにあるのではなく、地域の医療を担う大切なインフラの1つとして、介護や福祉とも連携しながら住民の生活を支えていく役割を担っています。

地域の中でどのような役割を果たせるかが、今後の病院の課題

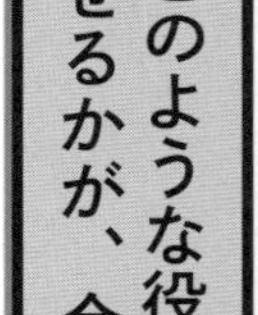

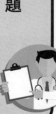

病院は地域の医療を形づくる要

2017年現在、日本の*高齢化率は27%を超え、すでに超高齢社会となりました（総務省・人口推計）。2025年には、人口比率の多い*団塊の世代が全員75歳以上の後期高齢者となり、高齢化率は30%に達すると予測されています。

このような日本社会では、がんや心臓病、糖尿病や認知症など複数の病気や、脳卒中などによる後遺症、加齢による*虚弱（フレイル）など、さまざまな障害を抱えて生きる人々が増大すると考えられます。高齢者にとって、また、障害を持つ人や幼い子どもがいる人など多くの人々にとっても、自分たちが住む地域でさまざまな状況に応じた適切な医療が受けられることは、その地域で安心して暮らしていくための大切な要素となります。

地域の医療を形作るには、病院や診療所、在宅医療（P.176参照）を担う医師や訪問看護、介護系の施設や事業所、自治体の福祉部門など、複数分野との連携が不可欠です。その中心的な役割を担うのが、外来、入院、救急など複合的な機能を持つ病院です。

少し前まで病院は、主として疾患の治療技術の向上や、そのための施設設備などに力を入れ、とくに都市部やその周辺においては、地域での役割や他の分野との連携にあまり熱心ではない傾向がありました。しかし超高齢社会となり、全国的に高齢

者をはじめとした長期的な療養が必要な患者が増えていること、国の政策として地域包括ケアシステム（P.170参照）の構築が推進されていることなどから、今後は地域の医療の要として、医療機関ばかりでなく介護や福祉などの分野との連携についても、リーダーシップを発揮することが求められています。

地域によって異なる医療のかたち

地域の医療には、その環境や地域性などによって、さまざまな形があります。例えば、都市部と非都市部の地域医療は大きく異なります。

都市部では、救命救急センターを持ち三次救急を担う大病院が狭い範囲内にいくつもあり、町中には二次救急病院や診療所も数多くあります。交通の便が良く、患者は地元以外の遠くの病院にも比較的簡単に行くことができます。そのため、とくに中規模以上の病院の場合には遠方から来る患者も多く、患者が実際に住んでいる地域とは連携が希薄で、治療さえ済めばそれで終わりということも少なくありません。

一方、非都市部では診療所が少なく、地域に1つだけの病院が住民の医療のほぼすべてを担っていることもよくあります。このような地域では、病院と患者や家族を支える介護、福祉部門との結びつきが強く、退院したあとの往診や訪問診療などにも、病院の医師が出向いていることが多くあります。

環境や地域性が違えば、必要とされる医療や連携の形も異なります。地域の医療体制を構築するには、その地域でどのような医療が必要とされているのか、住民が求める形を実現するためにはどのような連携体制が必要なのか、地域を俯瞰する視点が重要です。

＊高齢化率…総人口における65歳以上の高齢者の割合。都道府県によっては、既に30%を超えているところもある。

＊団塊の世代…第二次世界大戦後の1947年～1949年（昭和22年～24年）のベビーブーム世代に生まれた人たち。年間出生数は各年250万人を超える。同200万人を超える1951年までを団塊の世代とする場合もある。

＊加齢による虚弱…加齢によって心身の機能や活力が低下し、脆弱になって生活などに支障が出る状態。フレイルともいう。

2.
地域包括ケアシステムと病院

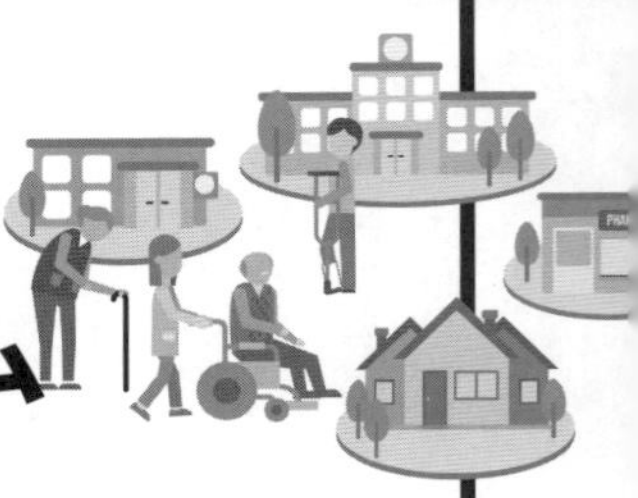

高齢になっても、住み慣れた地域で最期まで自分らしく暮らすことを目的とした地域包括ケアシステム、病院はその中でも重要な役割を果たします。

地域包括ケアシステムでは医療と介護、福祉などとの連携がカギ

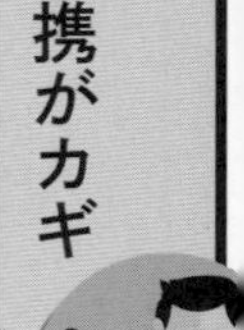

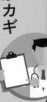

01 超高齢社会に対処する地域包括ケアシステム

日本は今、世界に類のない超高齢社会となっています。2017年現在、高齢化率は世界第1位で、他国の追随を許しません。人口比率の多い団塊の世代がすべて後期高齢者となる2025年、さらに先の2040年頃まで、高齢者は増加し続けると予測されています。

高齢者が増えれば医療や介護にかかるお金も増大するため、国民医療費は年々増え続けています。このままでは、国民皆保険の継続も危うくなるかもしれず、また病院のベッドや介護施設が不足し、必要な医療や介護が十分に受けられなくなるかもしれません。そのような危機感から国は今、国民医療費を削減するため、1人ひとりが最後まで地域で暮らすこと（病院ではなく自宅や施設で暮らすこと）を目的としたシステム作りを進めています。それが地域包括ケアシステムです。

地域包括ケアシステムは、「重度の要介護状態になっても、住み慣れた地域で自分らしい暮らしを人生の最後まで続けることができるよう、住まい・医療・介護・予防・生活支援を一体的に提供する」と定義され、中学校区程度の生活圏を1つの単位とするとされています。これは、そこで生活する住民を中心として、必要な医療や介護などのサービスが30分以内に提供される範囲を目処としたものです。

高齢化の推移と将来推計

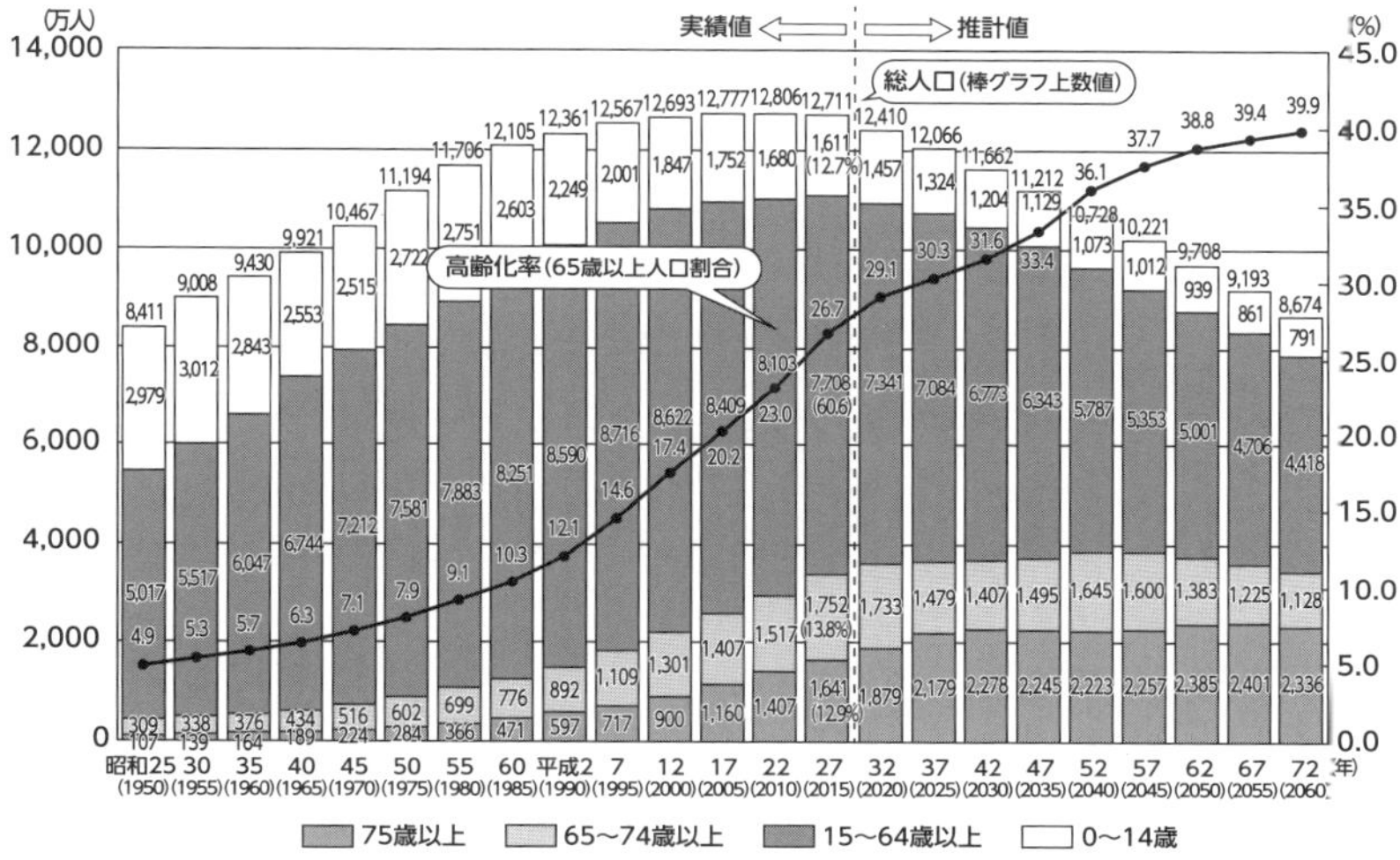

※平成24年版 高齢社会白書(内閣府)

基本は自助 自分たちの力で

地域包括ケアシステムで提唱される「住まい」「医療」「介護」「予防」「生活支援」という5つの要素は、まず生活の基盤として「住まい」と「生活支援」があり、その上に「医療や看護」「介護やリハビリテーション」「保健・予防」が提供されるという組み立てになっています。

また、これらを提供するうえでの国の基本姿勢は、「自助を基本としながら、互助・共助・公助の順で取り組んでいく」とされています。「自助」とはすなわち、自身で働いたり自分の年金や貯金などで生活し、健康を維持することです。また互助は、地域の人たちとの助け合いやボランティア、共助は社会保険制度などによるもの、公助は生活保護や社会福

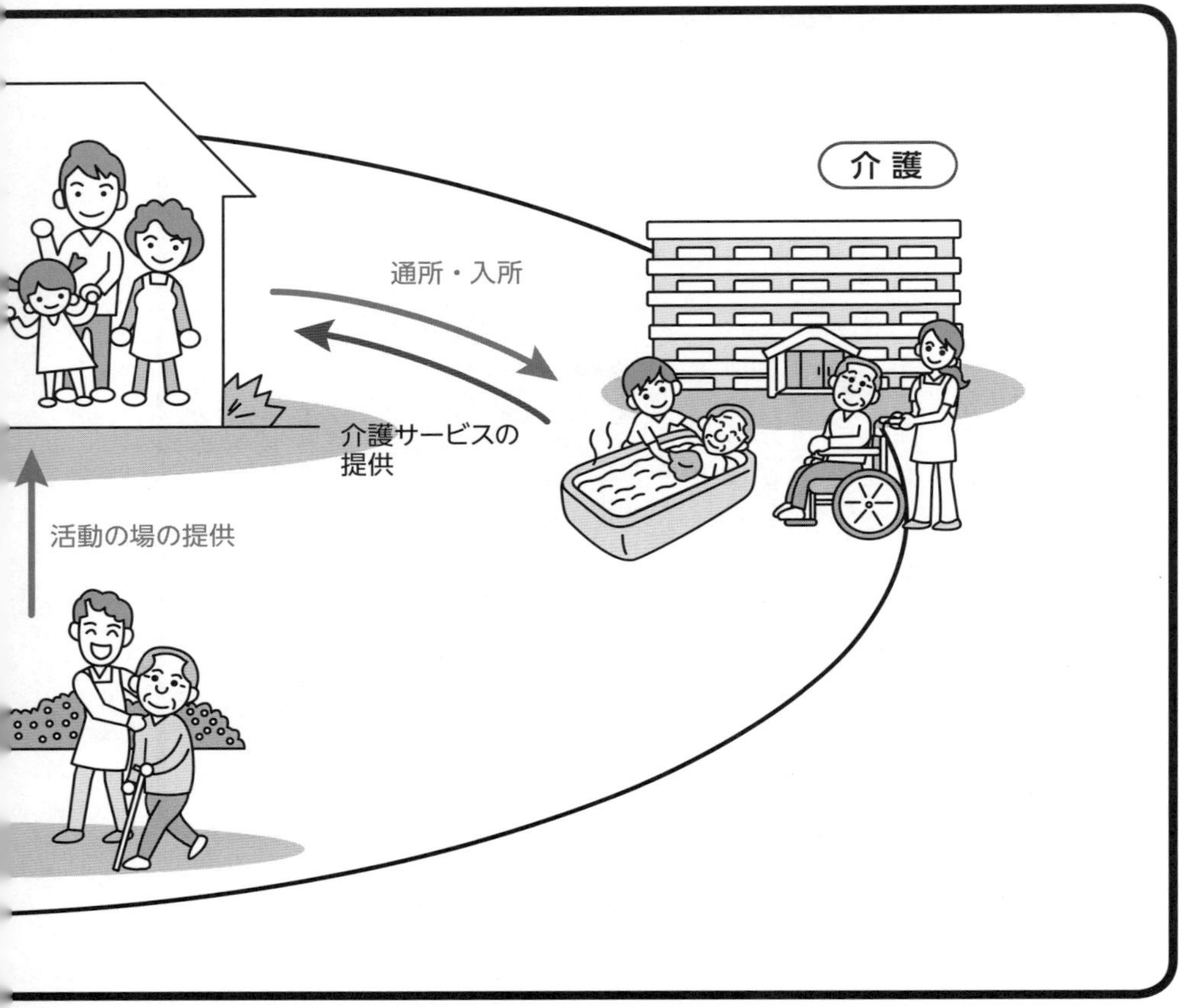

祉のことをいいます。

自助を基本とする地域包括ケアシステムの推進は、今までのように病院に入院し、莫大な医療費（公費）を使って人生の最期を迎えるのではなく、自宅や施設で生活をしながら、必要に応じて在宅などの医療を受けつつ、人生の仕舞いを考えましょう、という方向性を示唆しています。

病院、診療所、在宅と介護との連携が不可欠

外来、入院、救急など複合的な機能を持つ病院は、地域包括ケアシステムの中でも医療・介護の要として、すべてに関わってくる大切な役割があります。それは医療・介護関連の施設や、そこで働く多職種の人々をスムーズにつなぐ、ハブ的な存在になることです。

前項でも記述したとおり、病院は

地域包括ケアシステムの姿

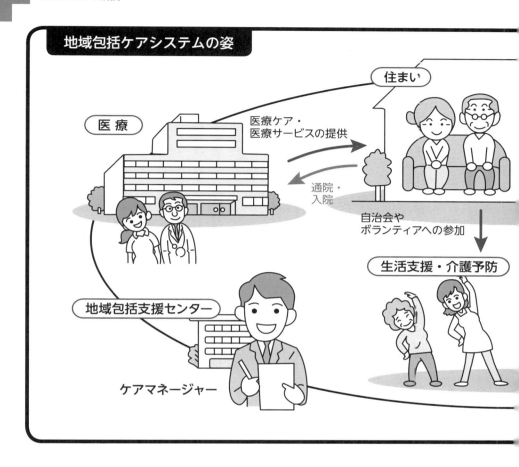

地域の中でどのような役割を果たすかが、非常に重要になっています。病院が地域の診療所や介護施設、在宅医療を担う医師、訪問看護や介護関連の事業所などさまざまな施設や職種の人々と連携することで、住民が必要なときに適切な医療を受けられ、介護への流れもスムーズになります。また、急性期や慢性期、回復期など各病院の機能が地域で十分に発揮されることで、病院の良い運営にもつながります。

近年では、患者が入院すると同時に地域医療連携室などが中心となり、退院や転院後の患者の生活を支援する病院も増えています。

このような病院では、患者の退院前に患者や家族、病院の医師や看護師のほか、在宅医療を担う診療所の医師や訪問看護ステーションの看護師、居宅介護支援事業所のケアマネージャーや訪問ヘルパー、介護用品メーカーの社員など、さまざまな職種が集まり、退院カンファレンスを行うなど、患者や家族を中心とした支援が展開されています。

08 医療機関の連携 病病連携と病診連携

医療機関どうしの連携には、病院と病院が連携する病病連携と、病院と診療所が連携する病診連携があります。

病病連携にはさまざまな形がありますが、地域において最も重要なのが、急性期、回復期、慢性期など機能の異なる病院の連携です。急性期病院で治療を受けた患者が、回復後に速やかなリハビリを受けるためリハビリテーション病院に転院する、また、急性期の目安である14日を超えて入院する患者は療養型の病院に転院するなどの連携が行われます。

地域で医療機関が連携する場合、前方連携と後方連携という言い方があります。患者の状態に応じて、より高度な医療を提供する病院に紹介することを前方連携、急性期から回復した後などに、回復期や慢性期の病院に紹介することを後方連携といいます。また、それぞれの連携病院を前方病院、後方病院ということもあります。

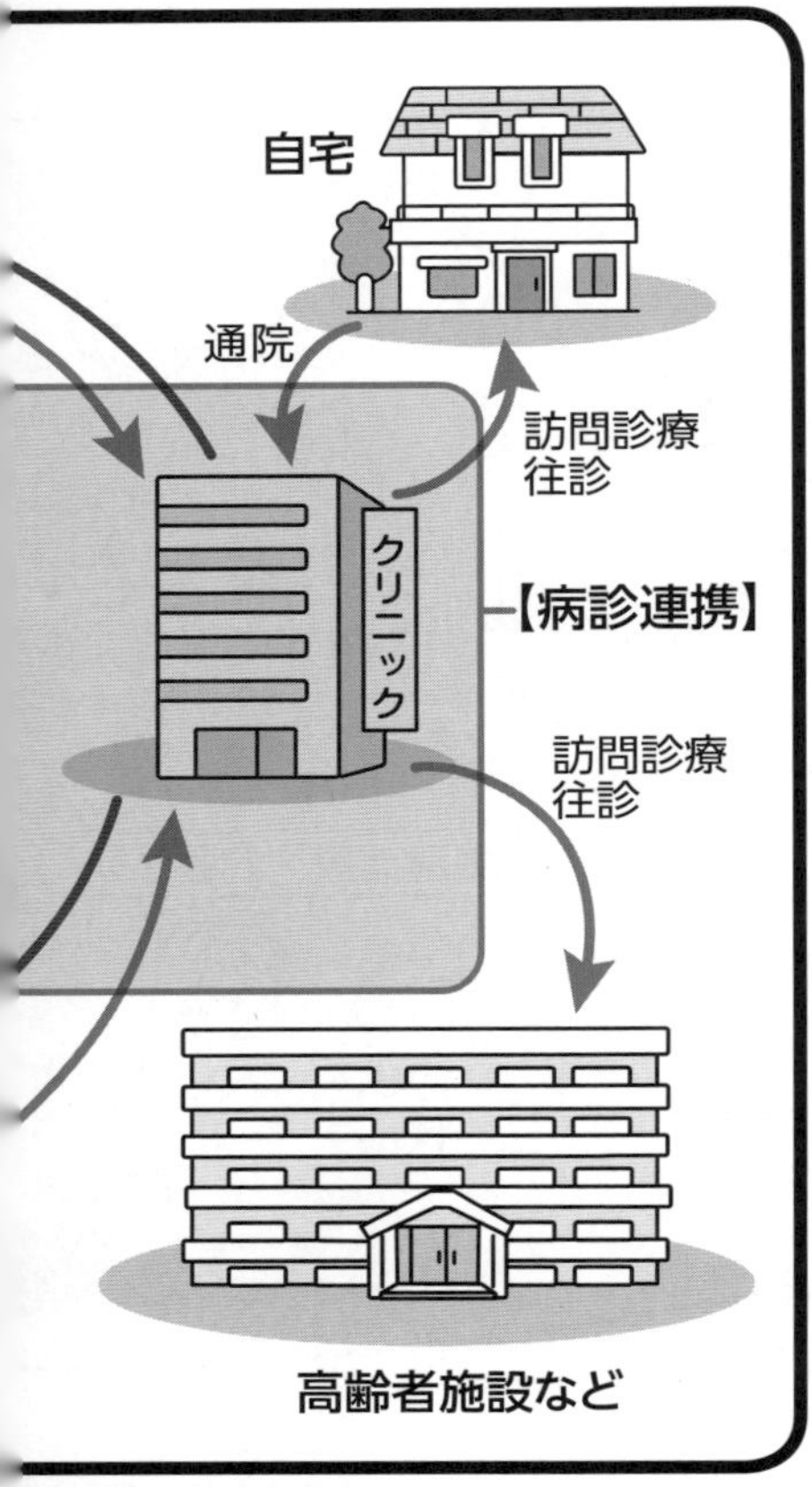

病病連携にはそのほか、各病院の得意分野の診療科が相互に連携して治療に当たる、診療上の連携が行われる場合もあります。

病診連携では、病院と診療所の信頼関係が不可欠です。診療所のかかりつけ医は、患者に何か異常を発見した際には速やかに病院に紹介します（前方連携）。病院の医師は紹介を受けて患者を治療し、回復したら診療所に患者を戻し（後方連携）、患者は今まで通りかかりつけの診療所で診察や投薬を受けます。

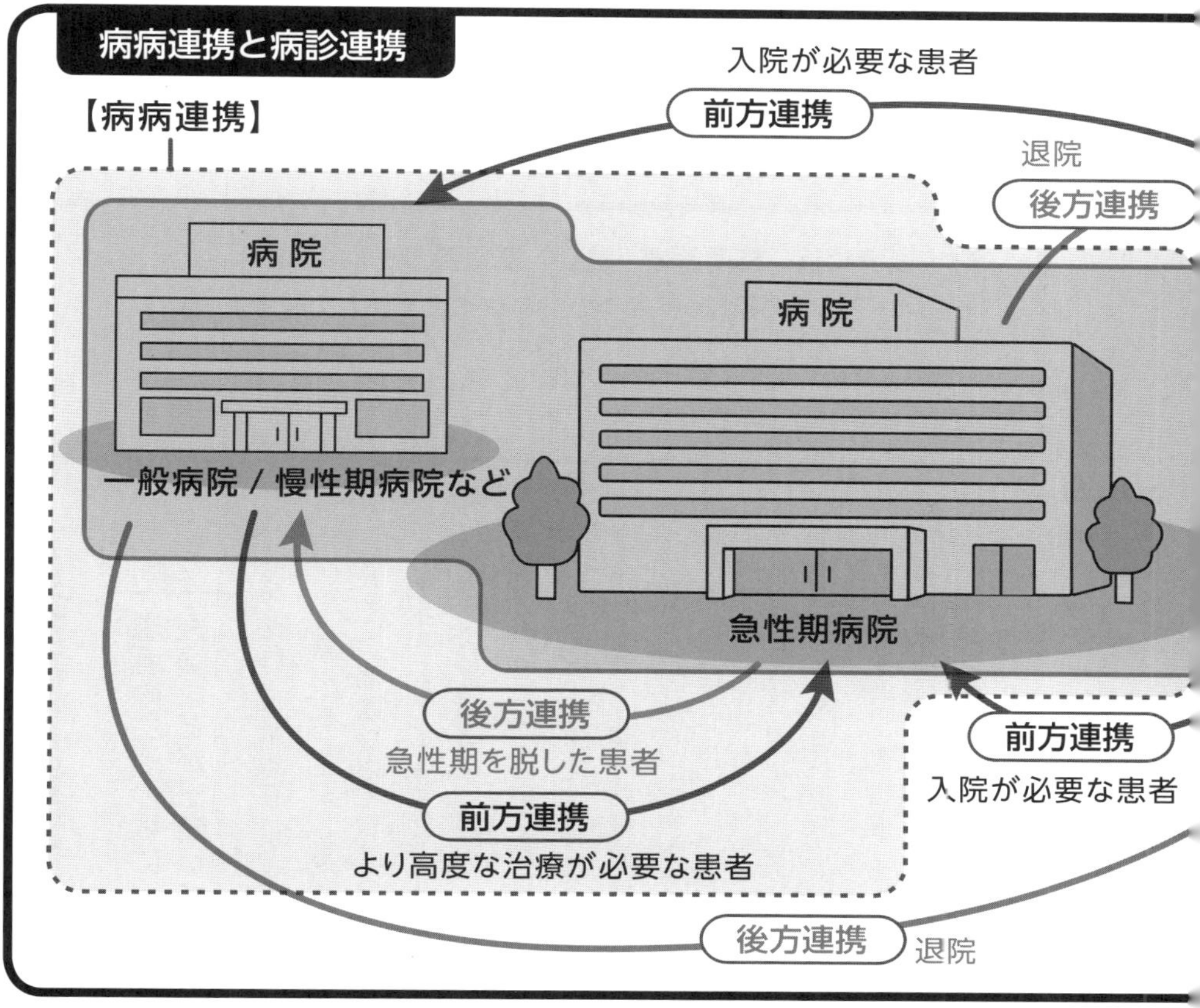

病院に患者を取られることを懸念して紹介をためらう診療所や、治療後の患者を紹介もとの診療所に返さない病院があると、お互いの信頼関係が崩れ、良好な連携の構築ができません。病院の医師と診療所の医師が情報を共有し、連絡を密にして治療に当たることが必要です。

また地域包括ケアシステムの中では、在宅や施設で療養する患者への往診や訪問診療を行う在宅医療がとても重要です（P.176参照）。在宅医療を担う診療所（在宅療養支援診療所）の場合、患者が急変した際に入院できるベッドを確保していることが要件の1つになっており、病院との連携は不可欠です。

3. 在宅医療と病院

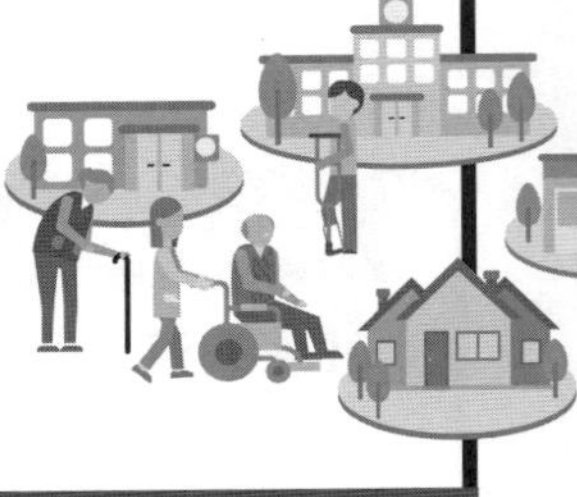

在宅医療には、訪問診療や往診、訪問看護や訪問リハビリテーションがあり、医師や看護師が患者の自宅や施設を訪れて診療を行います。

地域包括ケアシステムの中で住民や家族を支える在宅医療

患者の生活の場に医師などが出向いて診療

超高齢社会の現在はすでに、がんや糖尿病などの病気、脳卒中の後遺症などの障害を抱えながら自宅や施設で生活する人、また、認知症や寝たきりの高齢者を介護する家族が急増しています。在宅医療は、そのような患者や家族を支援するための医療のことで、訪問診療や往診、訪問看護、訪問リハビリテーションなどがあります。

訪問診療と往診は、医師が在宅や施設など、患者が生活する場所に出向いて診療を行うことをいいます。週に1回または月に2回など、あらかじめ日を決めて定期的に診療に行くものを「訪問診療」、患者が急に具合が悪くなったりしたときなどに、患者や家族からの依頼を受けて行くものを「往診」として区別しています。

訪問診療は一般的に、在宅療養支援診療所（診療所がないところでは在宅療養支援病院）の届け出を出した診療所の医師が担当します。在宅療養支援診療所（病院）になるには、24時間の連絡体制の確保や緊急時に入院できるベッド（病床）の確保など、厳しい要件をクリアすることが必要です。

近年、とくに都市部などでは、通常の外来診療は行わずに在宅医療のみを行う診療所も増えています。また、在宅療養支援診療所がない地域では、病院の医師が訪問診療や往診まで担っている場合も少なくありません。

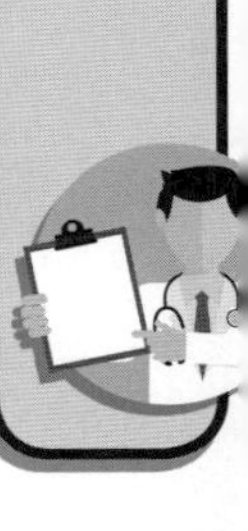

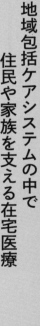

在宅医療のかたち

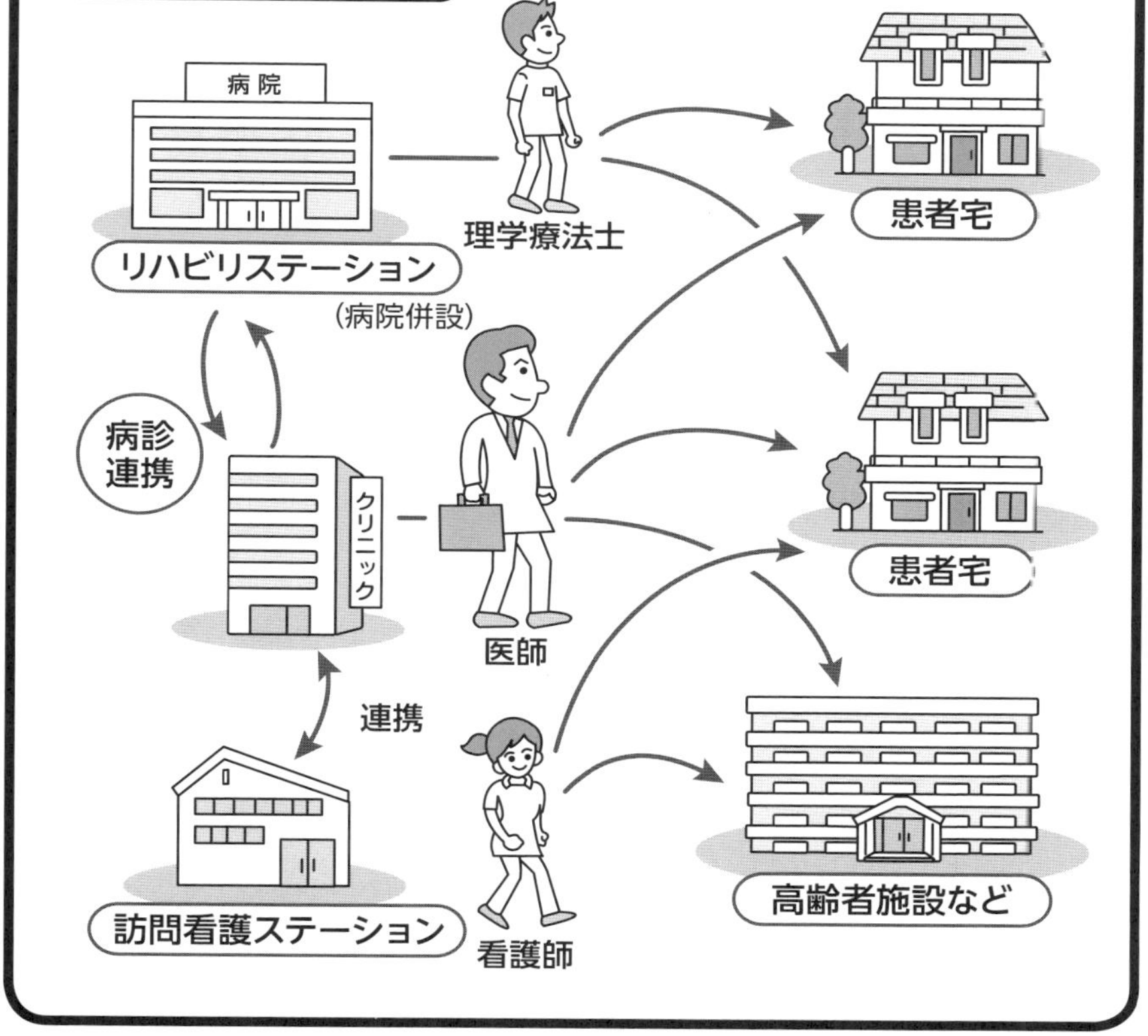

訪問看護は、看護師が患者を訪問して状態を確認したり、人工呼吸器などの機器の管理を行います。また訪問リハビリテーションは、理学療法士などが患者の自宅や入所している施設を訪問し、リハビリを行います。訪問看護と訪問リハビリテーションは、患者の診療を行う医師の指示のもと、必要に応じて行います。

病院と在宅医療は患者を支える2つの砦

診療所やクリニックが在宅医療を行うには、在宅療養支援診療所としての要件の1つである、患者が緊急の場合に入院できるベッド（病床）の確保を満たさなければなりません。そのため在宅医療を担う入院設備を持たない無床の診療所やクリニックは、必ず近隣の病院と連携しています。

患者は、普段は在宅医の定期的な訪問診療を受けながら日常生活をし、肺炎を起こすなど具合が悪くなって医師が必要と判断したときには、すぐに連携している病院に入院し、適切な治療を受けることができるという仕組みです。

在宅医療を担う診療所やクリニックと病院との密な連携は、地域で療養する患者を支える大きな柱といえるでしょう。

08 範囲が広がる在宅医療

地域包括ケアシステム構築の流れの中で、終末期の看取りなど質の高い在宅医療に対する診療報酬での評価も行われるようになり、さまざまな体制が整ってきています。それにより、*IVHや*胃ろうなどを造設した患者、痛みのコントロールが常時欠かせない末期がんの患者など、以前なら入院が必要だった多くの人々が、在宅で過ごせるようになっています。

また、少し前であれば病院へ搬送されていたような終末期の患者でも、在宅医が家族や施設のスタッフとともに看取ることで、不必要な処置を行わず、穏やかな最期を迎えられるケースも増えてきています。

超高齢社会は、寿命を迎えた高齢者が数多く亡くなっていく多死社会でもあります。今後は、病院で死を迎える時代から自宅や施設で亡くなる時代への変遷が予測され、質の良い在宅医療の重要性がますます高まっていくと考えられます。

＊IVH…首や胸、そけい部などの大静脈にカテーテルという管を入れ、高濃度の栄養を補給すること。中心静脈栄養ともいう。

＊胃ろう…お腹に直接空けた孔にカテーテルを通し、栄養を補給すること。

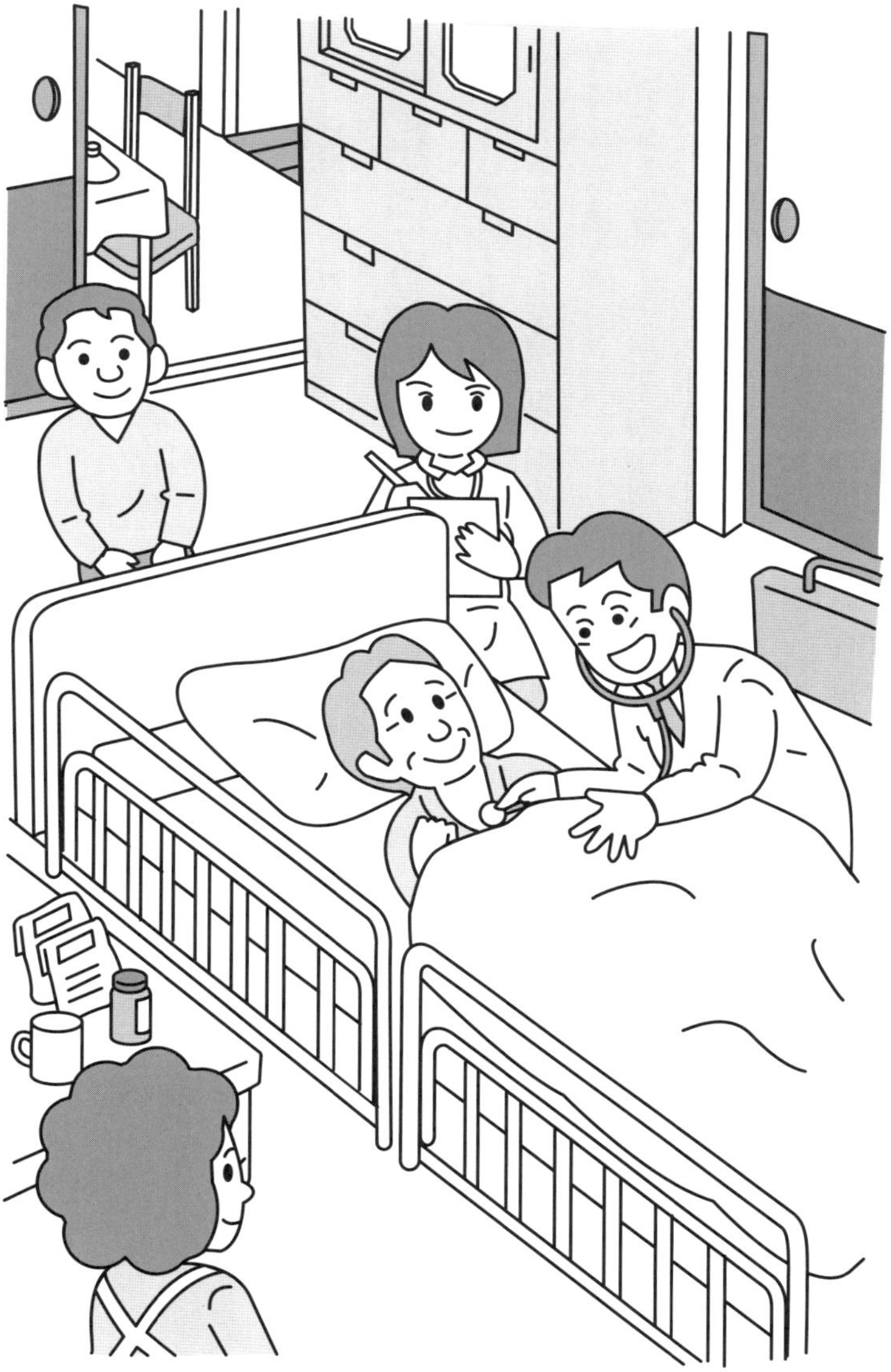

コラム

時代と共に変わる病院

病院の機能分化と介護療養病床の再編

超高齢社会に適した機能に

病院には提供する医療により、大きく分けて高度急性期、急性期、回復期、慢性期の４つの機能があります（第2章参照）。

少し前までは、急性期から回復期、慢性期までの医療を１つの病院で行い、患者は１度入院したらずっとその病院で治療を受けることがほとんどでした。しかし、社会的な入院の増加や、各病院の役割が明確でないなどさまざまな問題点が指摘され、現在では、各病院は主として担う機能を明確にし、その機能を中心に診療を行うようになっています。それに伴い、患者は病気やケガの状態によって、必要な医療機能を持つ病院に移るようになりました。これを、病院の機能分化といいます。

超高齢社会では高度急性期や急性期よりも、回復期や慢性期の機能を持つ病院がより多く必要です。２０１４年度に始まった病床機能報告制度（P.76参照）や診療報酬による機能分化の推進は、急性期が多い現在の病院を今後の需要に合わせた機能に転換することを目的としています。

介護療養病床の転換

慢性期の患者が入院する療養病床には、医療保険適用の医療療養病床と、介護保険適用の介護療養病床があります。

国は２００６年の医療制度改革で、介護療養病床には社会的入院が多いなどとして２０１１年度末での廃止を決定し、他の病床への転換を促しました。しかし、病床の転換は進まず、予定通り廃止すれば大量の介護難民が発生するなどの理由で、２０１７年度末まで期限が延長されています。

厚生労働省は２０１７年2月、介護療養病床から移行する新しい介護保険施設として、「介護医療院」の新設を盛り込んだ法律案を国会に提出しました。介護医療院は、「長期療養のための医療」と「日常生活上の世話（介護）」を一体的に提供すると定義されており、介護保険施設ではあるものの、医療提供施設としての位置づけになっています。

介護療養病床から介護医療院への移行には6年間の経過措置期間が設けられており、介護療養病床廃止の実質的な延長といえます。

地域医療構想と病床機能報告制度

地域医療構想（地域医療ビジョン）は、各都道府県が原則として二次医療圏を1つの単位とし、将来の医療需要と必要になる各機能の病床数を推計して地域に適した医療介護を提供することができるよう、施策の方向性（ビジョン）を決めるものです。医療介護総合確保推進法によって2015年にスタートし、2018年度末までに策定するよう義務づけられています。

また、病床機能報告制度は地域医療構想策定に当たり、地域の医療資源を把握するため、医療機関が持つ病床数とその機能を都道府県に毎年報告するものです。2014年度から開始されています。

これらの病床機能報告制度と地域医療構想では、地域における医療機能や医療・介護の提供体制が将来的により地域に合ったものになるよう、病院の機能分化や、病院と診療所、医療と介護などの連携を強化することを目的としています。

第9章

病院とＩＣＴ

診療報酬請求のレセプト業務から始まった病院のＩＣＴは、院内のオーダリングシステムやＰＡＣＳ、電子カルテから、院内外でのスマートホンやタブレットを使用した多職種での情報共有、さらに最近では、ロボット手術やロボットを使用したリハビリなど、多岐にわたって欠かせないツールとなっています。

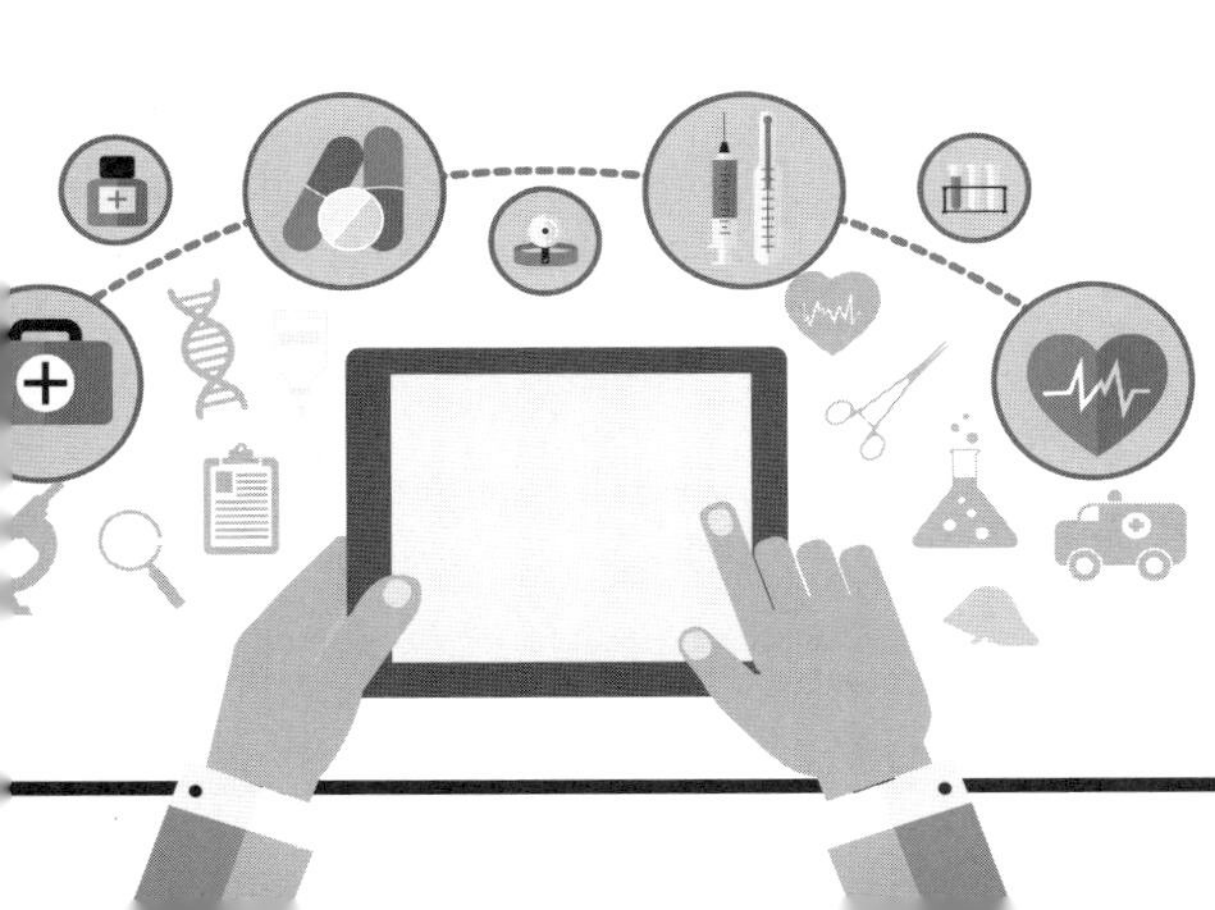

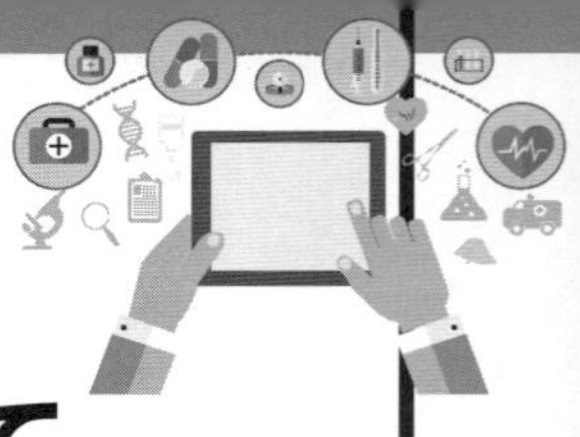

1. 病院のICT化について

医療機関のICT化は1960年代に始まり、IT機器や、無線LANなどネットワークシステムの発達とともに、院内外でさまざまに活用され進化し続けています。

病院ICT化は、診療報酬請求のレセプト業務からスタート

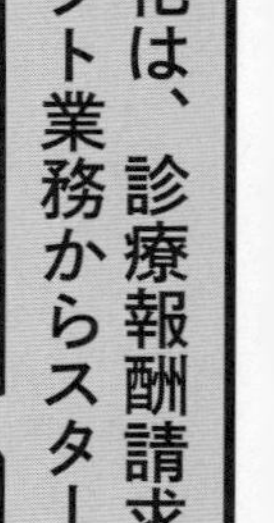

病院におけるICTの歴史

病院のICT化は、診療報酬請求のためのレセプト（診療報酬明細書）作成を行う医事・会計システムの導入から始まりました。このシステムは、「レセプト作成業務を担うコンピューター」を略して「レセコン」と呼ばれています。

1970年代には、大型コンピュータ（メインフレーム）と端末を接続し、検査や薬剤、医事・会計などの情報を統合管理するシステムが開発され始めました。当時はWindowsのような汎用OSが存在せず、各メーカーが開発した独自のOS上で、各病院がオリジナルのシステムを開発していたため、膨大なコストと時間がかかっていました。

1980年代になるとパソコンが普及し、再診や検査などのオーダリングや診療報酬請求など、一連の病院業務を統合したシステムが開発され、以前と比べればコストが下がったため、一般の病院にも導入されるようになっていきます。

1990年代には、患者の情報をデータベースとして保存・管理する電子カルテが普及し始めました。紙のカルテよりも保存・管理をしやすいのが特徴ですが、診療の際、医師がパソコンの画面ばかりを見ていて患者にしっかりと向き合っていない、といった弊害も指摘されています。

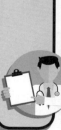

病院情報システムの例

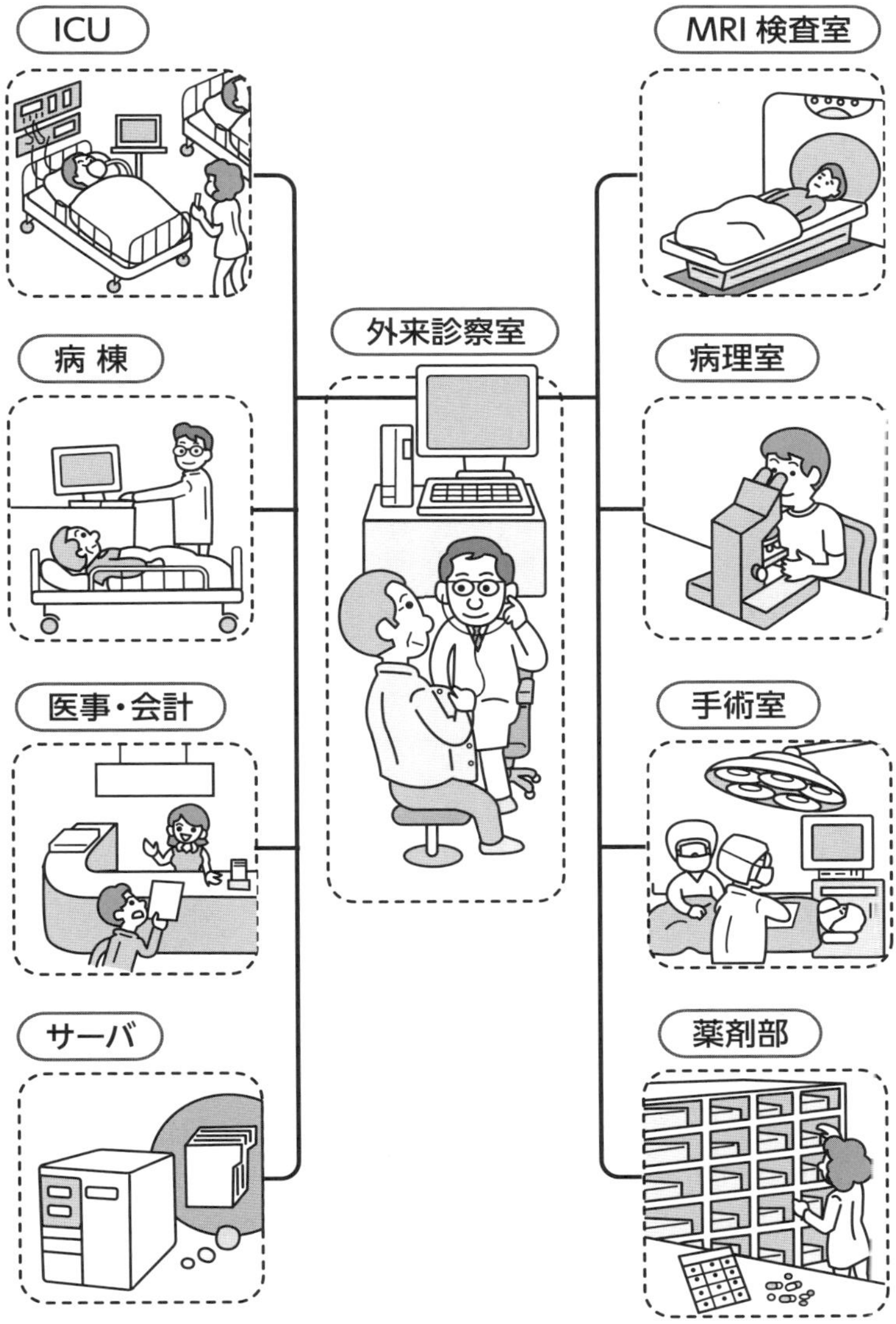

オーダリングシステムとPACS、電子カルテ

現在、多くの病院では医事・会計システムのほか、オーダリング、PACS、電子カルテなどのシステムが使用されています。これらを統合して一連の病院業務を行うシステムを、病院情報システムとも呼びます。

オーダリングシステムは、生体検査や検体検査、X線やCT、MRI、薬剤の処方などに関するオーダー業務を行うシステムです。またPACS（Picture Archiving and Communication System：医療用画像管理システム）は、X線やCT、MRIなどで撮影した画像データの閲覧・管理を行います。電子カルテは、端末から入力した患者の診療情報をデータとして保存・管理します。情報は患者ごとに管理されるため、1人の患者が複数の診療科にかかった場合でも診療情報が共有され、患者の状況などが把握しやすくなります。

各システムとも、医師が各診療科の端末などからアクセスし、閲覧・確認することが可能です。

また電子カルテは、院内で利用するものと院外の病病・病診など他施設との連携で相互に情報共有するものがあり、院内で使用するものをEMR（Electorical medical Record）、院外で使用するものをEHR（Electorical Health Record）と区別して呼ぶこともあります。

オーダリングシステム、PACS、電子カルテをさまざまに組み合わせて運用することで、コストの削減、業務の効率性アップ、患者への説明の利便性や診療の質の向上など、多くの効果が期待されます。また、スマートホンやタブレットなどモバイル端末を活用した、在宅医療や救急などの現場での運用も増えています。

なかなか進まない電子カルテの導入

病院のICT化は患者にとっても、検査などが待たずに済む、診察ですぐに検査画像が見られる、複数の診療科にかかっても電子カルテで情報が共有されていて、いちいち説明しなくても済むなど、さまざまな利点があります。しかし一方で、病院全体でのシステム導入コストはまだまだ高額なため、とくに中小規模の病院では、なかなか導入に踏み切れないところも多くあります。また、セキュリティなどの問題から病院の経営者が電子カルテに懐疑的だったり、施設が古く整備が遅れているために、導入が難しい病院も少なくありません。

国は2015年に閣議決定した日本再興戦略で、医療介護分野のICT化を強力に推進することを打ち出しています。その具体的な目標として、400床以上の一般病院の電子カルテ全国普及率を90%に引き上げるとし、中小病院や診療所の電子カルテ導入促進の環境整備を図るとしています。

2014年のデータ（厚生労働省：医療施設調査）では、400床以上の病院の電子カルテ導入率は約65%、400床未満の病院では約23%ですが、病院数としては400床未満の病院が大半を占めるため、全体の導入率は約27%に留まっています。

オーダリングシステムの導入率がそれぞれ約84%と約41%（全体では約45%）、PACSの導入率がそれぞれ約85%と約66%（全体では約68%）であるのと比較すると、電子カルテの導入率は低くなっています。

今後、電子カルテをはじめとする病院のICT化は、日々の診療だけでなく地域連携の場面でも、また病院運営の効率化という視点からも、必要不可欠なものになると予想されます。とくに、中小規模の病院のICT化は、地域包括ケアシステムの構築とそのスムーズな運営において、大きなカギを握ると考えられます。

電子カルテ導入状況

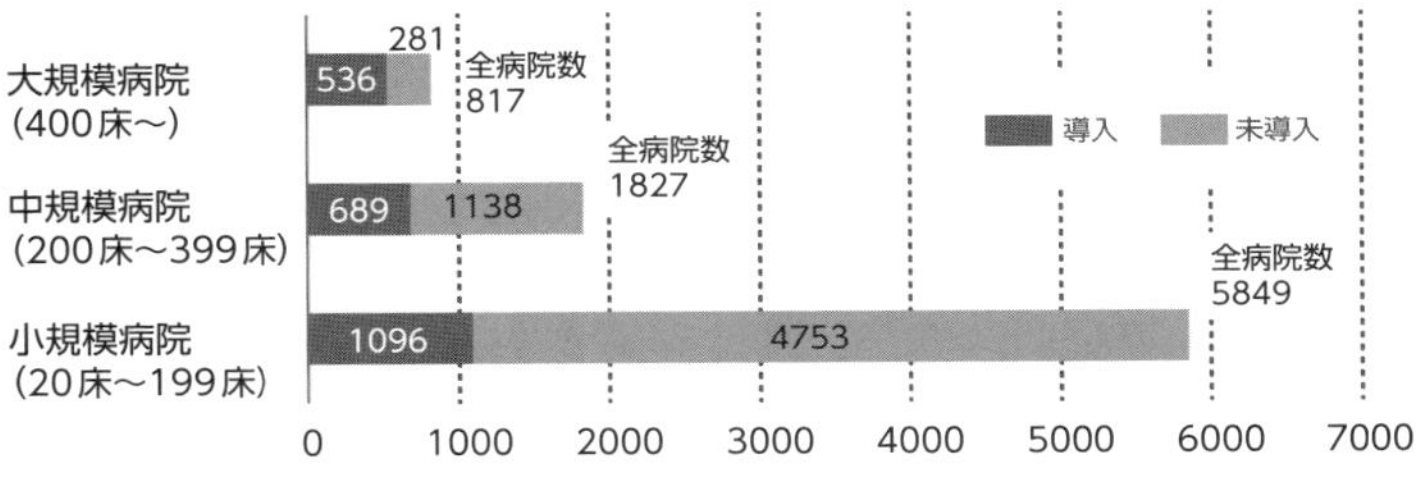

病院の規模	導入	未導入	全病院数
小規模病院（20床～199床）	1096	4753	5849
中規模病院（200床～399床）	689	1138	1827
大規模病院（400床～）	536	281	817
合 計	2321	6172	8493

注…病院数は平成26年当時のものです。

※平成26年医療施設調査（厚生労働省）から作成

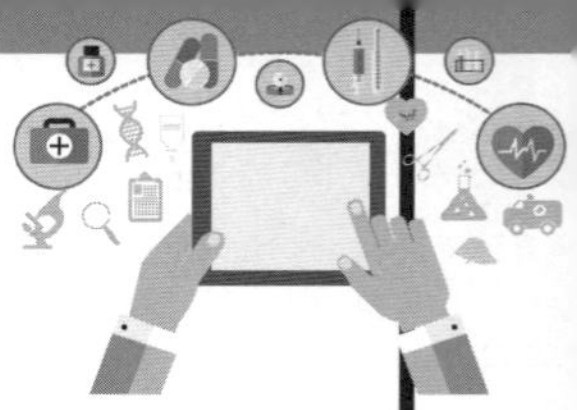

2.
モバイル端末での地域連携

病病、病診などの多施設との連携や在宅医療の現場では、医療クラウドを利用したスマートホンやタブレットなど、モバイル端末での情報共有が不可欠となっています。

医療クラウドを活用した連携はセキュリティがカギ

医療クラウドで多施設、多職種間の情報共有

医療の現場で、ネットワーク環境を活用してさまざまな業務展開を実現するシステムを「医療クラウド」といいます。インターネットなどのネットワークを経由し、いつでもどこでもさまざまなデータにアクセスできる医療クラウドは、今後、その活用が無限に広がる可能性があります。

とくにスマートホンやタブレットなどモバイル端末を利用したシステムは、すでに病院や診療所などでの医療連携、ドクターヘリやドクターカーなどをはじめとする救急、在宅医療などの現場でも活用が広がっています。しかし、これらの機器類は携帯性や汎用性が非常に高い一方で、扱う情報が医療データであり、個人情報の保護やプライバシーの観点から、極めて高度なセキュリティ対策が必要です。そのため、利用をためらう医療機関や自治体も少なくないと考えられます。

ただ今後は、病院や診療所、介護施設、老人ホームなど多施設での連携、また医師や看護師、ケアマネ、ヘルパーなど医療介護の多職種での連携が必要な地域包括ケアの中で、これらの機器類を活用した情報共有が欠かせません。十分なセキュリティ対策を講じたうえで、効率的なシステム運用が求められます。

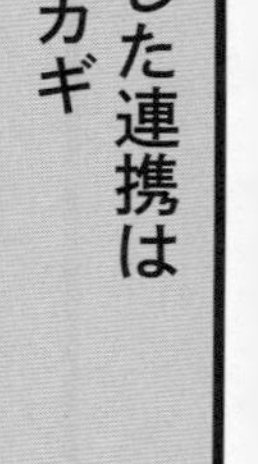

携帯できる利便性 活用範囲はさまざま

現在、医療クラウドはさまざまな

医療クラウドの活用

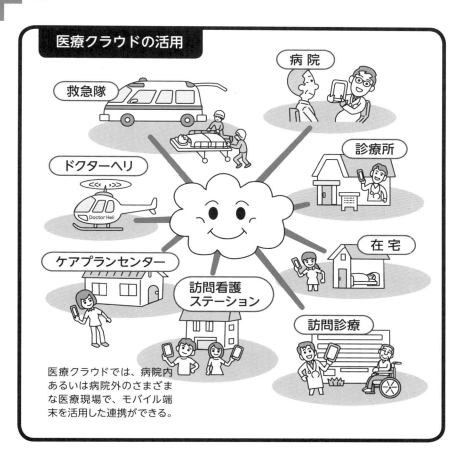

医療クラウドでは、病院内あるいは病院外のさまざまな医療現場で、モバイル端末を活用した連携ができる。

現場で活用されています。

　例えば、手術室で執刀している医師が、別室で行われた摘出組織の病理検査をモバイル端末で確認し、それによって手術の内容を変更したり、救急搬送された患者のＭＲＩをすでに帰宅していた専門医が確認し、指示をするなどの使い方ができます。

　また地域医療の現場では、異なる患者宅を別々に訪問している医師や看護師、ケアマネージャーなどスタッフ間での、リアルタイムの情報確認などにも利用されています。

　さらに救急搬送では、救急隊員がモバイル端末で受け容れ可能な病院を検索し、ナビゲーションシステムと連動して迅速に搬送する、ＥＲや救命救急センターで受け容れ準備ができるよう、患者のデータや画像などを搬送中に病院へ送信する、といったシステムも開発されています。

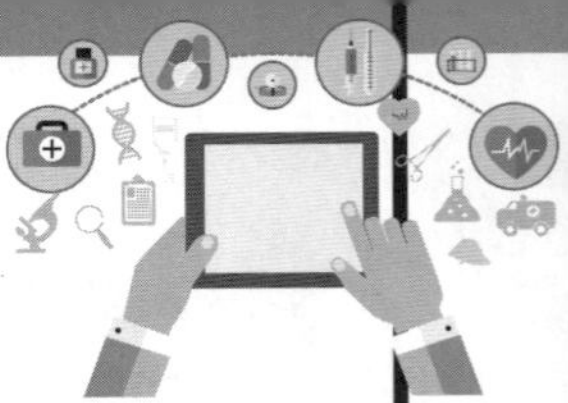

3. ロボットの活用

病院の診療現場では、手術支援ロボットのダ・ヴィンチや、リハビリを支援する装着型ロボットスーツHALなどがすでに使用され、患者や医療者の負担軽減や治療の向上に役立っています。

手術やリハビリなどを支援するロボットが次々に登場

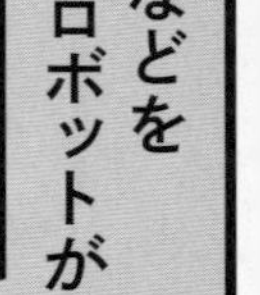

内視鏡下での手術を支援するダ・ヴィンチ

ICT技術は、PACSや電子カルテなどの病院情報システムだけではなく、実際の診療現場での革新的な治療にも活用されています。その代表的なものが、手術支援ロボットのダ・ヴィンチと、装着型ロボットスーツHALです。

ダ・ヴィンチは*腹腔鏡手術など内視鏡下で行う手術の支援ロボットとして開発されたもので、医師が拡大された患部の3D画像を見ながら、3本あるロボットのアームを遠隔操作で動かして手術を行います。

内視鏡下での手術のため、患者にとってはお腹を開く通常の外科手術に比べて出血や痛みも少なく、回復も早いというメリットがあります。また場所によって、人間の手では困難な作業でもこなすことができるロボットならではの特徴もあります。

医師にとっても、コンソールと呼ばれる画面の前での操作が主のため、実際の執刀による肉体的・精神的なストレスが軽減され、より質の高い手術ができると期待されています。

日本では2000年頃から導入する病院が出始め、2012年には前立腺がんの全摘出手術、2016年には腎臓がんの部分切除手術が、保険適用になっています。

先進的な治療を行っている大学病院などでは、胃がんや肺がん、婦人科系がんなどの手術でもダ・ヴィンチが使用されるようになっています。

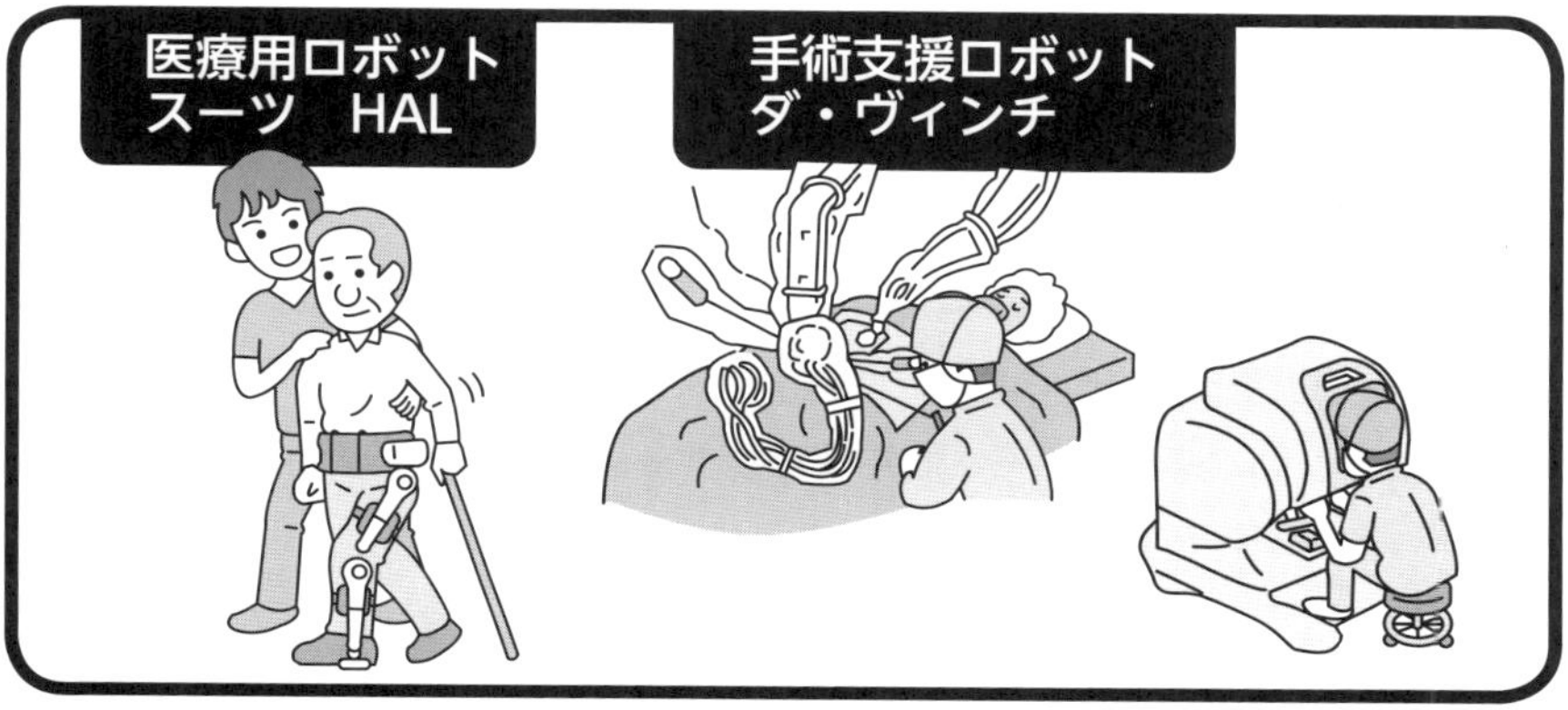

08

患者の意思を感知して歩行を助けるＨＡＬ

ロボットスーツＨＡＬは、人間の身体機能の拡張や増幅を目的に開発されたもので、筑波大学などを中心に開発・研究が進んでいます。ＨＡＬには、介護などの現場で介護者の作業を支援する作業用と、医療現場で歩行訓練などのリハビリを支援する医療用があります。

医療用のＨＡＬでは、装着した患者の皮膚から微弱な電気信号を感知してパワーユニットを動かすことで、足が自然に前に出て歩くことができます。その「歩いた」という感覚を脳が学習し、訓練を繰り返すことで歩行機能が回復するという仕組みになっています。

ＨＡＬの使用は、２０１６年９月にＡＬＳ（筋萎縮性側索硬化症）や筋ジストロフィーなどの神経難病について保険が適用されました。今後は、脳卒中による片マヒなどの歩行障害にも適用できるよう、現在、大学病院やリハビリテーション病院などで治験が行われています。

＊腹腔鏡手術…お腹に空けた直径数ミリから十数ミリの数カ所の孔から、内視鏡の一種である腹腔鏡を入れて行う手術。傷が小さいので出血や痛みが少なく回復も早いメリットがあるが、内視鏡からの画像だけを見て手術を行うため視野が狭く、非常に高度な技術が必要とされる。

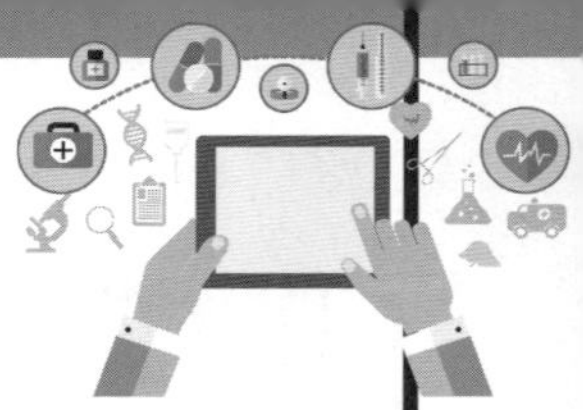

4. 遠隔医療について

ICT活用の1つとして、情報通信機器を通じて遠隔地の病院の医師に画像診断を仰ぐ遠隔診断や、自宅で療養する患者に診療を行う遠隔診療が行われています。

遠隔医療には、遠隔診断と遠隔診療の2種類がある

医師対医師で行われる遠隔診断

遠隔医療は、直接の対面ではなくインターネットやテレビ電話などの情報通信機器を通じて、医師どうしや医師と患者が、データをやり取りしたり画面で相対して診断や治療を行うもので、遠隔診断と遠隔診療の2つがあります。

遠隔診断では、例えば、僻地の診療所の医師が、中核病院の放射線科医に画像を送って診断を依頼したり、一般病院の医師が、難しい症例について大学病院の専門医に診断を依頼する、といったケースがあります。また、高度な専門知識を持つ医師によるインターネットを介した教育や、テレビ電話を通じた事例の検討会議（カンファレンス）なども行われています。これらは医師と医師の間（Doctor To Doctor）での遠隔医療です。

医師対患者で行われる遠隔診療

もう1つの遠隔医療は、患者と医師との間（Doctor To Patient）で行われる遠隔診療です。

遠隔診療が有効なのは、離島や僻地で近くに病院や診療所がなく、医師がいないケースです。このような場合、在宅患者への訪問診療を補完するものとして、テレビ電話などによる遠隔診療が行われています。

また、在宅で療養する、難病や糖尿病、高血圧、がんなど、遠隔診療の対象として定められた慢性疾患の

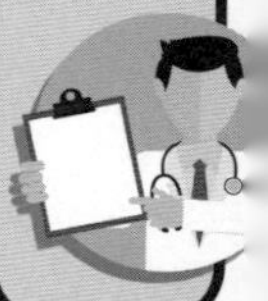

ICT活用の1つ・遠隔医療

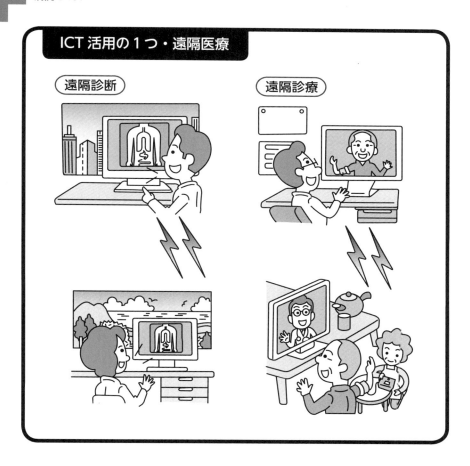

患者に対し、医師が情報通信機器を使用して助言や指導を行う遠隔診療もあります。

　これまで、この2つのケース以外の遠隔診療は、原則禁止とされてきました。医療法で、対面での診察をせずに治療をしてはならないと定められているからです。しかし近年、国によって医療・介護分野におけるICTの活用が推進されていることもあり、遠隔診療の適用範囲が少しずつ広がっています。

　今後は、家や職場からスマートフォンで気軽に医師に健康相談ができる、といった遠隔診療が増えていくと考えられます。治療だけでなく、健康の維持や病気の予防など多くの場面で、医療者にとっても、また患者にとっても、有意義な遠隔診療の実現が期待されます。

おわりに

病院や医師に対する社会一般のイメージは、その多くがメディアの報道によって形づくられてきたといっても過言ではありません。そしてそれは、一時期メディアによって使用された救急搬送の「たらい回し」という言葉が、あたかも一方的に医療者側に非があるかのような印象を与えたように、その公平性に疑問を持たざるを得ない場合があります。

多くの病院や診療所を訪ね、医師たちへの取材を重ねる中で、病院や医師に対して社会一般が持つイメージと、実際に自分の目で見、話を聞いて理解した事実のギャップに驚き、偏らないありのままの情報を伝えることの必要性を強く感じたこと、また、いつ自分や家族、友人たちが、病気やケガでお世話になるかわからない病院や医療者について、少しでも知識があればいざというときの相互理解に役立つのではないかと考えたことが、本書の執筆につながっています。

執筆にあたっては、多くの方々のご協力をいただきました。この場を借りて、お礼を申し上げます。特に、執筆のきっかけを作ってくださった株式会社エキスパートナーズの小野寺勇史郎さん、貴重なアドバイスをくださった昭和大学附属豊洲病院（当時）・元事務長の山田哲哉さん、一般社団法人ジャパンコンサルティングネットワークの牛尾克久さん、ありがとうございました。

そして最後に、想像を絶する多忙の中、しつこい質問にも嫌な顔一つせず、いつも快く取材に応じてくださる医師の皆様に、心から感謝いたします。

梶　葉子

主要参考文献・ホームページ

【書籍・論文】
厚生省医務局・編『医制八十年史』 1955年
布施昌一『医師の歴史』中公新書 1979年
菅谷 章『日本の病院』中公新書 1981年
保阪正康『大学医学部』現代評論社 1981年
酒井シヅ『日本の医療史』東京書籍 1982年
J.C. キャンベル／池上直己『日本の医療―統制とバランス感覚』中公新書 1996年
真野俊樹『入門 医療経済学』中公新書 2006年
松尾 睦『学習する病院組織―患者志向の構造化とリーダーシップ』同文舘出版 2009年
坂井健雄・監修『徹底図解 手術と解剖のしくみ』新星出版社 2009年
池上直己『ベーシック 医療問題』第4版 日本経済新聞社 2010年
猪飼周平『病院の世紀の理論』有斐閣 2010年
猪飼周平「日本における医師のキャリア―医局制度における日本の医師卒後教育の構造分析―」季刊・社会保障研究 Vol.36 No.2 2000年
家里誠一「病院組織のリーダーシップについての一考察」慶應経営論集第25巻第1号 2008年
飯田修平『病院早わかり読本』第5版 医学書院 2015年
『診療点数早見表 2016年4月版［医科］』医学通信社 2016年
『Q&A 図解でわかる 医療費早わかりBOOK 2016-2017年版』医学通信社 2016年

【HP】
厚生労働省／東京都福祉保健局／社会保険診療報酬支払基金／国立研究開発法人国立がん研究センター／日本補完代替医療学会／東京都立広尾病院／公益社団法人日本看護協会／公益社団法人日本医師会／公益社団法人日本薬剤師会／公益財団法人日本医療機能評価機構／一般財団法人日本品質保証機構／藤田保健衛生大学病院／成田赤十字病院／CYBERDYNE株式会社／オリンパス株式会社／フクダ電子株式会社／株式会社日立製作所

巻末資料①

診療科名組み合わせ例

内 科	外 科	泌尿器科
呼吸器内科	呼吸器外科	産婦人科
循環器内科	心臓血管外科	産 科
消化器内科	心臓外科	婦人科
心臓内科	消化器外科	眼 科
血液内科	乳腺外科	耳鼻いんこう科
気管食道内科	小児外科	リハビリテーション科
胃腸内科	気管食道外科	放射線科
腫瘍内科	肛門外科	放射線診断科
糖尿病内科	整形外科	放射線治療科
代謝内科	脳神経外科	病理診断科
内分泌内科	形成外科	臨床検査科
脂質代謝内科	美容外科	救急科
腎臓内科	腫瘍外科	児童精神科
神経内科	移植外科	老年精神科
心療内科	頭頸部外科	小児眼科
感染症内科	胸部外科	小児耳鼻いんこう科
漢方内科	腹部外科	小児皮膚科
老年内科	肝臓外科	気管食道・耳鼻いんこう科
女性内科	膵臓外科	腫瘍放射線科
新生児内科	胆のう外科	男性泌尿器科
性感染症内科	食道外科	神経泌尿器科
内視鏡内科	大腸外科	小児泌尿器科
人工透析内科	内視鏡外科	小児科（新生児）
疼痛緩和内科	ペインクリニック外科	泌尿器科（不妊治療）
ペインクリニック内科	外科（内視鏡）	泌尿器科（人工透析）
アレルギー疾患内科	外科（がん）	産婦人科（生殖医療）
内科（ペインクリニック）	精神科	美容皮膚科
内科（循環器）	アレルギー科	
内科（薬物療法）	リウマチ科	
内科（感染症）	小児科	
内科（骨髄移植）	皮膚科	など

※日本医師会ホームページより作成

巻末資料②

病院の組織図

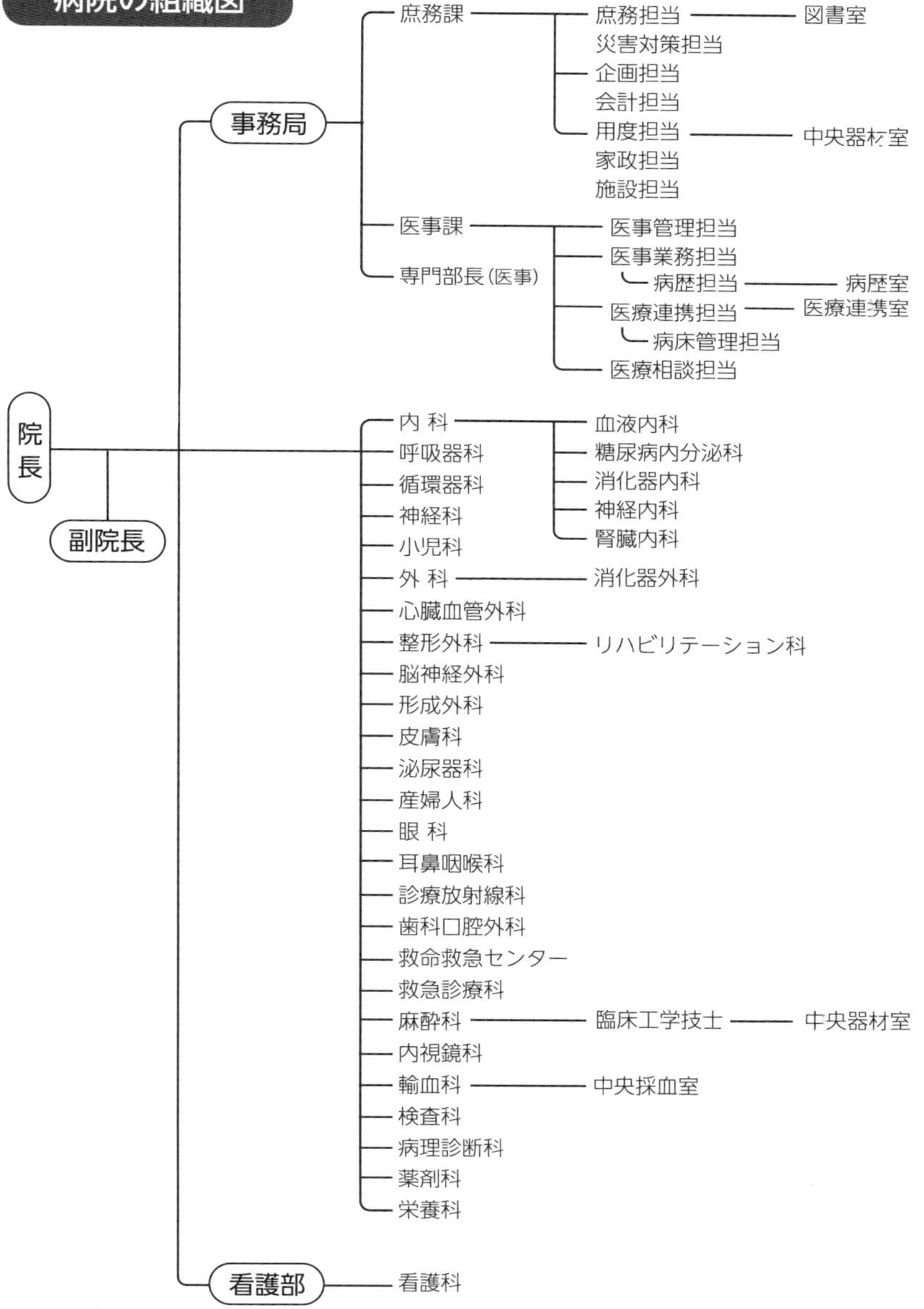

※東京都立広尾病院ホームページより

【ら行】

【英数字】

【ま行】

【や行】

【な行】

【は行】

【た行】

【さ行】

【か行】

索引

【あ行】

《筆者プロフィール》

梶 葉子

医療ジャーナリスト
成蹊大学文学部日本文学科卒。一橋大学大学院社会学研究科修士課程修了。
SEとしてコンピューター商社に勤務後、テクニカルライターとして独立。その後、医療・医学分野に転向し、主に医師・医療機関への取材・インタビューを中心とした執筆活動を続ける。
著書に『図解 病院のしくみが面白いほどわかる本』中経出版、『Q&A 図解でわかる 医療費早わかりBOOK（共著）』医学通信社、『よくわかる病院　役割・設備からはたらく人たちまで』PHP研究所など。

よくわかる！　図解 病院の学習書

発行日　2017年11月15日
著　者　梶 葉子
発行者　橋詰 守
発行所　株式会社 ロギカ書房
〒101-0052
東京都千代田区神田小川町2丁目8番地
進盛ビル303
Tel 03（5244）5143
Fax 03（5244）5144
http://www.logicashobo.co.jp/
印刷・製本　亜細亜印刷株式会社

978-4-909090-05-8　C2047

ロギカ書房の好評既刊書

大変だ !!
地方中核病院長 奮闘記
病院経営の可能性を探った 4 年間の記録

後藤 敏和
山形県立中央病院 名誉院長

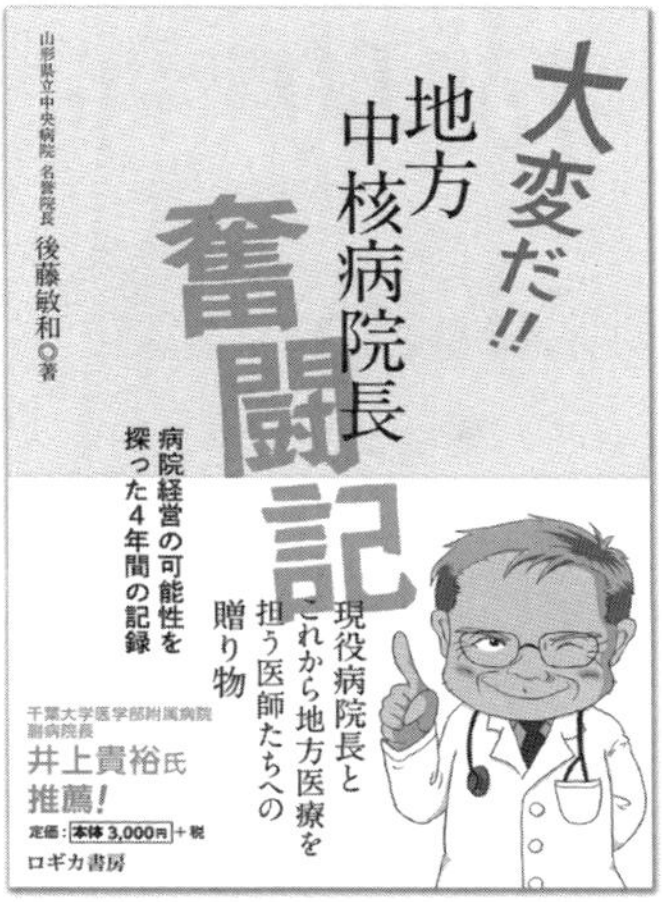

A5 判・264 頁・並製
定価：3,000 円 + 税

現役病院長と
これから地方医療を担う
医師たちへの
贈り物

第 1 章　医師確保について〝すべては研修医集めから始まった〟
第 2 章　学術的業績は外からの評価に重要
第 3 章　救命救急センターが本来のミッションを果たせるようにするために
第 4 章　災害対策委員長 奮闘記　見えなかったものが見えた、
見なくてよかったものもみてしまった
第 5 章　監査で散々指摘された医療安全部長を兼任　同志を得る
第 6 章　院長としての 4 年間　こんなに業績上げて何で赤字なの?
第 7 章　県民に愛され親しまれる病院を目指して
第 8 章　職員やその家族が当院で働くことに誇りを持ってもらうために
第 9 章　さまざまな思い
第10章　院長に必要なもの